ALTERNATIV HEILEN

Herausgegeben von Gerhard Riemann

Dieses Buch wurde auf chlor- und säurefreiem Papier gedruckt.

Deutsche Erstausgabe Oktober 1994
© 1994 für die deutschsprachige Ausgabe
Droemersche Verlagsanstalt Th. Knaur Nachf., München
Das Werk einschließlich aller seiner Teile ist urheberrechtlich
geschützt. Jede Verwertung außerhalb der engen Grenzen
des Urheberrechtsgesetzes ist ohne Zustimmung des
Verlages strafbar.
Das gilt insbesondere für Vervielfältigungen, Übersetzungen,
Mikroverfilmungen und die Einspeicherung und
Verarbeitung in elektronischen Systemen.
Titel der Originalausgabe »De homeopathische Sportersgids«
© 1992 Uitgeverij Homeovisie bv, Alkmaar
Originalverlag: Uitgeverij Homeovisie bv, Alkmaar
Umschlagillustration: Susannah zu Knyphausen, München
Satz: Ventura Publisher im Verlag
Druck und Bindung: Elsnerdruck, Berlin
Printed in Germany
ISBN 3-426-76064-9

5 4 3 2 1

Karin Hubbeling

Homöopathie
für Sportler

Aus dem Niederländischen
von Clemens Wilhelm

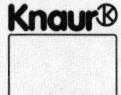

Inhalt

Hinweise zur Benutzung

Dieser Führer ist unterteilt in:
1. ein systematisches Verzeichnis der Sportverletzungen und -beschwerden,
2. ein alphabetisches Verzeichnis der homöopathischen Heilmittel, die in Teil I erwähnt werden,
3. einen Anhang mit allgemeinen Informationen über Homöopathie, Gebrauch der Mittel, Selbstbehandlung und Ernährung.

Systematisches Verzeichnis der Verletzungen

Das Verzeichnis der Erkrankungen und Sportverletzungen ist systematisch aufgebaut und nach den verschiedenen Organsystemen des menschlichen Körpers gegliedert. Wir beginnen mit zwei allgemeinen Kapiteln über Sport, Gesundheit und Verletzungsvorbeugung.

Das Verzeichnis der Beschwerden umfaßt die Kapitel 3 bis 11. Wir befassen uns zuerst in dem Kapitel über Haut und Kopf (einschließlich Augen, Ohren und Mund) mit der verletzlichen Außenseite unseres Körpers. In den anschließenden Kapiteln geht es um unseren Bewegungsapparat: Muskeln und Sehnen, Gelenke und Bänder, Knochen und Knorpel. Es folgen die inneren Organe, seelische Probleme, Verletzungen, die bei spezifischen Bevölkerungsgruppen auftreten, und ein Kapitel über Erste Hilfe.

Innerhalb der einzelnen Kapitel sind die Beschwerden in alphabetischer Reihenfolge nach Stichwörtern aufgeführt. So erscheinen zum Beispiel in Kapitel 3 Augapfel und Augenhöhle, Prellungen an; Auge, Fremdkörper im; Augen, blutunterlaufene; Bindehautentzündung usw. Hier findet man auch eine Beschreibung der Beschwerde und Hinweise zu den möglichen Ursachen und über allgemeine Maßnahmen. Es folgt eine Auflistung homöopathischer Heilmittel, die zur Behandlung der betreffenden Störung in Betracht kommen, und zwar getrennt nach Mitteln zur inneren Anwendung (Tropfen, Kügelchen, Tabletten) und solchen zur äußeren Anwendung (Salben, Gels, Cremes).

Wenn eine Beschwerde oder Verletzung für die Selbstbehandlung ungeeignet ist, folgt stets der Hinweis, daß man zum (homöopathischen) Arzt bzw. Heilpraktiker gehen soll.

Alphabetisches Verzeichnis der homöopathischen Heilmittel

In diesem Teil von *Homöopathie für Sportler* finden Sie weitere Informationen zu allen homöopathischen Mitteln, die im ersten Teil genannt wurden. Wenn man mehr über ein bestimmtes Mittel wissen will oder bei einer Beschwerde zwischen zwei Mitteln schwankt, kann man in diesem Teil nachschlagen. Für jedes Mittel ist folgendes angegeben:

– Das sogenannte *Arzneimittelbild* (nur bei Einzelmitteln). Dies ist die Summe alle Symptome, die mit dem betreffenden Mittel behandelt werden können. Das bedeutet nicht, daß man alle aufgeführten Symptome haben muß; die typischen Symptome sollten jedoch erkennbar sein.

– Die *Zusammensetzung* (nur bei Komplexmitteln und bei äußerlich anwendbaren Mitteln). So wissen Sie genau, was in dem Mittel enthalten ist.
– Die *Indikationen*, d. h. die Stichwörter, unter denen das Mittel in Teil 1 des Führers aufgeführt ist.
– Informationen über die Anwendung eines Mittels: die *Potenz und Dosierung* oder die *Darreichungsweise*.

Anhang

Am Ende dieses Führers findet man einen Anhang mit Erläuterungen zur Wirkungsweise der Homöopathie: Woher kommt das Verfahren, wie werden die Mittel hergestellt, und wie wirken sie?
Außerdem klärt dort ein Kapitel über Selbstmedikation auf: Wann kann man selbst ein Mittel auswählen, und wann muß man zum Arzt? Anschließend werden Hinweise zur Einnahme homöopathischer Mittel gegeben: allgemeine Dosis und Dosierung, Dauer der Einnahme usw. Den Abschluß bildet ein Kapitel über die Ernährung für Sporttreibende.

Homöopathie für Sportler wurde mit größter Sorgfalt zusammengestellt, damit der Leser selbst das richtige, zu seinen Beschwerden passende homöopathische Heilmittel auswählen und die Störung damit auf verantwortungsvolle Weise behandeln kann. Trotzdem können der Autor, der Herausgeber und/oder Dritte keinerlei Verantwortung dafür übernehmen, daß sich die zu erwartenden Resultate einstellen, ebensowenig wie für eventuelle anderweitige Konsequenzen der Ratschläge aus diesem Buch. Ist eine Störung oder Krankheit nicht genannt oder ist das Krankheitsbild nicht eindeutig einer der beschriebenen Erkrankungen zuzuordnen, dann sollten Sie auf jeden Fall einen homöopathischen Arzt oder Heilpraktiker zu Rate ziehen.

Der Herausgeber

Teil I

Systematisches Verzeichnis der Sportverletzungen

1 Sport und Verletzungen

In diesem Buch ist fast auf jeder Seite von der Behandlung von Sportverletzungen die Rede. Dadurch könnte der Eindruck entstehen, daß Sport eine gefährliche Angelegenheit sei. Dies trifft jedoch in keiner Weise zu: Die regelmäßige Ausübung von Sport hat im Gegenteil große Vorteile für die körperliche und geistige Verfassung. Jeder, der aktiv Sport treibt, weiß, daß körperliche Betätigung gesund ist, Spaß macht und entspannt. Sport verbessert die Allgemeinverfassung, steigert die Muskelkraft und verleiht Energie.

Der Nutzen der Bewegung

Durch regelmäßige Bewegung werden verschiedene wichtige Körperfunktionen gekräftigt, und die Ausdauer nimmt zu. Der menschliche Körper ist dazu geschaffen, um betätigt zu werden. Wenn dies nicht geschieht, büßt man seine Spannkraft ein. Der Körper kann dann nicht mehr richtig funktionieren. Man kann dies mit einem Fahrrad vergleichen, das das ganze Jahr über im Keller steht, und im Sommer möchte man plötzlich eine wochenlange Tour unternehmen. Man muß dann damit rechnen, daß unterwegs alles mögliche ausfällt und man wenig Freude mit seinem fahrbaren Untersatz hat. Wenn man dagegen das Fahrrad das ganze Jahr über regelmäßig benutzt und pflegt, dann wird man von solchen Mißlichkeiten verschont bleiben. Wie das Fahrrad wird auch der menschliche Körper, der niemals in Anspruch genommen wird, bei einer plötzlichen Belastung »streiken« und zu Verletzungen neigen, während ein Körper, der Anstrengung gewöhnt ist, ohne weiteres eine zusätzliche Belastung verkraften kann.

Die Vorteile regelmäßiger Bewegung

Ein Körper, der nicht »fit« ist, nutzt nur etwa ein Viertel seiner verfügbaren Energie. Durch regelmäßiges Training kann man diesen Anteil ohne weiteres auf über 50 Prozent steigern. Dies hat Vorteile auf den verschiedensten Ebenen: Arbeit und andere Aktivitäten sind weniger ermüdend, man wird weniger krankheitsanfällig, man hält sein Körpergewicht, und das Altern ist weniger beschwerlich.

Von regelmäßigem Training profitieren alle Körperorgane. Je nach Kraftaufwand und der Sportart werden die Muskeln größer, kräftiger, ausdauernder und elastischer, während sich gleichzeitig die Reflexe und die Koordination verbessern. Dies gilt natürlich auch für das Herz, das letztlich auch eine Art Muskel ist. Wenn der Herzmuskel kräftiger ist, pumpt er bei jedem Schlag mehr Blut durch den Körper. Deshalb kann das Herz langsamer schlagen, d. h. der Puls wird ruhiger. Nach Anstrengungen sinkt die Pulsfrequenz rascher wieder ab. Die verbesserte Funktion des Herzmuskels hat positive Wirkungen auf den ganzen Kreislauf. Regelmäßige Bewegung senkt damit auch das Risiko von Herz- und Kreislauferkrankungen. In einem trainierten Körper verläuft die ganze Atmung effizienter. Es wird mehr Luft eingeatmet, und der Gasaustausch in den Lungen wird verbessert. Außerdem werden die Knochen und die Gelenkbänder gekräftigt. Der gesamte Stoffwechsel wird günstig beeinflußt; es wird Fett abgebaut, und der Blutzuckerspiegel sinkt.

Abgesehen von den verbesserten Körperfunktionen hat eine gute Kondition noch eine Reihe weiterer Vorteile. Man wird weniger schnell krank und nach einer Krankheit schneller wieder gesund. Wer Sport treibt, hat auch einen gesünderen Schlaf: Nach Ansicht einiger Sportphysiologen kann Sport Streß abbauen, und Menschen, die entspannt sind, schlafen eben besser. Schließlich ist es oft so, daß Menschen, die sich fit fühlen, auch besser aussehen und eine positivere Einstellung haben. All dies ist sicher Grund genug, regelmäßig Sport zu treiben.

Das Zusammenspiel der Körpersysteme

Um in einer verantwortungsbewußten Weise Sport treiben und Verletzungen möglichst vermeiden zu können, sollte man gewisse Grundkenntnisse über den Bau des menschlichen Körpers und einige seiner Funktionen haben. In der Einleitung zu den einzelnen Kapiteln werden deshalb die verschiedenen Organe und Organsysteme jeweils näher behandelt, wobei man niemals übersehen darf, daß kein Körperteil unabhängig vom übrigen Körper funktionieren kann. Alle Tätigkeiten des Körpers sind nur mittels eines fein abgestimmten Zusammenspiels zwischen den verschiedenen Körperteilen möglich.

Um nur eine einfache Bewegung wie etwa das Abwinkeln eines Arms ausführen zu können, muß der Körper bereits eine ganze Reihe koordinierter Maßnahmen durchführen. Zunächst muß der Entschluß gefaßt werden, den Arm abzuwinkeln, und dies wird vom Gehirn registriert, das ein Signal an den Nerv des betreffenden Muskels schickt, in diesem Fall an den zweiköpfigen Oberarmmuskel (Bizeps). Gleichzeitig geht ein Signal an den entgegenwirkenden Muskel, den dreiköpfigen Oberarmmuskel (Trizeps). Dieser entspannt sich, so daß die Bewegung nicht behindert wird. Um sich zusammenziehen zu können, braucht der Muskel unter anderem Sauerstoff und Nährstoffe; beides wird über das Blut herantransportiert. Der Sauerstoff wird durch den Atemapparat bereitgestellt und in das Blut abgegeben. Das mit den »Brennstoffen« angereicherte Blut wird vom Herzen durch die Schlagadern und Haargefäße zum Muskel gepumpt. Dort werden die Nährstoffe von Zellen aufgenommen, die die gespeicherte Energie mittels spezialisierter Zellelemente verfügbar machen. Die Freisetzung dieser Energie in den Muskeln kann auf zweierlei Weise erfolgen. Wenn genügend Sauerstoff vorhanden ist, kommt es zu einer aeroben Verbrennung, bei der Kohlendioxid und Wasser als Abbauprodukte entstehen. Wenn nicht genügend Sauerstoff vorhanden ist, tritt anaerobe Verbrennung ein. In diesem Fall wird Glukose bzw. Glykogen ohne Sauerstoff verbrannt, wobei unter anderem Milchsäure gebildet wird. Die Energie, die in dieser Weise frei wird, wird in speziellen Molekülen gespeichert und anschließend freigesetzt, so daß sie von der Zelle genutzt werden kann. Jetzt wird der Arm abgewinkelt. Da niemals ein einzelner Muskel in Aktion tritt – schon gar nicht beim Sport, wo eine Vielzahl komplizierter Bewegungen ausgeführt werden –, treten gleichzeitig in vielen weiteren Muskeln ähnliche Prozesse auf.

Die Grenzen des Körpers

Wie gut Herz und Lungen auch die Muskeln mit Nährstoffen und Sauerstoff versorgen, so kann der Körper doch nicht unbegrenzt Energie oder Muskelkraft aufbringen.

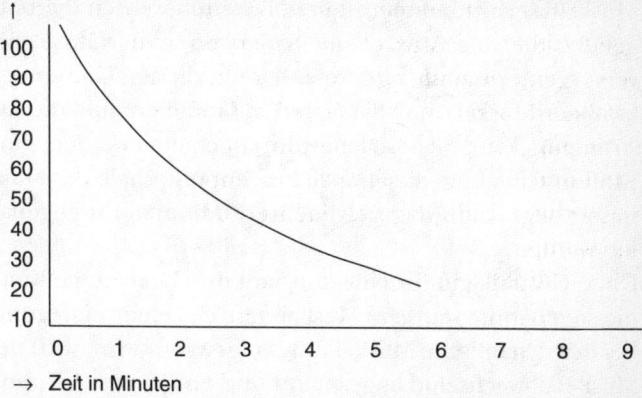

Maximale Kraft in Prozent

Tabelle 1: Zusammenhang zwischen ausgeübter Kraft (in Prozent der maximalen Kraftanstrengung) und der Zeit, während der die Kraft aufrechterhalten werden kann (in Minuten)

Wenn der Sauerstoffbedarf größer wird als das Angebot, können die Muskeln zunächst noch einige Zeit anaerob arbeiten (d. h. ohne Sauerstoff). Je mehr Stoffwechselschlacken sich jedoch ansammeln, desto mehr ermüdet der Muskel, und diese Müdigkeit zwingt zu einer kurzen Pause. In dieser Regenerationsphase kann das Blut die Abbauprodukte abtransportieren. Deshalb muß man nach einer anaeroben Muskelbetätigung wie einem Sprint eine Pause machen und tief durchatmen. Bei leichterer sportlicher Betätigung übersteigt der Sauerstoffbedarf das Angebot nicht. Eine solche Tätigkeit kann man daher viel länger ohne Regenerationsphase durchhalten.

Die Graphik in Tabelle 1 verdeutlicht, daß eine große Kraft viel kürzer aufgeboten werden kann als eine kleine. Dies liegt daran, daß sich bei einer großen Kraftanstrengung alle Muskelfasern zusammenziehen. Dadurch werden die Blutgefäße, die den Muskel mit Sauerstoff und Nährstoffen versorgen, zusammengepreßt. Unter diesen Umständen muß der Muskel ohne Sauerstoff auskommen, und die Anstrengung kann nicht so lange durchgehalten werden. Eine Kraftanstrengung, die etwa 20 Prozent unterhalb des Maximums liegt, kann dagegen mehrere Minuten durchgehalten werden.

Diese Graphik gilt für eine konstant durchgehaltene Kraft, die sogenannte statische Muskelkraft. Bei einer Bewegung, bei der dynamische Muskelkraft aufgewandt wird, wird der Muskel abwechselnd angespannt und entspannt. Während der Entspannungsphase können Stoffe herangeschafft und abtransportiert werden, wodurch die Ermüdung hinausgezögert wird. Trotzdem wirkt wiederholte Anspannung eines Muskels so, daß bei jeder neuen Anspannung die Kraft abnimmt, weil der Muskel noch keine Zeit hatte, sich vollständig zu erholen.

Auch bei der Sauerstoffversorgung können die verschiedenen Körperfunktionen nicht getrennt voneinander betrachtet werden. Um sie zu verbessern, muß zunächst mehr Sauerstoff eingeatmet werden, weshalb die Lungen ihre Aktivität steigern müssen. Außerdem muß mehr Blut an den Muskel herangeführt werden, damit der Sauerstoff dort verfügbar ist, wo er benötigt wird. Das bedeutet, daß auch das Herz schwerer arbeiten und mehr Blut durch den Körper pumpen muß. Eine leichte Anstrengung bewirkt nur eine geringe Erhöhung des Pulses. Wenn die Anstrengung beendet ist, geht der Puls rasch wieder auf einen Normalwert zurück. Bei starker Anstrengung kann sich der Puls erheblich beschleunigen, und es dauert viel länger, bis der Normalwert wieder erreicht wird.

Koordination

Für viele Betätigungen, die zunächst ganz leicht erscheinen, wie zum Beispiel das Fangen eines Balls, müssen im Körper eine ganze Reihe von »Schaltungen« ablaufen. Das erste Glied sind die Augen, die dafür sorgen, daß man den Ball ankommen sieht. Diese Information wird zum Gehirn geschickt, das bestimmt, welche Bewegungen auszuführen sind, d. h. welche Muskeln sich zusammenziehen müssen, damit der Ball aufgefangen werden kann. Außerdem stellt das Gehirn fest, wie schnell und wie stark die Zusammenziehung der Muskeln sein muß. Entsprechende Signale werden vom Gehirn über Nervenbahnen zu den Muskeln geschickt. Für jeden Muskel, der sich zusammenzieht, gibt es einen entgegengesetzt wirkenden Muskel (»Antagonisten«), der sich jeweils entspannen muß, damit die Bewegung ungehindert abläuft. Auch er wird vom Gehirn gesteuert.

Beim Fangen eines Balls oder einer anderen Bewegung bekommen also alle beteiligten Muskeln gleichzeitig vom Gehirn entsprechende Befehle, die sie anweisen, was sie zu tun haben. Diese Abstimmung der verschiedenen Befehle nennt man Muskelkoordination. Wenn dieselbe Bewegung immer wieder ausgeführt wird, lernt das Gehirn, die Befehle immer schneller und präziser zu den Muskeln zu schicken. Bei vielen Sportarten gilt daher: Übung macht den Meister. Schnelle Bewegungen, die man erst unbeholfen ausführt, werden nach einiger Zeit und Übung zu Fertigkeiten, die »in Fleisch und Blut übergehen«. Dies ist auch der Grund dafür, warum man zum Beispiel das Radfahren nicht mehr verlernt, auch wenn man jahrelang nicht mehr auf einem Fahrrad gesessen hat.

Die Wahl der Sportart

Das wichtigste bei der Auswahl einer Sportart ist, daß man Spaß daran hat. Regelmäßig einen Sport auszuüben, der einem eigentlich keine Freude (mehr) macht, ist eher eine Belastung als eine Entspannung. Bei der Entscheidung für eine Sportart spielen jedoch auch noch andere Dinge eine Rolle. Für den einen steht die Geselligkeit und Entspannung im Vordergrund, während für den anderen gerade das Element des Wettbewerbs am reizvollsten ist. Der eine will gerne alleine etwas tun, während der andere sich mehr zum Mannschaftssport hingezogen fühlt. Schließlich haben die verschiedenen Sportarten auch unterschiedliche Wirkungen auf den Körper. Die eine erhöht die Muskelkraft, während die andere mehr auf die Geschmeidigkeit und Koordination wirkt. Tabelle 2 gibt eine allgemeine Übersicht dar-

Wirkung	Sportart
Kraftzuwachs	Alle Sportarten, bei denen gedrückt, gehoben und gezogen wird, wie Kugelstoßen, Schwimmen, Body-building, Krafttraining, Rudern, Ringen, Judo
Steigerung der Ausdauer	Alle Sportarten, bei denen viel gelaufen wird, wie Tennis, Fußball, Jogging sowie Seilhüpfen, Langlauf, Radfahren und Schwimmen
Steigerung der Geschmeidigkeit	Schwimmen, Golf, Gymnastik, Squash, Leichtathletik

Tabelle 2: Wirkung verschiedener Sportarten auf den Körper

	Aus- dauer	Rücken	Schul- tern	Arme	Bauch	Hüften	Beine
Base- ball			3	3			3
Basket- ball	•						1 2 3
Boxen	•	1 2		1 2 3	1 2		1 2 3
Cricket			3				3
Eis- hockey	•	1		1	1	3	1 2
Fechten	•			3		3	1 3
Fußball	•	2				3	1 2 3
Gewicht- heben		1 2		1 2	1 2		1 2
Hockey	•	2		3		3	1 2 3
Judo	•	1 2		1 2 3	1 2	3	1 2 3
Karate	•	1 2		1 2 3	1 2	3	1 2 3
Laufen	•	2			2		1 2 3
Ringen	•	1 2	3	1 2 3	1 2	3	1 2 3
Schwim- men	•	1 2	3	1 2 3	1 2	3	1 2 3
Tennis	•		3	3			1 2 3
Turnen – Schwebe- balken		1		3	1	3	1 3
Boden- tur- nen		1	3	1 2 3	1	3	1 3
Pferd		1		1 2 3	1	3	
Reck		1	3	1 2 3	1		
Barren		1	3	1 3	1	3	3
Ringe		1	3	1 2 3	1	3	

	Aus-dauer	Rücken	Schul-tern	Arme	Bauch	Hüften	Beine
Volley-ball			3	1 2 3		1 2	
Wasser-ball		2	3	1 2			2
Wasser-ski		2	1 2		2		1 2

Tabelle 3: Die Wirkung einzelner Sportarten auf den Körper

über, und Tabelle 3 zeigt, wie sich verschiedene Sportarten auf bestimmte Körperbereiche auswirken.

• = Bessert die allgemeine Kondition
1 = Erhöht die Muskelkraft
2 = Steigert die Ausdauer der Muskeln
3 = Verbessert die Geschmeidigkeit und Koordination

Sportverletzungen

Die Zahl der Sporttreibenden hat in den letzten Jahren zugenommen. Damit verbunden ist ein Anstieg der Zahl der Sportverletzungen. Die meisten Sportverletzungen betreffen die Altersgruppe von 15 bis 35 Jahren. Dies liegt vor allem daran, daß dies die Altersgruppe ist, in der die meisten Menschen wettkampfmäßigen Sport betreiben. Das Verhältnis der Verletzungshäufigkeit zwischen Wettkampf- und Freizeitsportlern beträgt 66 zu 34.
Das Verletzungsrisiko steigt mit zunehmendem Alter, doch kommt dies in den Zahlen nicht zum Ausdruck. Gründe hierfür sind, daß weniger ältere Menschen wettkampfmäßig Sport treiben und daß man beim Älterwerden oft zu weniger

verletzungsintensiven Sportarten wechselt wie Schwimmen, Wandern oder Radfahren.

Die Zahl der Verletzungen nimmt zu, je mehr man sich dem Spitzensport nähert. Eine Erklärung hierfür ist, daß Spitzensportler ihrem Körper viel mehr abverlangen als Freizeitsportler; sie müssen sich immer wieder geistig und körperlich vollkommen verausgaben, um sich gegen ihre Konkurrenten durchzusetzen.

Verletzungen je Altersgruppe

Unter 10 Jahren	2,5 %
10–14 Jahre	11,9 %
15–29 Jahre	17,8 %
20–24 Jahre	13,9 %
25–29 Jahre	15,6 %
30–34 Jahre	13,3 %
35–39 Jahre	9,9 %
40–44 Jahre	6,8 %
45 Jahre und älter	8,3 %

Tabelle 4: Verletzungen je Altersgruppe in Prozent pro Jahr

Verletzungsursachen

Wenn der Körper oder ein Körperteil über das größtmögliche Maß hinaus belastet wird, entstehen Schäden oder Verletzungen. Jede Verletzung hat eine Ursache, manchmal auch mehrere. Weil sich aus der Ursache einer Verletzung unmittelbare Folgen für die Behandlung und die zu ergreifenden vorbeugenden Maßnahmen (siehe hierzu Kapitel 2) ergeben, ist es sinnvoll, die Verletzungen entsprechend ihrer Ursache in Gruppen einzuteilen.

In erster Linie kann zwischen akuten und chronischen Verletzungen unterschieden werden. Akute Verletzungen treten plötzlich auf, sofort oder einige Stunden nach dem Ereignis, meist mit schweren Symptomen. Eine chronische Verletzung entsteht allmählich und heilt auch langsamer. Anhand dieser Unterscheidung lassen sich Sportverletzungen grob in zwei Kategorien einteilen: Verletzungen aufgrund eines Unfalls (akut) und durch Überlastung (chronisch).

Die zweite Unterscheidung, die bei den meisten Verletzungen möglich ist, betrifft die Ursachen. Hierbei lautet die Frage, ob eine äußere (exogene) oder eine innere (endogene) Ursache vorliegt. Diese Unterscheidung ist weniger leicht zu treffen als die Unterscheidung zwischen akut und chronisch. Beim Zusammenprall mit einem Gegenspieler liegt offensichtlich eine äußere Ursache vor; wenn man sich jedoch durch Übermüdung auf unebenem Boden den Fuß vertritt, dann ist der ursächliche Faktor weniger klar. Zunächst könnte man den unebenen Boden als Ursache annehmen; wenn sich jedoch herausstellt, daß der Spieler stark ermüdet war, dann würde man eher eine innere Ursache annehmen. In diesem Fall ist es vor allem die mangelnde Kondition und die dadurch entstehende Ermüdung, die für die Verletzung verantwortlich ist. Eine solche Verletzung ist daher akut mit innerer Ursache.

Endogene Ursachen (= Faktoren innerhalb des Körpers)	**Exogene Ursachen** (= Faktoren außerhalb des Körpers)
1. Körperbau	1. Sportart
2. Körperliche Eignung	2. Intensität der Belastung
3. Kondition	3. Kontaktsportart
4. Alter und Geschlecht	4. Materialien
5. Vorbereitung	5. Anpassung
6. Seelische Verfassung	6. Witterungsbedingungen
7. Sonstige Faktoren	7. Sonstige Faktoren

Tabelle 5: Für die Entstehung von Sportverletzungen ursächliche Faktoren

Endogene Ursachen

1. Körperbau: Durch den Körperbau liegt fest, ob man groß, klein, dick, dünn, muskulös usw. ist. Durch Training kann man die Muskelkraft steigern oder das Körpergewicht vermindern. Dies bedeutet jedoch nicht, daß eine Gruppe von Sportlern, die dasselbe Training durchführt, dasselbe Gewicht verliert oder dieselbe Muskelmasse entwickelt. Einige Menschen haben eine bessere Veranlagung zu Muskelbildung als andere. Ein typischer Langstreckenläufer hat meist lange, schlanke Beine mit langen, schlanken Muskeln, während ein typischer Gewichtheber schwerer und muskulöser ist. Weil nicht bei allen Menschen alle Muskeln, Sehnen und Bänder gleich belastbar sind, ist der Körperbau für eine Reihe von Sportlern daher eine mögliche Verletzungsursache.

2. Körperliche Eignung: Neben dem Körperbau ist auch die körperliche Eignung eine mögliche Verletzungsursache. So ist ein Gewichtheber mit langen Beinen stärker verletzungsgefährdet als andere Gewichtheber, weil er das Gewicht über eine größere Strecke heben muß. Ebenso wird ein kleiner, gedrungener Mensch, der Marathonstrecken läuft, leichter Probleme mit überlasteten Knöcheln oder Knien bekommen. Auch die Geschicklichkeit, die Technik und die Konstitution gehören zum Stichwort körperliche Eignung. Einige Sportarten verlangen ein bestimmtes Maß an Geschicklichkeit, das bei manchen Menschen natürlicherweise gegeben ist, während sie andere nur mit größter Anstrengung aufbieten können. Ungeschicklichkeit und fehlende Koordination sind vor allem bei Anfängern häufige Verletzungsursachen, aber auch bei Menschen, für die eine bestimmte Sportart einfach nicht geeignet ist. Eine weitere Verletzungsursache, die in diese Rubrik gehört, ist die familiäre Disposition zu bestimmten Beschwerden. Manche Beschwerden können in einer Familie relativ häufig auftreten. In diesem Fall liegt eine erbliche Schwäche vor, zum Beispiel Rückenbeschwerden oder schwache Fußgelenke. Wenn ein solcher Schwachpunkt bekannt ist, sollte man bei der Auswahl »seiner« Sportart hierauf Rücksicht nehmen.

3. Kondition: Eine gute Kondition ist die erste Forderung, wenn man Verletzungen vermeiden will. In diesen Zusammenhang gehören unter anderem Muskelkraft, Technik, Gleichgewicht, Haltung, Beweglichkeit, Elastizität, Durchblutung, Regenerationsfähigkeit und Ermüdung. Bei schlechter Allgemeinverfassung können durch Ermüdung oder örtliche Überlastung die verschiedensten Verletzungen entstehen. Starke Ermüdung führt dazu, daß die Muskeln anfälliger und weniger elastisch sind und daß die Konzentration nachläßt. Aber auch forciertes Training, bei dem man sich zuviel abfordert, ist eine Verletzungsursache. Alte, nicht völlig ausgeheilte oder latente Verletzungen können neue Beschwerden auslösen. Durch eine bestehende Verletzung kann sich der Bewegungsablauf ändern, wodurch andere Körperteile überlastet werden. So kann zum Beispiel ein Sportler mit einer Achillessehnenentzündung seinen Fuß schief aufsetzen, um die Sehnen zu entlasten, wodurch das Risiko von Hüftbeschwerden zunimmt. Durch Haltungsfehler können Teile des Bewegungsapparats überlastet werden.

4. *Alter und Geschlecht:* In jedem Lebensalter ist der Körper für andere Belastungen anfällig. Bei Kindern muß man das Wachstum berücksichtigen. In dieser Zeit sind die Epiphysenfugen sehr empfindlich und für Verletzungen anfällig. Ältere müssen Rücksicht darauf nehmen, daß sich der Körper mit zunehmendem Alter weniger schnell regeneriert und an Elastizität einbüßt. Weiterhin gibt es geschlechtsspezifische Unterschiede hinsichtlich der maximalen Belastbarkeit des Körpers. Männer sind im allgemeinen stärker als Frauen, Frauen hingegen oft geschmeidiger.

5. *Vorbereitung:* Ein gutes Aufwärmen vor dem Training oder Wettkampf ist zur Vorbeugung gegen Verletzungen äußerst wichtig. Daneben spielen auch die psychische Verfassung, die Ernährung und die Heilung einer alten Verletzung eine Rolle. Eine Untersuchung bei Handballern hat ergeben, daß bei 32 Prozent innerhalb von zwei Jahren dieselbe oder eine ähnliche Verletzung auftrat. Bei dieser Gruppe entstanden über 20 Prozent der Verletzungen zu einem Zeitpunkt, zu dem die erste Verletzung noch nicht völlig geheilt war (siehe auch Kapitel 2, Verletzungsvorbeugung).

6. *Seelische Verfassung:* Die psychische Verfassung eines Sportlers dürfte für die Entstehung bzw. Verhinderung von Verletzungen eine größere Rolle spielen, als man zunächst annehmen könnte. Zur psychischen Einstellung zählen Konzentrationsfähigkeit, Aggressivität und Einsatz. Im weiteren Sinne können unter dieser Rubrik auch Lebensweise, Ernährungsgewohnheiten und Gebrauch von Aufputschmitteln eingeordnet werden. Eine gesunde, ausgeglichene

Lebensweise mit bewußter Ernährung hilft dem Sportler, in guter körperlicher und geistiger Verfassung zu bleiben. Der unbedingte Wille zum Sieg um jeden Preis kann zu rücksichtslosem Einsatz oder Aggressivität beim Wettkampf führen, so daß man zuviel von sich verlangt. Die Folge einer solchen Selbstüberschätzung können Überlastung und Verletzungen sein.

7. *Sonstige Faktoren:* Krankheiten, Infektionen, Wunden usw. beeinflussen die Gesamtverfassung und führen zu örtlichen Problemen. Lokale Entzündungen wie zum Beispiel chronisch entzündete Mandeln, Gebißprobleme oder ständig wiederkehrende Furunkel können einen Entzündungsherd bilden, durch den chronische Verletzungen entstehen. Systemische Krankheiten wie Zuckerkrankheit, Nieren- oder Leberstörungen verringern die Belastbarkeit und können dadurch Ursache von Verletzungen sein.

Exogene Ursachen

1. *Sportart:* Jede Sportart hat ihre typischen Verletzungen. Bei manchen Sportarten treten zwangsläufig häufiger Verletzungen auf als bei anderen. Die Verletzungshäufigkeit bei verschiedenen Sportarten ist in diesem Kapitel unter dem Stichwort »Verletzungen bei bestimmten Sportarten« angegeben. Bei einer Reihe von Sportarten besteht ein erhöhtes Verletzungsrisiko, da häufiger Körperkontakt zwischen den Spielern entsteht, zum Beispiel bei Fußball, Handball, Rugby, Boxen und ähnlichen kampfbetonten Sportarten. Bei anderen sportlichen Betätigungen wiederum sind es die einseitigen, stereotypen Bewegungen, die leicht zu Überlastung führen, wodurch beispielsweise ein »Tennisarm« oder »Golfellenbogen« entsteht.

2. *Intensität der Belastung:* Je mehr Zeit man einer Sportart widmet und je mehr man die Leistung steigert, desto mehr

nimmt das Verletzungsrisiko zu. Auch die Dauer und Häufigkeit des Trainings und der Wettkämpfe, die Bewegungsabläufe, die Schnelligkeit der Bewegungen und die auftretenden Kräfte gehören zur Intensität der Belastung. Daneben können falscher Trainingsaufbau wie etwa ein schlechtes Aufwärmen, falsche Gymnastik oder unregelmäßiges Training Anlaß zu Verletzungen sein.

3. *Kontaktsportart:* Viele Sportverletzungen entstehen durch äußere Gewaltanwendung eines Gegenspielers. Hierzu zählen rohes Spiel und Übertretung der Spielregeln, aber auch ein zufälliger Zusammenprall.

4. *Materialien:* Bestimmte Materialien wie Sportkleidung, Schuhwerk und Schutzkleidung, die beim Sport eingesetzt werden, können das Verletzungsrisiko mindern. Wenn sie jedoch nicht oder nicht richtig getragen werden oder dem Sporttreibenden nicht passen, können sie gerade die Ursache von Verletzungen sein. Falsche Kleidung wie zuwenig luftdurchlässige oder feuchtigkeitaufsaugende Trainingskleidung, schlechtsitzende Schuhe oder beengende Strümpfe können sehr unangenehm sein. Dasselbe gilt für das Tragen von Stützbandagen und das Verbinden schwacher Gelenke oder frisch verheilter Verletzungen. Auch das Spielmaterial kann indirekt Verletzungsursache sein. So ist etwa ein zu straff oder schlecht bespannter Schläger ein begünstigender Faktor bei der Entstehung eines »Tennisellbogens«. Der Zusammenprall mit Spielmaterial und Geräten ist ebenfalls eine häufige Verletzungsursache.

5. *Anpassung:* Auch der Ort, an dem gespielt wird, ist für die Entstehung von Verletzungen von Bedeutung. Bei Feldsportarten betrifft dies zum Beispiel die Platzverhältnisse und das Klima (geschützt oder dem Wind ausgesetzt, warm oder immer etwas kühl). Bei Hallensportarten spielen der Hallenfußboden, die Heizung und die Lüftung eine Rolle.

Für alle Sportarten gilt, daß viel vom Boden abhängt. Wenn der Boden zu hart, zu weich oder uneben ist, bedeutet dies ein erhöhtes Verletzungsrisiko. Laufen auf Asphalt oder ein Fußballspiel auf einem gefrorenen Platz können zu Überlastung und akuten Verletzungen führen. Bei einigen Beschwerden, die keine spezifischen Sportverletzungen sind, zum Beispiel Furunkel und Fußpilz, spielt die Hygiene in den Umkleideräumen eine wichtige Rolle.

6. *Witterungsbedingungen:* Starke Kälte, Hitze, pralle Sonne oder kräftige Regenschauer während eines Wettkampfs im Freien führen zu einem erhöhten Verletzungsrisiko.

7. *Sonstige Faktoren:* Eine wichtige Rolle für die Verhütung von Verletzungen spielt die Unterweisung und Begleitung auf dem Platz und außerhalb davon. Ein Schiedsrichter kann von vornherein rohes Spiel unterbinden. Ein Trainer oder Assistent kann durch ausgewogenes Training viel zur Vermeidung von Verletzungen beitragen, die durch Überlastung entstehen. Umgekehrt ist schlechte oder fehlende Begleitung oft die Ursache für unnötige Verletzungen.

Ursachen von Sportverletzungen

Zusammenprall mit einem anderen Spieler	29 %
Vertreten, Verdrehen	27 %
Zusammenprall mit Spielmaterial, Sturz auf den Boden oder unglückliche Landung nach einem Sprung	21 %
Sturz, Stolpern	8 %
Sonstige Ursachen	15 %

Tabelle 6: Die unmittelbaren Ursachen von Sportverletzungen, in Prozent der Gesamtverletzungen (Quelle: van Gaalen und Diederiks, *Sportblessures breed uitgemeten*)

Verletzungsarten

Bei den meisten Verletzungen handelt es sich um Verstauchungen, Wunden, Verrenkungen, Prellungen und Schürfwunden. Knochenbrüche sind relativ selten. Am häufigsten betroffen sind Arme und Beine, wobei auf die Beine mit Sprunggelenken, Füßen und Knien mit 65 Prozent der größte Teil der Verletzungen entfällt. Bei einer Untersuchung der Häufigkeitsverteilung der Verletzungsarten ergab sich folgendes Bild:

Verletzungsart	
Verstauchung, Verrenkung	35 %
Prellung, Bluterguß	32 %
Muskel- oder Sehnenriß	10 %
Schürf- und Schnittwunden	9 %
Knochenbrüche	3 %
Sonstige	10 %

Tabelle 7: Die häufigsten Sportverletzungen (Quelle: van Gaalen und Diederiks, *Sportblessures breed uitgemeten)*

Weiterhin wurde untersucht, welche Körperteile am häufigsten von Verletzungen betroffen sind.

Körperteil	
Knöchel/Sprunggelenk	22 %
Knie	14 %
Rumpf (einschließlich Hüfte und Becken)	11 %
Unterschenkel	11 %
Fuß und Zehen	10 %

Schulter, Arm und Handgelenk	10 %
Hand und Finger	8 %
Oberschenkel	8 %
Kopf und Hals	6 %

Tabelle 8: Die am häufigsten verletzten Körperteile bei erfaßten Sportverletzungen (Quelle: van Gaalen und Diederiks, *Sportblessures breed uitgemeten)*

Verletzungen bei bestimmten Sportarten

Die meisten Verletzungen entstehen bei Fußball, Tennis, Volleyball, Hockey, Trimmen und Joggen. Bei Sportarten, die auf den ersten Blick viel gefährlicher erscheinen, wie zum Beispiel Motorsport und Bergsteigen, ist das Verletzungsrisiko viel geringer. Allerdings sind bei diesen Sportarten die Verletzungen meist schwerer. Relativ ungefährliche Sportarten sind Tischtennis und Schwimmen.

Verteilung der Verletzungshäufigkeit

Feldfußball	29 %
Hallenfußball	7 %
Volleyball	6 %
Trimmen, Joggen	5 %
Feldhockey	4 %
Hallentennis	4 %
Badminton	4 %
Geräte- und Bodenturnen	3 %
Eislauf	3 %
Schwimmen	3 %
Übrige Sportarten	32 %

Tabelle 9: Übersicht über die Sportarten mit den meisten Behandlungsfällen (Quelle: van Gaalen und Diederiks, *Sportblessures breed uitgemeten)*

Im folgenden sind für verschiedene Sportarten einige typische Verletzungen und die jeweils betroffenen Körperteile angegeben. Ein großer Teil dieser Verletzungen wird anschließend in den entsprechenden Kapiteln nochmals erwähnt und besprochen.

Basketball

Hand und Finger: Prellungen und Verstauchungen von Hand- und Fingergelenken.
Bein: vor allem Verstauchungen von Knie und Knöchel; Riß der Achillessehne.

Boxen

Kopf: Bruch von Kieferknochen und Nasenbein, Schädelbasisbruch, Gehirnverletzungen, Halswirbelbeschwerden, Boxerohr durch Riß des Ohrknorpels.
Hand: Bruch der Mittelhandknochen.

Fußball

Knie: Prellungen; Bänderrisse und Meniskusverletzungen (Fußballerknie).
Knöchel: Prellungen und Bruch.
Kopf: Gehirnerschütterung.
Oberschenkel: Beschwerden der Hüftadduktoren (der Muskeln, die das Eindrehen des Beines ermöglichen).

Handball

Schulter: Zerrung und Abriß der Ansatzsehne des Untergrätenmuskels durch Blockieren beim Wurf.
Hand und Finger: Prellungen und Verstauchungen von Hand- und Fingergelenken.

Bein: vor allem Verstauchungen von Knie und Sprunggelenk,
Kopf: Kopfverletzungen.

Hockey

Beim Hockey entstehen häufig Prellungen durch Kontakt
mit Ball und Stock.
Kopf: Kopfverletzungen.
Bein: vor allem Verstauchungen von Knie und Knöchel;
Brüche und Meniskusschäden.
Haut: Brandwunden durch Sturz auf Kunstrasen.

Leichtathletik

Arm: Schulterverletzungen und Überlastung des Ellbogens
durch Wurfbewegungen (Speerwurf).
Knie: Muskelfaserrisse im Bereich des Knies; Knieverletzun-
gen bei Diskuswerfern; Überlastungsprobleme bei Hoch-
springern.
Bein: Muskelrisse (Kurzstreckenläufer) oder Überlastung
(Langläufer); Achillessehnenriß und Schädigungen der
Knochenhaut des Schienbeins.

Radsport

Bei Langstreckenrennen ist bei über der Hälfte der Verlet-
zungen die Haut beteiligt. Außerdem treten häufig Kno-
chenbrüche auf.
Haut: Reizung durch Scheuern der Haut auf dem Sattel;
Furunkel; Bei Stürzen entstehende Schürfwunden.
Kopf: Gehirnerschütterung bei Stürzen.
Schulter: Schlüsselbeinbruch.
Hand: Händezittern mit Verlust der Muskelempfindung
durch das fortwährende Rütteln des Lenkers.
Allgemein: Sonnenstich und Hitzschlag.

Reiten

Relativ schwere Verletzungen durch Sturz vom Pferd.

Kopf: Gehirnerschütterung.

Rumpf: Wirbelbrüche bei einem Sturz.

Schulter: Schlüsselbeinbruch und Schultergelenkluxation.

Oberschenkel: Verkalkung der Muskulatur an der Innenseite des Oberschenkels durch den konstanten Druck des Sattels.

Rudern

Beim Rudern sind vor allem Rückenbeschwerden häufig.

Haut: Schwielen und Blasen auf den Handflächen und Furunkel am Gesäß.

Rumpf: Seitwärtsverkrümmung der Brustwirbelsäule, Rundrücken und Verletzungen der Rückenbänder.

Arm: Überlastung; Handgelenkbeschwerden; chronische Sehnenscheidenentzündung im Unterarm und Verdickung der Bizepssehnenscheide.

Hand: Handflächenphlegmone (Bindegewebsentzündung).

Schwimmen

Schulter: Sehnenentzündung.

Bein: Überlastungsbeschwerden an der Innenseite des Knies beim Brustschwimmen; Überlastung der Adduktoren.

Haut: Fußpilz.

Skilauf

Beim Skilauf treten vor allem Knieverstauchungen auf. Knöchel- und Unterschenkelverletzungen werden durch die modernen Skischuhe immer seltener.

Kopf: Augen und Gesichtsverletzungen durch den Skistock.

Hand: Skidaumen.

Knie: Verstauchung; Verletzung der inneren Kniebänder und der Kreuzbänder; Meniskusverletzungen.

Unterschenkel: Torsionsbruch von Schienbein und Wadenbein.

Fußgelenk: Zerrung, Bänderverletzungen und Bruch des Außenknöchels.

Tennis

Knöchel: Verstauchung.

Knie: Verstauchung.

Schulter: Überlastung von Muskeln und Sehnen.

Arm: Tennisellbogen; Sehnenentzündungen.

2 Verletzungsvorbeugung

Besser als die beste Behandlung von Sportverletzungen ist die Vorbeugung. Natürlich gibt es keinen hundertprozentigen Schutz gegen Verletzungen; Unfälle lassen sich niemals ganz ausschließen. Andererseits gibt es durchaus Möglichkeiten, das Verletzungsrisiko auf ein Mindestmaß zu beschränken. Jeder Sportler und jede Sportlerin kann selbst sehr viel zur Vermeidung von Verletzungen beitragen, indem sie auf einen guten körperlichen und seelischen Allgemeinzustand achten. Nehmen Sie bei gesundheitlichen Beeinträchtigungen Rücksicht auf sich selbst und vermeiden Sie es, irgend etwas zu forcieren. Nach einer Krankheit oder einem Unfall muß man vor der weiteren sportlichen Betätigung eine genügend lange Genesungszeit einplanen.

Vorbeugung gegen Verletzungen

Ein wichtiger Faktor für die Vorbeugung gegen Sportverletzungen ist die Sicherstellung einer guten Grundkondition, d. h. genügend Ausdauer, Koordination, Muskelkraft usw. Das Training muß ausgewogen aufgebaut sein, so daß alle Körperteile beansprucht werden. Hier liegt eine wichtige Aufgabe für Trainer und Assistenten, an die Sie sich im Zweifelsfall wenden sollten.

Warum ist eine gute Kondition wichtig für die Vorbeugung gegen Verletzungen? Viele Verletzungen entstehen durch

Ermüdung. Wenn man zum Beispiel zu Beginn eines Zehn-tausendmeterlaufs auf ein unebenes Wegstück kommt, korrigieren die Bänder und Muskeln die Stellung des Fußes, so daß man ohne Schwierigkeiten weiterlaufen kann. Wenn dasselbe jedoch erst nach neun Kilometern der Fall ist und man bereits ermüdet ist, besteht die Gefahr, daß die Muskeln nicht schnell genug reagieren und man sich den Knöchel verstaucht. Je besser aber die Kondition ist, desto länger dauert es, bis man ermüdet und verletzungsanfällig wird.

Weitere wichtige Elemente der Verletzungsvorbeugung sind Dehnungsübungen und Aufwärmen. Hierfür sollte man sich genügend Zeit nehmen; eine gute Aufwärmgymnastik nimmt leicht zwanzig Minuten in Anspruch. Indem man die Muskeln zuerst dehnt und aufwärmt, verringert man das Risiko einer Muskelverletzung. Die Muskeln sind durch diese Vorübungen auf die Arbeit vorbereitet, die sie leisten müssen.

Achten Sie auch darauf, daß Ihre Sportausrüstung in Ordnung ist und Ihren eigenen Möglichkeiten entspricht. Tennisspielen mit einem Schläger, der zu schwer ist, kann langfristig Arm- oder Handgelenkschäden hervorrufen. Ebenso kann Radfahren auf einem zu hohen oder zu niedrigen Rennrad, Schlittschuhlaufen auf zu kleinen oder zu großen Schuhen, Hockeyspielen mit einem falschen Stock usw. auf die Dauer zu Verletzungen führen. Tragen Sie geeignete Sportschuhe, denn schlechtes Schuhwerk fordert Knöchelverletzungen heraus. Für jede Sportart gibt es spezielle Schuhe, die jedoch alle bestimmte Grundanforderungen erfüllen: Sie müssen den Fuß schützen, Fuß und Knöchel stützen, rutschfest sein und Stöße dämpfen.

Die Sportkleidung endet natürlich nicht bei der Auswahl der Schuhe. Man muß auf seine gesamte Ausrüstung achten. So können zum Beispiel zu enge Trainingssocken auslösend für Verletzungen sein, weil sie die Blutzufuhr zum Unterschenkel behindern. Sportkleidung hat die Aufgabe, den Körper warm zu halten und den Schweiß aufzusaugen. Bei der Auswahl von Kleidern und Schuhen sollten vor allem Qualitätsaspekte im Vordergrund stehen; erst dann können auch modische Erwägungen hinzukommen. Außerdem sind zur Verletzungsvorbeugung bestimmte mechanische Schutzmittel unverzichtbar. Man denke etwa an die Schienbeinschützer bei Fußballspielern, die Helme bei Radrennfahrern, die Knieschützer beim Volleyball und den Tiefschutz (Suspensorium) beim Boxen. Allen diesen Schutzmitteln sind zwei Dinge gemeinsam: Sie sind speziell für die verletzungsgefährdeten Stellen bei der jeweiligen Sportart entwickelt, und sie nützen nur etwas, wenn sie konsequent und richtig getragen werden.

Vorbeugung in drei Phasen

Die Vorbeugung gegen Sportverletzungen kann in drei Phasen gegliedert werden, die primäre, sekundäre und tertiäre Vorbeugung.

Die *primäre Vorbeugung* betrifft die Vorbeugung gegen die Entstehung von Verletzungen. Hierunter fällt alles, was darauf abzielt, Überlastung und Verletzungen zu vermeiden. Ein Beispiel wäre etwa die vorbeugende ärztliche Untersuchung. Bei einer solchen Untersuchung wird festgestellt, ob man hinsichtlich seines Körperbaus und seiner Kondition für die Sportausübung geeignet ist. Außerdem kann der Arzt eine Empfehlung geben, welche Sportarten für den Betreffenden in Frage kommen. Weiterhin gehören der Trainingsumfang und die Vorbereitung auf Wettkämpfe bzw. das Training wie etwas das Aufwärmen zur primären

Vorbeugung. Hier spielt der Trainer eine wichtige Rolle. Eine gute Betreuung, Hinweise zu einer gesunden Lebensweise und zur Einstellung eines Sportlers (Beharrlichkeit, Fairneß) sind ebenfalls Dinge, die ein Trainer vermitteln kann. Damit kann er bereits einen großen Teil der primären Vorbeugung beeinflussen. Daneben sind auch die Regeneration fördernde Maßnahmen wie beispielsweise der Trainingsabschluß (Dehnungsübungen, Auslaufen usw. nach dem Wettkampf oder Training) wichtig. Außerdem können fundierte Informationen über Material, Bekleidung und die räumlichen Gegebenheiten sehr viel zur Verhütung von Verletzungen beitragen.

Sekundäre Vorbeugung zielt auf die schnelle Erkennung langsam sich entwickelnder Verletzungen und deren adäquate Behandlung. Es ist sehr wichtig, die ersten Anzeichen einer Überlastung zu erkennen, um Schlimmeres zu verhüten. Wenn rechtzeitig Maßnahmen ergriffen werden, um eine Überlastung zu beenden, wie zum Beispiel die Anpassung des Trainings und längere Ruhepausen, dann kann man dadurch verhindern, daß sich eine chronische Verletzung entwickelt.

Tertiäre Vorbeugung umfaßt die Nachsorge bei Verletzungen wie etwa Rehabilitation, Übungstherapie, angepaßtes Training und Bandagieren, kurz alle Maßnahmen, die ergriffen werden, um die Heilung einer Verletzung zu beschleunigen und das Wiederaufflammen eines chronischen Leidens zu verhindern. Erst nach einer völligen Genesung darf das Training wieder voll aufgenommen werden.

Die sekundäre und tertiäre Vorbeugung werden in den jeweiligen Kapiteln bei jeder Verletzung ausführlich behandelt. In diesem Kapitel beschränken wir uns im weiteren auf die primäre Vorbeugung, d. h. die Maßnahmen zur Verhütung von Verletzungen.

Vorbeugung hinsichtlich der Ursachen

In Kapitel 1 sind bereits eine große Zahl von Verletzungsursachen genannt. In diesem Abschnitt werden die Möglichkeiten zur Vorbeugung hinsichtlich der wichtigsten Ursachen behandelt. Wir beginnen mit Ursachen, die nicht geändert werden können: Körperbau, körperliche Eignung für eine Sportart, Alter und Geschlecht.

Um Verletzungen zu verhindern, ist es wichtig, die Belastung an die Möglichkeiten des eigenen Körpers anzupassen. Eine (sport)ärztliche Untersuchung kann Aufschluß über mögliche besondere Risiken geben. Bei dieser Untersuchung werden auch Fragen zu bisherigen Erkrankungen und Beschwerden gestellt (Anamnese), so daß sich der Arzt ein Bild von der allgemeinen gesundheitlichen Verfassung des Sporttreibenden machen kann. Außerdem wird eine umfassende körperliche Untersuchung durchgeführt, wobei die Funktion von Herz, Lungen und anderen inneren Organen geprüft, der Blutdruck gemessen und die Reflexe getestet werden. Knochen, Muskeln, Bänder und Gelenke werden eingehend untersucht, da viele Verletzungen den Bewegungsapparat betreffen.

Durch diese Untersuchung kann der Arzt Abweichungen feststellen, die bei der Ausübung bestimmter Sportarten zu einem erhöhten Risiko führen. So kann zum Beispiel ein geringfügiger Unterschied der Länge der Beine bei einem Sportler mit langen Beinen die Entstehung von Leistenverletzungen begünstigen. Wenn bei einer ärztlichen Untersuchung eine solche kleine Abweichung festgestellt wird, kann man entsprechende Maßnahmen ergreifen, indem man die Schuhe anpaßt. Bei Kindern kann man während der Wachstumsphase regelmäßig ärztliche Untersuchungen durchführen lassen, wobei eventuelle Wachstumsstörungen frühzeitig festgestellt werden können. Die Daten dieser Untersuchungen kann man später wieder heranziehen, um beispielsweise festzustellen, welches die »normale« Muskelkraft oder Bewegungsfreiheit war. In dieser Weise läßt sich ermitteln, wann nach einer Verletzung der frühere Zustand wiederhergestellt ist. Mittels der Daten kann man auch eine Empfehlung bezüglich einer bestimmten Sportart geben. Wenn sich etwa bei der Untersuchung ergibt, daß ein Sportler einen schwachen Rücken hat, dann kann man ihm von vornherein von Krafttraining oder einem Sport wie Gewichtheben abraten.

Bei der Auswahl einer bestimmten Sportart spielt auch der Körperbau eine wichtige Rolle. Männer, die eher groß und muskulös sind, können sich am besten in Sportarten wie Boxen, Ringen, Rugby oder Schwerathletik betätigen. Große, schlanke Menschen erzielen die besten Ergebnisse in Sportarten, bei denen die Ausdauer entscheidend ist. Natürlich braucht sich niemand wegen seines Körperbaus von einer Sportart abhalten lassen, die ihm Spaß macht. Wer ausreichend motiviert ist, wird auch in einer Sportart, für die er hinsichtlich seines Körperbaus nicht unbedingt geeignet ist, gute Ergebnisse erzielen. Zu echten Spitzenleistungen wird man es allerdings kaum bringen; diese erreicht man nur in einer Sportart, für die man auch optimale körperliche Voraussetzungen mitbringt. Ein kleiner, zart gebauter Mann wird niemals Meister im Diskuswerfen werden, wie auch eine große muskulöse Frau am Schwebebalken nicht zur Spitze vorstoßen wird. Dies bedeutet in keiner Weise, daß man nicht trotzdem eine solche Sportart mit viel Freude betreiben könnte.

Neben dem Körperbau spielen auch Alter und Geschlecht eine Rolle für die Belastbarkeit des Körpers. Bei jüngeren Menschen muß hinsichtlich der Belastung das Wachstum und die Entwicklung berücksichtigt werden. Weiterhin sollte man nicht übersehen, daß Kinder auch seelisch weniger belastet werden dürfen. Der Übungsstoff muß ihnen spielerisch und abwechslungsreich dargeboten werden. (Spezielle Probleme bei jugendlichen Sportlern werden in Kapitel 10 behandelt).

Auch das Älterwerden hat Einfluß auf die sportlichen Leistungen. Mit zunehmendem Alter sinkt die Belastbarkeit des Körpers. In den meisten Sportarten ist mit dreißig der Höhepunkt bereits überschritten. Je älter man wird, desto stärker nimmt die Elastizität des Gewebes ab, wodurch leichter Verletzungen entstehen. Außerdem geht die Regenerationsfähigkeit zurück, wodurch sich der Heilungsprozeß verlangsamt. Man muß daher auch die sportlichen Anforderungen an den älter werdenden Körper anpassen.

Auch die körperlichen Unterschiede zwischen Männern und Frauen wirken sich auf die Belastbarkeit aus. Im allgemeinen sind Frauen kleiner, leichter, weniger muskulös und weniger stark als Männer. Sie haben leichtere Knochen und fettreicheres Gewebe. Demgegenüber sind Frauen oft geschmeidiger und verfügen über eine bessere Muskelkoordination. Daher sind Frauen in Sportarten mit explosiver Kraftentfaltung ihren männlichen Kollegen unterlegen, aber nicht unbedingt in den technisch betonten Sportarten.

Ursachen, die man selbst beeinflussen kann

Kondition, Vorbereitung und Einstellung sind drei Verletzungsursachen, auf die man selbst Einfluß nehmen kann. Die wichtigste Forderung zur Verhütung von Verletzungen ist eine gute Kondition. Unter diese Rubrik gehören u. a. Muskelkraft, Technik, Gleichgewicht, Haltung, Beweglichkeit, Elastizität, Durchblutung, Regenerierung und Ermüdung. Bei einer schlechten Allgemeinverfassung können durch Ermüdung oder örtliche Überlastung die verschiedensten Verletzungen entstehen. Große Ermüdung führt dazu, daß die Muskeln anfälliger und weniger elastisch sind, und auch die Konzentration läßt nach. Weiterhin kann ein forciertes Training, bei dem man zuviel von sich verlangt, zu einer Überlastung führen. Bei vielen Sportarten ist die Verletzungshäufigkeit zu Beginn der Saison, wenn man noch nicht ausreichend trainiert ist, deutlich höher als am Ende der Saison. Eine vergleichbare Erscheinung ist die Häufung der Skiunfälle am ersten Urlaubstag. Man kommt untrainiert und müde am Urlaubsort an, will aber trotzdem sofort auf die Piste und zieht sich dann leicht eine Verletzung zu.

Die Grundkondition

Für jede Sportart braucht man eine gute Grundkondition. Unter Kondition versteht man allgemein die Summe der seelischen und körperlichen Gesundheit. Eine gute Kondition bedeutet aber zwangsläufig nicht Gesundheit. Ein Olympiateilnehmer kann trotz seiner hervorragenden Kondition krank werden. Umgekehrt muß ein gesunder Mensch nicht unbedingt in der Lage sein, fünfhundert Meter zu sprinten. Unter Kondition könnte man etwa folgendes verstehen: die Fähigkeit, körperliche Aufgaben mit geringstmöglicher Anstrengung durchzuführen. Das erreichbare Maximum an Kondition wird einerseits durch verschiedene physische Faktoren wie Gesundheit, Körperbau, Alter und Geschlecht bestimmt, andererseits durch die Lebensweise und sonstige Aktivitäten. Die beiden letztgenannten Faktoren kann man selbst beeinflussen und dadurch seine Kondition verbessern.

Die Kondition wird vor allem durch die nachfolgenden fünf Faktoren bestimmt:

- Körperbau: schmächtige oder muskulöse Gestalt, das Verhältnis zwischen Fett- und Muskelgewebe und das Verhältnis zwischen Gewicht und Körpergröße.
- Geschmeidigkeit: die Beweglichkeit der einzelnen Gelenke, die durch die Leistungsfähigkeit von Muskeln, Sehnen und Bändern bestimmt wird.
- Muskelkraft: die maximale Kraft, die ein Muskel oder eine Muskelgruppe bei einer Kontraktion aufbringen kann.
- Ausdauer der Muskulatur: wie häufig die Muskeln eine bestimmte Bewegung ausführen können, bevor sie ermüden.
- Leistungsfähigkeit von Herz und Lungen: Wie gut können Herz und Lungen die aktiven Muskeln mit Sauerstoff versorgen und Stoffwechselschlacken abtransportieren? Dies dürfte der wichtigste Faktor sein.

Weiterhin wird die Kondition auch durch eine gute Muskelkoordination, durch das Gleichgewichtsgefühl, die Schnelligkeit, die Reaktionsfähigkeit und die Kraft bestimmt.

Bewegungsmangel ist die häufigste Ursache für eine schlechte Kondition. Ohne Bewegung verschlechtert sich die Qualität des Muskelgewebes, wodurch die körperlichen Möglichkeiten eingeschränkt werden. Wenn man über längere Zeit untätig bleibt, wird im Körper Muskelgewebe abgebaut, wodurch die Leistungsfähigkeit sinkt. Eine weitere häufige Ursache für eine schlechte Kondition ist zu reichliches Essen. Dem Körper wird mehr Energie zugeführt, als er verbrauchen kann, weshalb die überschüssige Energie in

Fettgewebe gespeichert wird. Die Folge hiervon ist Übergewicht.

Auch Menschen mit einer ausreichenden bis guten Kondition können plötzlich einen »Einbruch« erleben. Der
Grund hierfür ist meist eine Überlastung des Organismus.
Übermäßige Anstrengung, die der Kondition nicht angemessen ist, führt zu einer allgemeinen körperlichen und
seelischen Erschöpfung. Dies geschieht bei Sportlern, die
übertrainiert sind; übermäßiges Training kann dazu führen,
daß die Leistung ab einem bestimmten Punkt zurückgeht
statt zunimmt. Schließlich wirken sich natürlich alle schlechten Angewohnheiten wie Rauchen und Alkohol, Einnahme
von Drogen, falsche Ernährung, Schlafmangel usw. nachtei-
lig auf die Kondition aus.

Eine schlechte Kondition äußert sich zuerst als allgemeine
Mattigkeit. Man hat zu nichts Lust, und jede Anstrengung
fällt schwer. Daneben können durch die Erschlaffung der
Muskeln Rückenschmerzen und eine falsche Körperhal-
tung entstehen. Weil die Muskeln keine Anstrengung gewöhnt sind, schmerzen sie schon nach einer geringfügigen
Anstrengung wie zum Beispiel Treppensteigen oder dem
Tragen einer schweren Einkaufstasche. Eine solche geringfügige Anstrengung kann bereits Herzklopfen auslösen,
denn auch das Herz ist es nicht gewöhnt, ab und zu eine
Mehrleistung zu erbringen. Schließlich können Schlaflosigkeit und Übergewicht nicht nur die Ursache, sondern auch
die Folge einer schlechten Kondition und von zuwenig
Bewegung sein – ein Teufelskreis.

Das Training

Konditions-, Kraft- und/oder Techniktraining haben eine wichtige vorbeugende Wirkung gegen Verletzungen. Der richtige Trainingsaufbau ist Sache des Trainers. Es ist keineswegs so, daß man einfach dadurch besser wird, daß man mehr trainiert. Ein überladenes Trainingsprogramm kann das genaue Gegenteil bewirken: Es entsteht dadurch die Gefahr, daß man sich körperlich und geistig überlastet. Wenn ein Sportler übertrainiert ist, hat er die Grenze seiner Möglichkeiten überschritten. Oft ist es allerdings schwierig, die Grenze zwischen Belastung und Überlastung genau festzulegen. Es gibt jedoch verschiedene Beschwerden, die auf eine Überlastung hinweisen. Wenn Sie eine dieser Beschwerden an sich selbst feststellen, dann sollten Sie eine Pause einlegen. Wenn Sie einfach weitertrainieren, nimmt das Verletzungsrisiko ganz erheblich zu. Zu den Beschwerden, die auf eine Überlastung hinweisen, zählen:

– Gelenkschmerzen,
– Schwellung und/oder Steifigkeit eines Gelenks, dessen Bewegungsfähigkeit etwas eingeschränkt ist,
– trotz Training keine Steigerung der sportlichen Leistungen mehr, auch nicht, nachdem man eine Pause eingelegt hat,
– ein Brennen, Prickeln oder Empfindungslosigkeit in einem Körperteil,
– plötzlich auf der Haut auftretende blaue Flecken.

Um Verletzungen zu vermeiden, muß das Training mindestens die nachfolgenden Forderungen erfüllen: wirksame Aufwärmgymnastik, richtiger Aufbau des Trainings, sorgfältige Schulung der Techniken und gymnastischer Abschluß der Trainingsstunde. Gutes Training wird im Laufe der Zeit immer schwieriger, wobei alle Elemente in gleicher Weise geschult werden. Dabei soll sich nicht nur die Kondition verbessern, sondern es müssen auch Technik, Taktik und Kraft trainiert werden. Gleichzeitig muß das Programm stets an die augenblicklichen Umstände angepaßt werden, zum Beispiel die Räumlichkeiten, das Wetter oder das Gelände. Ein sorgfältig geplanter Trainingsaufbau ist insbesondere nach Verletzungen oder Krankheit wichtig. Viele Sportler möchten dann durch zusätzliches Training die verlorene Kondition rasch wieder aufbauen, während der Körper noch gar nicht voll belastbar ist. Eine Untersuchung unter Handballspielern hat ergeben, daß 32 Prozent innerhalb eines Jahres sich zweimal dieselbe oder eine ähnliche Verletzung zuzogen. Innerhalb dieser Gruppe entstand die Verletzung bei über 20 Prozent zu einem Zeitpunkt, zu dem die erste Verletzung noch nicht ausgeheilt war. In der Praxis wird darum häufig die »95-Prozent-Regel« angewandt. Das bedeutet, daß man die sportliche Betätigung erst wiederaufnimmt, wenn die Verletzung zu 95 Prozent geheilt ist. Andere, häufig angewandte Richtlinien lauten: keine Aktivität, solange in Ruhe noch Schmerzen auftreten. Wenn in Ruhe keine Schmerzen mehr bestehen, kann man ganz vorsichtig mit leichten Übungen beginnen. Wenn Übungen ohne Schmerzen möglich sind, werden die Intensität und Dauer allmählich gesteigert. Erst dann, wenn der verletzte Körperteil wieder annähernd dieselbe Funktionsfähigkeit wie zuvor erreicht hat, kann man wieder normal Sport treiben. Wenn man zu früh wieder beginnt, führt dies möglicherweise nicht nur zu einer neuen Verletzung an derselben Stelle, sondern es besteht auch die Gefahr, daß andere Körperteile überlastet werden. Gezieltes Krafttraining mit Gewichten kann das Verletzungsrisiko mindern. Durch Krafttraining werden die

Bänder und Sehnen gekräftigt, wodurch die Gelenke stabiler werden. Daneben stärkt Krafttraining auch das Knochengewebe, so daß die Knochen weniger leicht brechen.

Dehnungsübungen

Sportler wissen, daß Muskeln durch regelmäßiges Training die Tendenz haben, sich zu verkürzen. Daneben können die Muskeln sehr leicht beschädigt werden, wenn zu hart trainiert wird; es entstehen Kleinstrisse im Muskel, die man als Muskelschmerzen spürt. Wenn diese Risse heilen, werden die Muskeln ein klein wenig kürzer. Etwas Ähnliches geschieht mit einer Wunde, deren Ränder durch Narben zusammengezogen werden. Durch Dehnungsübungen werden die Muskeln und Sehnen wieder länger und geschmeidiger, so daß mehr Blut in den Muskel strömen kann.

Kurze und straff gespannte Muskeln werden viel schneller überdehnt und reißen leichter als lange und geschmeidige Muskeln. Deshalb ist es sehr wichtig, die Muskeln ausreichend zu dehnen, bevor man sich sportlich betätigt. Mit dem Älterwerden verlieren die Muskeln, Sehnen und Bänder an Elastizität, und die Muskeln verkürzen sich.

Deshalb muß man mit zunehmendem Alter mehr Dehnungsübungen machen. Außerdem sind bei manchen Menschen die Muskeln von Natur aus angespannter als bei anderen. Für diese ist es noch wichtiger, Dehnungsübungen durchzuführen. Auch beim Trainingsabschluß lassen sich Dehnungsübungen sehr gut einfügen.

Durch Dehnungsübungen wirkt man einer Verkürzung der Muskulatur entgegen und fördert die Regeneration. Nehmen Sie sich deshalb genügend Zeit hierfür, und führen Sie die Übungen mit ruhigen Bewegungen aus. Wenn man

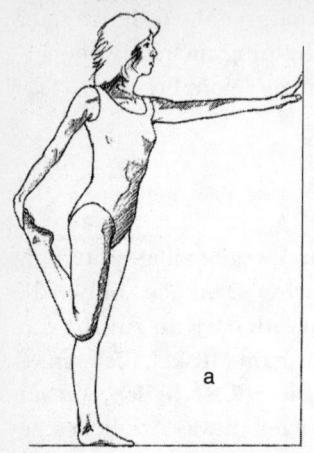
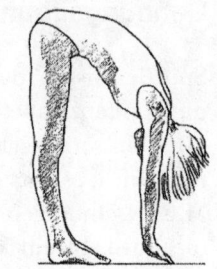

a   b

a   Übung für die Vorderseite der Oberschenkel: Aufrecht stehen und sich mit
dem linken Arm an einer Wand oder Leiter abstützen. Mit der rechten
Hand den rechten Knöchel fassen und diesen langsam zum Gesäß
hochziehen. Mindestens zehn Sekunden in dieser Stellung bleiben.
Auf der linken Seite in derselben Weise verfahren. Dreimal wiederholen.
b   Übung für die Rückseite der Oberschenkel und das Gesäß: Mit geschlossenen Fersen und durchgestreckten Knien gerade stehen. Versuchen,
mit den Fingern den Boden zu erreichen. Nicht federn! Zehn Sekunden in dieser Stellung bleiben. Dreimal wiederholen.

Dehnungsübungen federnd oder stoßend ausführt, erhöht
man gerade das Risiko eines Muskelrisses oder einer Überdehnung. Dehnen Sie vor allem diejenigen Muskeln, die Sie
für Ihren Sport brauchen. So wird ein Fußballer mehr auf
seine Beinmuskulatur achten müssen, ein Tennisspieler auf
die Arm-, Schulter- und Handgelenkmuskeln, da diese Muskeln am stärksten beansprucht werden. Es gibt für jede
Sportart spezielle Dehnungsübungen. Dabei muß stets folgendes beachtet werden:

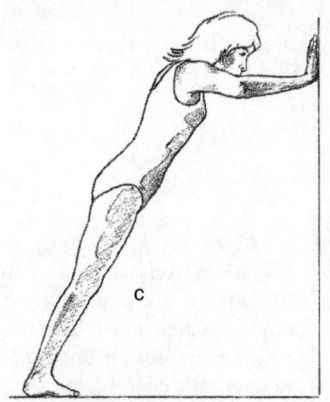
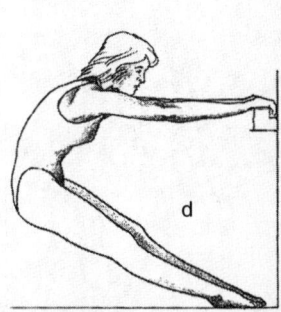

c *Übung für die Wadenmuskeln:* In etwa einem Meter Entfernung mit dem Gesicht zur Wand stehen. Die Handflächen an die Wand legen und den Rücken gerade lassen. Die Ellbogen beugen und mit dem Oberkörper zur Wand gehen, wobei jedoch die Fersen auf dem Boden bleiben. So nahe zur Wand gehen, bis die Waden spannen. Zehn Sekunden in dieser Stellung bleiben. Dreimal wiederholen.

d *Übung für die Rückenmuskeln:* Gerade vor einer Wandleiter stehen. Sich mit beiden Händen etwa in Hüfthöhe festhalten. Nun mit dem Gesäß nach hinten gehen, wobei jedoch die Beine gestreckt bleiben, so daß das Körpergewicht an den Armen hängt. Den Rücken jetzt vorsichtig runden, bis man die gewünschte Spannung in der Rückenmuskulatur spürt. Zehn Sekunden in dieser Stellung bleiben und sich dann wieder langsam hochziehen. Dreimal wiederholen.

– Niemals mit kalten Muskeln Dehnungsübungen durchführen; sich zuerst warmlaufen oder einige Übungen durchführen, die die Muskeln lockern.
– Dehnungsübungen stets ruhig und gleichmäßig ausführen.
– Mit einer geringen Muskelspannung beginnen und beim

Dehnen allmählich bis zur Schmerzgrenze gehen, aber auch nicht weiter.
– Beim Dehnen nicht federn; statische Belastung der Muskulatur liefert die besten Ergebnisse.

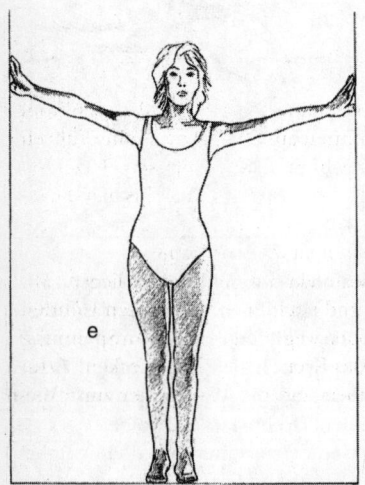

e Übung für Brustmuskulatur und Bizeps: Aufrecht mit dem Rücken vor einer Wandleiter oder zwischen einer Tür stehen. Leitersprossen bzw. Türrahmen mit nach hinten und außen gestreckten Armen festhalten. Sich jetzt vorsichtig nach vorne beugen bis man in Oberarm und Brust Spannung verspürt. Etwa zehn Sekunden in dieser Stellung bleiben. Dreimal wiederholen.

Dehnungsübungen eignen sich auch hervorragend als Morgengymnastik. Wenn man alle Muskeln und Gelenke kräftig dehnt, verbessert man die Sauerstoffzufuhr und hält die Muskeln geschmeidig. Diese Dehnungsübungen sind in Kapitel 10 unter dem Stichwort »Älter werden und Bewegung; Übungen« beschrieben.

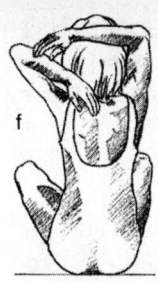
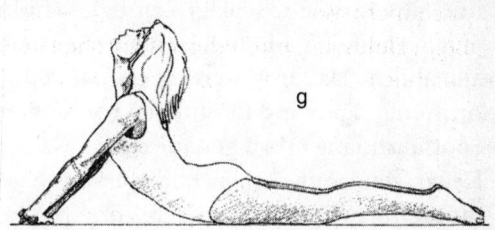

f Übung für den Trizeps: Aufrecht stehen und die Arme über den Kopf strecken. Die rechte Hand nach hinten auf die linke Schulter führen und mit der linken Hand den rechten Ellbogen fassen. Jetzt den Ellbogen langsam in Richtung des Hinterkopfs ziehen, bis man Spannung im Trizeps spürt. Zehn Sekunden halten. Anschließend am anderen Arm ebenso verfahren. Dreimal wiederholen.

g Übung für die Bauchmuskeln: Gestreckt auf dem Bauch liegen. Mit nach außen weisenden Ellbogen und nach innen gedrehten Händen den Oberkörper ein Stück vom Boden wegdrücken, bis man Spannung in den Bauchmuskeln verspürt. Das Kreuz nicht überstrecken! Zehn Sekunden in dieser Stellung bleiben und langsam wieder zurückgehen. Dreimal wiederholen.

Aufwärmen und Trainingsabschluß

Das Aufwärmen beginnt mit einigen Übungen, die die Muskeln geschmeidig machen, oder einem fünfminütigen Warmlaufen. Anschließend wird das Aufwärmen mit ruhigen Dehnungsübungen fortgesetzt.

Nach den Dehnungsübungen sind die Muskeln zwar geschmeidig, aber noch nicht ganz aufgewärmt. Die Aufwärmgymnastik erhöht die Durchblutung der Muskeln, wodurch ihre Temperatur steigt. Am besten wärmt man die Muskeln anschließend in der Weise auf, wie sie dann beim Sport beansprucht werden. Dies bedeutet je nach Sportart, daß man sich einspielt, -schlägt, -springt, -schwimmt usw. Beginnen Sie langsam, und steigern Sie die Intensität der Übung allmählich. Dadurch werden die Muskeln dosiert auf die Anstrengungen und Leistungen vorbereitet, die sie bei der Sportausübung erbringen müssen.

Neben dem Aufwärmen der Muskeln hat diese Vorbereitungsgymnastik einen zweiten Vorteil: Alle Körperfunktionen sind jetzt aktionsbereit. Man sollte daher nicht zuviel Zeit zwischen dem Ende der Aufwärmgymnastik und dem Beginn des Wettkampfs oder Trainings verstreichen lassen. Nach einer Viertelstunde ist die Wirkung wieder so weit abgeklungen, daß man erneut mit dem Aufwärmen beginnen muß. Auch nach jeder längeren Unterbrechung ist es erforderlich, sich wieder aufzuwärmen, vor allem bei kühler Witterung.

Eine gute Aufwärmgymnastik nimmt etwa fünfzehn bis zwanzig Minuten in Anspruch. Man kann diese Zeit wie folgt einteilen. Zunächst fünf bis zehn Minuten einlaufen, um auf Temperatur zu kommen. Beim Einlaufen können leichte Bewegungen mit Armen, Beinen und Rumpf ausgeführt werden. Dieser Teil der Aufwärmgymnastik dient dem Zweck, die Durchblutung anzuregen. Anschließend kann man fünf Minuten Dehnungsübungen durchführen, damit die Muskeln geschmeidig werden und sich dehnen. In den letzten fünf Minuten sollte man spezifische Übungen machen, d. h. Bewegungen ausführen, die auch im Wettkampf bzw. Training ausgeführt werden. Dann ist man bereit zur eigentlichen Sportausübung.

Bei jedem Sport werden die Muskeln intensiv betätigt. Dabei bilden sich Stoffwechselabbauprodukte, die sich in den Muskeln ansammeln. Der Muskel »vergiftet« sich gewissermaßen. Damit diese Abbauprodukte so schnell wie möglich abtransportiert werden können, ist eine gute Durchblutung erforderlich. Nach einer starken Anstrengung darf man sich also nicht sofort in einen bequemen Sessel fallen lassen, weil dadurch die Durchblutung der Muskulatur zu schnell zurückgehen würde. Der Trainingsabschluß dient dem Zweck, die sportlichen Anstrengungen in geeigneter Weise ausklingen zu lassen. Es empfiehlt sich, sich ruhig auszulaufen und einige allgemeine Übungen auszuführen. Hierzu gehören wiederum Dehnungsübungen, weil dadurch die Muskeln wieder auf ihre normale Spannung gebracht werden. Weiterhin kann man abschließend unter eine nicht zu heiße Dusche gehen, gefolgt von kurzem kaltem Nachduschen. Die am stärksten belasteten Muskeln kann man eventuell massieren lassen, wenn hierzu die Möglichkeit besteht.

Trainingsschema

Jede Sportart und sogar jeder Sportler braucht ein eigenes, spezifisches Training. Es ist im Rahmen dieses Buchs nicht möglich, alle Trainingsformen zu beschreiben. Dennoch soll im folgenden ein einfaches Grundtraining für Anfänger angegeben werden. Anfänger ist auch jeder Erwachsene, der seit seiner Jugend nicht mehr gelaufen ist.

Basistraining

Beginnen Sie mit einem Sprint über 50 bis 100 Meter, gefolgt von einer kurzen Strecke Gehen, wobei Sie tief atmen. Wenn Sie schon vorher Atemnot bekommen, sollten Sie nichts forcieren und lieber die restliche Strecke ruhig weitergehen, bis sich die Atmung wieder normalisiert hat. Wechseln Sie so insgesamt zehnmal Laufen und Gehen ab. Vergrößern Sie nach und nach die Entfernung, bis Sie etwa

200 Meter laufen können und anschließend 100 Meter ruhig gehen. Wenn dies gut gelingt, kann man es im Wechsel zehnmal wiederholen. Dann hat man eine Entfernung von 4000 Metern in 30 bis 45 Minuten zurückgelegt. Der Puls erreicht dabei 100 bis 130 Schläge pro Minute.

Anschließend mit 300 Metern Laufen und 100 Metern Gehen fortfahren. Wenn man sehr außer Atem gerät, kann man die Distanz halbieren. Auch dies zehnmal wiederholen. In dieser Weise sollte man etwa 4000 Meter laufend und gehend zurücklegen. Dieses Training täglich wiederholen. Wenn man in den Anfangswochen langsam genug gelaufen ist, hat man in etwa drei Wochen den Kreislauf so weit stabilisiert, daß man versuchen kann, nach zehnmal Laufen und Gehen und einer kleinen Pause 2000 Meter an einem Stück zurückzulegen. Wenn man anschließend die Ausdauer weiter steigern will, kann man dazu übergehen, 350 Meter zu laufen und 50 Meter zu gehen; dies zehnmal wiederholen. Hierfür braucht man etwa 25 Minuten. Nach einer Gehpause von zwei bis drei Minuten läuft man anschließend noch 2000 Meter. Dabei kann man die Leistungsfähigkeit testen. Nach zwei weiteren Wochen kann man wiederum einen Test über 2000 Meter machen. Nach sechs Monaten regelmäßigen Trainings nimmt die Leistungsfähigkeit zu. Dabei sind 350 Meter Laufen und 50 Meter Gehen die Mindestvoraussetzungen für ein weiteres Lauftraining. Man kann dann versuchen, statt 2000 Meter jetzt 3000 Meter oder 5000 Meter an einem Stück zu laufen. Wenn man dieses Schema ein Jahr durchhält, kann man schließlich 10 Kilometer an einem Stück zurücklegen.

Aerobes Schema

Ein anderes Trainingsschema, das speziell auf den aeroben Stoffwechsel abgestellt ist, für den Sauerstoff benötigt wird, soll dem Leser nicht vorenthalten werden.

Programm 1

Erste und zweite Woche	5 Minuten schnell gehen
	3 Minuten ruhig gehen
	5 Minuten schnell gehen
Dritte und vierte Woche	8 Minuten schnell gehen
	3 Minuten langsam gehen
	8 Minuten schnell gehen

Programm 2

Erste Woche	10 Minuten schnell gehen
	3 Minuten langsam gehen
	10 Minuten schnell gehen
Zweite Woche	15 Minuten schnell gehen
	3 Minuten langsam gehen
Dritte Woche	10 Sekunden laufen (etwa 25 m)
	1 Minute gehen (etwa 100 m)
	Zwölfmal wiederholen
Vierte Woche	20 Sekunden laufen (etwa 50 m)
	1 Minute gehen (etwa 100 m)
	Zwölfmal wiederholen

Programm 3

Erste Woche	40 Sekunden laufen (etwa 100 m)
	1 Minute gehen (etwa 100 m)
	Neunmal wiederholen
Zweite Woche	1 Minute laufen (etwa 150 m)
	1 Minute gehen (etwa 100 m)
	Achtmal wiederholen
Dritte Woche	2 Minuten laufen (etwa 250 m)
	1 Minute gehen (etwa 100 m)
	Sechsmal wiederholen
Vierte Woche	4 Minuten laufen (etwa 500 m)

Vierte Woche	1 Minute gehen (etwa 100 m)
	Viermal wiederholen
Fünfte Woche	6 Minuten laufen (etwa 800 m)
	1 Minute gehen (etwa 100 m)
	Dreimal wiederholen
Sechste Woche	8 Minuten laufen (etwa 1100 m)
	2 Minuten gehen (etwa 200 m)
	Zweimal wiederholen
Siebte Woche	10 Minuten laufen (etwa 1300 m)
	2 Minuten gehen (etwa 200 m)
	Zweimal wiederholen
Achte Woche	12 Minuten laufen (etwa 1600 m)
	2 Minuten gehen (etwa 200 m)
	Zweimal wiederholen

Tabelle 10: Trainingsschema für den aeroben Stoffwechsel

Um festzustellen, mit welchem Programm man beginnen kann, zehn Minuten auf ebenem Gelände rasch gehen. Wenn man dies nicht länger als fünf Minuten durchhält, mit Programm 1 beginnen. Wenn das Gehen kein Problem ist, dann abwechselnd zehn Minuten fünfzig Schritte laufen und fünfzig Schritte gehen. Wenn man dies schafft, mit Programm 2 beginnen. Wenn dies kein Problem ist, mit Programm 3 beginnen. Dabei muß man jeweils unterschiedlich oft üben. Programm 1 sollte mindestens täglich durchgeführt werden, Programm 2 am besten viermal pro Woche, Programm 3 fünfmal pro Woche. Halten Sie anschließend Ihre Kondition, indem Sie dreimal pro Woche trainieren. Wenn man noch nie oder schon lange nicht mehr Sport getrieben hat, empfiehlt es sich, zunächst zum Hausarzt zu gehen. Verlangen Sie niemals zuviel von sich selbst: Wenn Schmerzen, Atemnot, Übelkeit oder Zittern auftreten, muß man sofort aufhören, wenn die Beschwerden anhalten, zum Arzt gehen.

Sportkleidung und Ausrüstung

Sportkleidung soll vor allem den Wärmehaushalt des Körpers regulieren. Kalte Muskeln werden schneller verletzt; daher ist es wichtig, daß die Kleidung einem zu großen Wärmeverlust entgegenwirkt und die Körperoberfläche vor Kälte, Regen und Wind schützt. Gleichzeitig muß die Sportkleidung den Schweiß aufsaugen, damit die Körpertemperatur nicht zu sehr ansteigt (Wärmestau). Gute Sportkleidung ist daher isolierend, feuchtigkeitsaufsaugend und luftdurchlässig zugleich. Daneben gelten für die einzelnen Sportarten natürlich spezielle Kleidungserfordernisse.

Ein wichtiger Teil der Sportausrüstung sind die Schuhe. Viele Verletzungen werden durch falsches Schuhwerk verursacht. Beim Kauf der Schuhe ist darauf zu achten, daß diese gut passen; die Zehen müssen sich frei bewegen können. Weiterhin muß die Sohle fest und elastisch und dem Gelände angepaßt sein, auf dem man Sport treiben will. Wenn man zum Beispiel viel auf hartem Boden läuft, dann müssen die Schuhe eine dicke, gut federnde Sohle haben. Die Innensohle muß mit einer Fußstütze ausgerüstet sein, damit der Fuß nicht nach innen umknicken kann.

Der Verzicht auf eine Schutzausrüstung erhöht das Verletzungsrisiko. Gegebenenfalls muß man Bandagen tragen, zum Beispiel an schwachen Knöcheln. Für jede Sportart gibt es spezifische Schutzmittel, etwa der Helm bei Radrennen und beim Motorsport oder die Schienbeinschützer bei Fußball oder Hockey. Welche Schutzmittel man für welche Sportart braucht, erfährt man beispielsweise beim Trainer oder dem Verkäufer im Sportgeschäft. Auch das Sportgerät kann indirekt zur Verletzungsursache werden. So kann ein zu straff oder zu schwach bespannter Schläger das Risiko

eines Tennisellbogens erhöhen. Dasselbe gilt für einen zu
großen oder zu schweren Ball bei Ballsportarten.

Bandagieren

Zweck des Bandagierens ist es, ein schwaches Glied im
Körper zu unterstützen. Dabei darf jedoch das Bewegungs-
gefühl des Sportlers nicht beeinträchtigt werden. Das Bandagieren hat eine zweifache Aufgabe:

– Vorbeugung gegen Verletzungen, indem schwache oder
  stark belastete Gelenke zusätzlich unterstützt werden,
– zusätzliche Unterstützung nach einer Verletzung.

Gutes Bandagieren will gelernt sein. Lassen Sie es sich vom
Trainer oder einem Physiotherapeuten zeigen.

3 Haut und Sinnesorgane

Die Außenseite unseres Körpers schützt uns vor unterschiedlichen äußeren Einflüssen und verhindert dadurch, daß Erkrankungen tiefer eindringen können. Witterungseinflüsse und Krankheitserreger zum Beispiel wirken zunächst auf das Äußere unseres Körpers ein, auf die Haut und die außenliegenden Teile des Kopfes wie die Nase und die Augen. Auch Sportverletzungen sind meist zuerst außen als blaue Flecken, Verletzungen, Schwellungen usw. sichtbar. Deshalb beginnen wir in diesem Kapitel mit der Außenseite: Haut und Kopf mit den Sinnesorganen Augen, Nase, Ohren und Mund.

Die Haut

Die Haut bildet die schützende Umhüllung des Körpers. Ihre Aufgabe ist es, verschiedenen äußeren Einflüssen Widerstand entgegenzusetzen und uns insbesondere vor dem Eindringen von Krankheitserregern zu schützen. Auch für die Flüssigkeitsregulation des Körpers spielt die Haut eine wichtige Rolle, weil sie die Flüssigkeit im tiefer gelegenen Gewebe zurückhält. Nötigenfalls wird sie jedoch auch für Flüssigkeit durchlässig: Wir schwitzen. Durch Schwitzen kann der Körper mit der Flüssigkeit auch Wärme abführen. In dieser Weise wird sichergestellt, daß der Körper sich bei starker Anstrengung nicht überhitzt. Das Schwitzen ist also

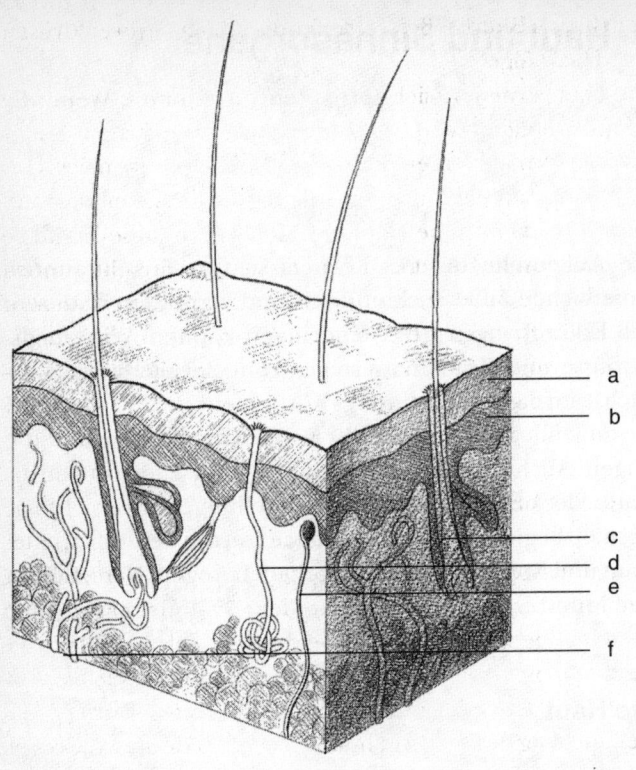

Querschnitt durch die Haut mit Oberhaut (a), Unterhaut (b), Haarbalg (c), Schweißdrüsen (d), Nerven (e) und Kapillaren (f)

für den Sport sehr nützlich. Schließlich vermittelt die Haut durch den Tastsinn auch die Schmerzempfindung.

Die Haut ist aus zwei Schichten aufgebaut, der Ober- und der Lederhaut. Die Oberhaut, der sichtbare Teil unserer Haut, bildet eine geschlossene Schicht. Die darunter liegende Lederhaut besteht aus einem Netz von Fasern, die der Haut ihre Elastizität und Festigkeit verleihen. In der Lederhaut liegen Blutgefäße, Nervenendigungen, Schweißdrüsen und Haarbälge.

Die Haut erneuert sich fortlaufend von innen. Wenn die Haut beschädigt wird, beschleunigt sich der Erneuerungsprozeß, so daß kleinere Schäden schnell behoben werden. An Stellen, an denen regelmäßig Druck oder Reibung auftritt, verdickt sich die Haut, um sich gegen diese Einflüsse zu schützen: Es bildet sich eine Hornhaut. So gibt es noch viele weitere Anpassungs- und Regenerationsmechanismen der Haut. Vor allem die Regenerationsfähigkeit ist für die häufigste Sportverletzung sehr wichtig, nämlich die Hautverletzung.

Kopf und Sinnesorgane

Das Grundgerüst des menschlichen Kopfes ist der Schädel, der aus einer Reihe fest miteinander verbundener Knochen besteht. Die wichtigste Aufgabe des Schädels ist der Schutz des Gehirns. Gehirnverletzungen werden selbstverständlich in diesem Kapitel nicht behandelt, da diese sofort in die Behandlung des Arztes gehören. Teile des Kopfes, die regelmäßig von Sportverletzungen betroffen sind, sind Nase, Augen und Ohren.

Die *Nase* ist das Organ am Anfang der Atemwege. Eine Reihe von Erkrankungen, bei denen die Nase in dieser Funktion betroffen ist, sind daher in Kapitel 7 behandelt. Durch ihre Lage im Gesicht ist die Nase jedoch auch verletzungsgefährdet. Verletzungen der Nase, die als Kopfverletzungen anzusehen sind, wie zum Beispiel Nasenbluten nach einem Ballaufprall, werden daher in diesem Kapitel besprochen.

Das *Auge* besteht aus mehreren Gewebeschichten. Von außen nach innen sind dies Lederhaut (Sklera), Aderhaut

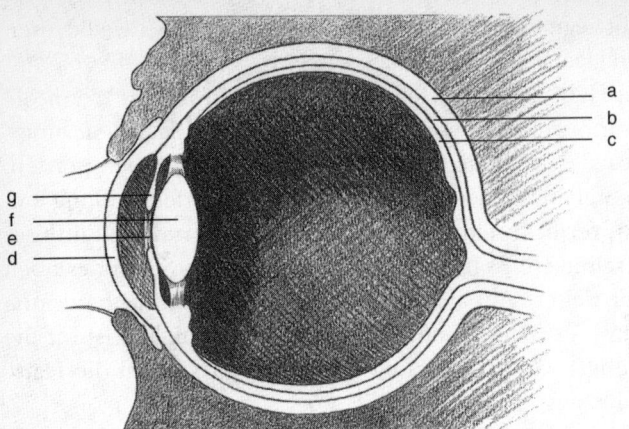

Vertikalschnitt durch das Auge. Dargestellt sind die verschiedenen Gewebelagen; von außen nach innen: Lederhaut (a), Aderhaut (b) und Netzhaut (c). Das Licht fällt über die Hornhaut (d) ein und gelangt über die Pupille (e) auf die Linse (f). Die Pupille ist umgeben von der Regenbogenhaut (g).

(Chorioidea) und Netzhaut (Retina). Das Licht fällt über die Hornhaut (Cornea) und die Pupille (den dunklen Teil) ein. Die Pupille ist umgeben von der Regenbogenhaut (Iris), die die Augenfarbe bestimmt. Im Zusammenspiel mit dem Gehirn ermöglichen die Augen das Sehvermögen, das allgemein als unser wichtigster Sinn gilt. Daher ist bei Verletzungen am Auge immer größte Vorsicht geboten. Gehen Sie sofort zum Arzt, wenn eine Beeinträchtigung der Sehfähigkeit vorliegt.

Das *Ohr* hat zwei wichtige Funktionen, nämlich Gleichgewichtssinn und Hören. Das Ohr besteht aus drei Teilen: Dem Außenohr (Ohrmuschel und Gehörgang), dem Mittelohr (das hinter dem Trommelfell beginnt) und dem Innenohr. Im Mittelohr befinden sich die Gehörknöchelchen. Im

Innenohr liegen Hör- und Gleichgewichtsorgan. Für Ohrenverletzungen gilt dasselbe wie für Augenverletzungen: Das Ohr ist ein sehr wichtiges Sinnesorgan, weshalb bei Ohrenverletzungen immer Vorsicht angezeigt ist und man im Zweifelsfall zum Arzt oder Heilpraktiker gehen muß.

Mögliche Beschwerden

Augapfel und Augenhöhle, Prellungen an

Ein Balltreffer oder Schlag auf das Auge kann zu einer schmerzhaften Quetschungsverletzung von Augapfel oder Augenhöhle führen. Der Augapfel ist der weiße Teil des Auges, die Augenhöhle der umliegende knöcherne Teil. Der Augapfel wird von der Augenhöhle schützend umgeben. Ein Schlag, ein Ellbogenstoß oder der Aufprall eines Balls auf das Auge führen in vielen Fällen zu einer Augenhöhlenquetschung. Manchmal bleibt die Schädigung auf ein blaues Auge beschränkt (siehe blaues Auge). In schwereren Fällen ist auch der Augapfel gequetscht. Dadurch kann es zu einer Blutung im Weißen des Auges kommen, und der Betreffende klagt über unscharfes Sehen. In solchen Fällen muß man immer zum Arzt gehen. Als Erste-Hilfe-Maßnahme legt man eine kalte Kompresse auf das Auge.

Zum Einnehmen
Arnica D6 Begrenzt die Schwellung und das Ausmaß von Blutergüssen
Hypericum D6 Beschleunigt die Heilung von Nervengewebe im Bereich des Auges
Symphytum D6 Bei Quetschungen ohne Bluterguß mit Schmerzen im Augapfel

Auge, Fremdkörper im

Staubpartikel, Wimpern und kleine Insekten zählen zu den Dingen, die beim Sport leicht in das Auge gelangen können. Die erste Reaktion auf einen Fremdkörper ist oft ein stechender Schmerz. Anschließend rötet sich das Auge und beginnt stark zu tränen, womit es versucht, den Fremdkörper auszuschwemmen. Diesen Vorgang kann man selbst unterstützen, indem man das Auge mit lauwarmem Wasser spült. Manchmal genügt jedoch Spülen nicht, um den Fremdkörper zu entfernen. In diesem Fall nicht am Auge reiben, da der Fremdkörper Kratzer auf dem Augapfel verursachen kann.

Um zu vermeiden, daß ein Fremdkörper im Auge zu einer Entzündung führt, geht man am besten wie folgt vor. Versuchen Sie nicht, den Fremdkörper mit den Fingern zu fassen, wenn er sich vorne auf dem Augapfel befindet. Über den Augapfel verläuft die Hornhaut, die die Iris (den farbigen Teil des Auges) und die Pupille (die schwarze, runde Fläche in der Mitte) bedeckt. Diese Hornhaut kann leicht verletzt werden, wenn man daraufdrückt oder wenn etwas darübergezogen wird. Wenn sich der Gegenstand auf dem weißen Teil des Augapfels (der Bindehaut) befindet, kann man ganz vorsichtig versuchen, ihn mit dem befeuchteten Zipfel eines sauberen Taschentuchs zu entfernen. Wenn man den Fremdkörper nicht entdecken kann, zieht man vorsichtig das untere Lid nach unten, während man gleichzeitig nach oben blickt. Wenn man den Fremdkörper hier entdeckt, kann man versuchen, ihn vorsichtig zum inneren Augenwinkel zu verschieben.

Wenn man den Fremdkörper nicht gefunden hat, zieht man vorsichtig das obere Augenlid an den Wimpern hoch, schließt die Augen und zieht dann das obere Lid über das untere. Nun das Lid loslassen. Meist genügt dies schon, um einen Fremdkörper unter dem oberen Augenlid zu entfernen. Wenn sich der Fremdkörper nicht von der Hornhaut entfernen läßt, legt man am besten ein sauberes, zusammengefaltetes Taschentuch auf das Auge und geht zum Arzt, um den Fremdkörper entfernen zu lassen. Auch bei schweren Verletzungen, wenn zum Beispiel ein Splitter oder Dorn in das Auge eingedrungen ist, muß man das Auge bedecken und sofort einen Arzt aufsuchen.

Äußere Anwendung
Euphrasia extern DHU   Mittel für Erkrankungen des äußeren Auges; einige Tropfen auf eine Tasse Wasser oder Fencheltee geben und das Auge damit spülen
Hypericum extern DHU   Mittel für Verletzungen in nervenreichen Gebieten; einige Tropfen auf eine Tasse Wasser oder Fencheltee und das Auge damit spülen

Augen, blutunterlaufene

Wenn eine Blutung im Weißen des Auges auftritt, ohne daß eine eigentliche Verletzung vorliegt, dann handelt es sich in den meisten Fällen um eine Blutung unter der Bindehaut. Eine solche Blutung ist harmlos. Sie kann zum Beispiel durch heftiges Husten, Niesen oder schweres Heben hervorgerufen werden. Dabei steigt der Druck im Auge, und es kann ein kleines Blutgefäß platzen, wodurch das Weiße des Auges sich ganz oder teilweise rötet. Im allgemeinen verschwindet eine solche Blutung unbehandelt innerhalb von ein bis zwei Wochen.

Homöopathische Mittel können die Heilung erheblich beschleunigen. Wenn jedoch eine Blutung im Auge die Folge einer direkten Augenverletzung ist, muß man immer zum Arzt oder Heilpraktiker gehen!

Zum Einnehmen

Arnica D6   Bewirkt eine schnellere Rückresorption des Blutes; mit Hamamelis kombinieren

Hamamelis D6   Beschleunigt die Heilung des Blutgefäßes; mit Arnica kombinieren

Ledum D6   Bei leichten, ziehenden Schmerzen

Bindehautentzündung

Die Augenbindehaut ist eine durchsichtige Schleimhaut, die die Innenseite der Augenlider und die Außenseite des Auges umkleidet. Durch diese Lage ist sie für Reizungen und Entzündungen anfällig. Bindehautentzündungen sind relativ häufig und entstehen meist dadurch, daß man mit schmutzigen Händen in den Augen reibt. Ein Fremdkörper, der dabei in das Auge gelangt, kann Auslöser für eine Bindehautentzündung sein. Aber auch Allergien oder chemische Reize wie Chlorwasser im Schwimmbad können zu einer solchen Entzündung führen. In anderen Fällen tritt die Bindehautentzündung zu Beginn einer Erkältung auf.

Eine Bindehautentzündung ist begleitet von Juckreiz und Brennen. Das Weiße des Auges rötet sich; das Auge tränt und schmerzt. Manchmal wird Schleim abgesondert, wodurch die Wimpern miteinander verkleben. Dies ist meist morgens beim Aufwachen der Fall. Das Augenlid kann anschwellen. Manchmal hat man das Gefühl, im Auge sei ein Fremdkörper.

Die erste Maßnahme bei einer Bindehautentzündung ist eine sorgfältige Hygiene. Spülen Sie die Augen gelegentlich, wenn viel Sekret abgesondert wird. Am besten nimmt man hierfür abgekochtes lauwarmes Wasser. In der Ernährung sollte man auf reichliche Zufuhr von Vitamin A und C achten. Dies erreicht man durch den Genuß von Grüngemüse, Rohkost, Salat und frischem Obst.

Eine Bindehautentzündung eignet sich weniger gut zur Selbstbehandlung; gehen Sie zu einem homöopathischen Arzt oder Heilpraktiker. Das homöopathische Mittel Euphrasia extern kann man als Erste-Hilfe-Maßnahme vor dem Gang zum Arzt oder in Absprache mit ihm anwenden.

Zum Einnehmen
Euphrasia extern DHU   Ein Augenbad mit abgekochtem Wasser, in dem man fünf Tropfen Euphrasia extern auflöst, kann die Beschwerden verringern

Bisse

Bei verschiedenen Sportarten im Freien besteht das Risiko, von Tieren gebissen zu werden. Für manche Hunde scheinen Radfahrer und Läufer in dieser Hinsicht besonders attraktiv zu sein. Es kommt auch vor, daß Pferde ihren Reiter beißen. Ebenso können die Zähne eines Gegenspielers eine Verletzung verursachen; schon mancher hat durch eine unsanfte Begegnung mit einem Gegenspieler einen »Menschenbiß« davongetragen …
Bißwunden neigen zu Entzündungen, auch wenn sie nur geringfügig sind. Eine Bißwunde muß daher stets von einem Arzt oder Heilpraktiker sorgfältig gereinigt und verbunden werden. Daneben kann man auf homöopathischem Wege den Heilungsprozeß beschleunigen. Größere Verletzungen müssen genäht werden. Wenn man in den letzten vier bis fünf Jahren nicht gegen Tetanus (Wundstarrkrampf) geimpft wurde, sollte man dies unbedingt nachholen. Hundebisse stellen immer ein Tetanusrisiko dar. Dasselbe gilt für Pferdebisse und andere offene Wunden, in die Schmutz gelangt ist. Wenn man in einem Tollwutgebiet gebissen wurde, muß man sofort zum Arzt gehen.
Siehe auch Wunden.

Zum Einnehmen
Hypericum D6   Bei einem Biß in nervenreichem Gewebe wie zum Beispiel den Händen
Lachesis D6   Zur Vorbeugung gegen Entzündungen
Ledum D6   Bei tiefen, kleinen Wunden, die sehr berührungsempfindlich sind

Äußere Anwendung
Calendula extern DHU   Das »homöopathische Jod«; wirkt blutstillend und entgiftend, regeneriert beschädigtes Hautgewebe
Plantago major   Wenn Schmutz in die Wunde gelangt ist; zieht zurückgebliebenen Schmutz aus der Wunde; nach dem Reinigen eine mit Tinktur getränkte Mullbinde auf die Wunde legen

Blasen

Ein beim Sport häufig auftretendes Problem sind Blasen. Sie entstehen meist durch ständige Reibung an einer bestimmten Stelle. Bei Ruderern oder Kanufahrern können dies die Hände sein, bei Läufern und Wanderern die Füße. Durch die ständige Reibung wird die oberste Hautschicht gegenüber den tieferen Schichten verschoben. Nach einiger Zeit lösen sie sich voneinander, der Zwischenraum füllt sich mit Flüssigkeit, und es entsteht eine Blase.
Blasen können sich jedoch nicht nur an Händen und Füßen bilden, sondern überall am Körper, wo Reibung auftritt. So kann zum Beispiel ein Radrennfahrer durch die Reibung am Sattel Blasen am Gesäß bekommen. Bei viele Sportlern treten die Blasen meist zu Beginn der Trainingssaison auf, weil die Haut noch nicht an die Reibung gewöhnt ist. Im Laufe der Zeit verschwinden sie dann. Eine weitere Ursache für Blasen ist, daß viele Sportler die Saison

mit neuen Schuhen beginnen, die noch nicht eingelaufen sind.

Blasen schmerzen, weil die Haut beschädigt ist. Wenn sich eine Blase entwickelt, hat man auf der Haut ein brennendes und unangenehmes Gefühl, und es bildet sich eine rote Stelle. Um die Entstehung von Blasen zu verhindern, ist es vor allen Dingen wichtig, daß Schuhe und Socken gut passen und daß sie sauber und trocken sind. Beengende Schuhe oder Schweißfüße begünstigen die Blasenbildung. Man kann die gefährdeten Stellen vorab mit Talkum einpudern und auswattieren. Eine andere Möglichkeit ist die Anwendung eines Pflasterbandes (»Leukotape«), das die Haut vor Reibung schützt.

Wenn man eine Blase hat, diese nicht selbst aufstechen, sondern zur Erste-Hilfe-Stelle am Sportplatz oder in der Halle gehen. Wenn kein Sanitäter erreichbar ist, läßt man die Blase ungeöffnet, bis man zu Hause ist. Die Haut mit Calendumed-Salbe (Calendula-Salbe DHU) reinigen und die Nadel sterilisieren, indem man sie kurz über eine Flamme hält. Beim Aufstechen der Blase muß die umliegende Haut sorgfältig desinfiziert werden, weil sich sonst die darunterliegende Haut entzünden kann. Eine unhygienisch geöffnete Blase ist oft viel schmerzhafter als eine ungeöffnete. Wenn die Blase aufgestochen ist, dauert es etwa zwei Wochen, bis sich eine vollständige neue Haut gebildet hat.

Zum Einnehmen

Apis mellifica D3 Wenn die Blase stechende Schmerzen verursacht

Cantharis D6 Zur Vorbeugung gegen Blasen und zur Heilung bestehender Blasen; das Mittel vorher einnehmen und im Laufe des Tages wiederholen

Causticum Hahnemanni D6 Bei schmerzenden Blasen

Äußere Anwendung
Calendula extern DHU Desinfizierend; vor dem Aufstechen
der Blase direkt auftragen
Calendumed-Salbe DHU Entzündungshemmend und gewe-
beregenerierend; wirkt erweichend; zur Nachsorge der
Haut

Blaue Flecken

Ein blauer Fleck ist eine Verfärbung (manchmal auch
Schwellung) der Haut infolge eines Schlages, Falles oder
Stoßes. Die kleinen Blutgefäße unter der Haut sind dann
geplatzt, ohne daß die Haut selbst verletzt ist; das Blut
verteilt sich im Gewebe und ruft an der Oberfläche eine
Verfärbung hervor. Blaue Flecken können als harmlose
Erscheinung auftreten, zum Beispiel nach einem Sturz, bei
dem man sich nicht weiter verletzt. Sie können jedoch auch
Begleiterscheinung einer schweren Verletzung wie etwa einer Verstauchung sein.
Wenn man übertrainiert ist, können manchmal unerklärliche blaue Flecken entstehen. In diesem Fall sollte man sich
unbedingt Ruhe gönnen. Bei blauen Flecken empfiehlt es
sich immer, unmittelbar nach der Verletzung eine kalte
Kompresse oder einen Eisbeutel auf die schmerzende Stelle
zu legen. Dadurch kann man der Entstehung einer Schwellung weitgehend vorbeugen. Die kalte Kompresse kann man
unmittelbar mit der Wirkung von Arnica kombinieren, indem man einige Tropfen Arnica extern auf die Kompresse
träufelt.

Zum Einnehmen
Arnica D6 Allgemeinmittel bei Verletzungen; begrenzt die
Schwellung und den Umfang der blauen Flecken
Ledum D6 Bei blauen Flecken, die sich kalt anfühlen,

72

berührungsempfindlich sind und nicht auf Arnica ansprechen

Äußere Anwendung
Arnica comp. Gel Bei blauen Flecken, wenn die Haut nicht beschädigt ist
Arnica extern DHU Zur kalten Kompresse geben, wenn die Haut unverletzt ist
Calendumed-Salbe DHU Wenn die Haut verletzt ist oder bei Überempfindlichkeit gegen Arnica

Blaues Auge

Ein blaues Auge ist eine der häufigsten Augenverletzungen. Es handelt sich hierbei um eine Quetschung des die Augenhöhle umgebenden Gewebes. Ein blaues Auge kann bei den verschiedensten Sportarten entstehen und ist meist die Folge eines Schlages oder eines Ballschusses auf das Auge. Im allgemeinen bildet sich die blaue Verfärbung des Auges sehr schnell, da es reich an Blutgefäßen und die Haut hier locker und dünn ist. Deshalb erscheint der Bluterguß auch viel dunkler als an anderen Körperstellen. In dem Gebiet um das Auge verlaufen viele Nerven, weshalb ein Schlag oder Ballaufprall hier sehr schmerzhaft sein kann.
Die beste Erste Hilfe bei einem Schlag auf das Auge ist Kälteanwendung in Form eines kalten, feuchten Tuchs (Eis, sofern vorhanden, in einen Waschlappen oder Plastikbeutel geben). Das Eis darf man jedoch niemals direkt auf das Auge auflegen, da Erfrierungen auftreten können. Wenn bei dem Verletzten Sehstörungen auftreten, muß man zum Arzt gehen, spätestens dann, wenn dies über mehrere Stunden anhält. Auch bei sehr starken Schmerzen im Auge oder einer Blutung im Auge muß man einen Arzt aufsuchen.

Zum Einnehmen

Arnica D6 Allgemeinmittel bei Verletzungen; lindert den Schmerz und die Schwellung, begrenzt den Bluterguß

Hypericum D6 Beschleunigt die Regenerierung von Nervengewebe im Bereich des Auges

Ledum D6 Vermindert die Schwellung und die Ausdehnung des blauen Flecks; wenn eine kalte Kompresse den Schmerz lindert, ist dies das geeignete Mittel

Symphytum D6 Wenn sich die Augenhöhle nicht blau verfärbt, aber trotzdem schmerzt und am Augapfel ebenfalls Schmerzen auftreten

Äußere Anwendung

Hypericum extern DHU 1:50 oder 1:10 verdünnt als Kompresse anbringen; fördert die Heilung

Bluterguß

Siehe blaue Flecken

Furunkel

Ein Furunkel kann je nach Sitz die Ausübung einer Sportart praktisch unmöglich machen. Rad(renn)fahrer, Kanuten, Reiter, Ruderer usw. können durch einen Furunkel am Gesäß ganz erheblich behindert werden. Furunkel werden durch ein Bakterium (Staphylococcus) verursacht. Sie gehen von einem Haarbalg aus und bevorzugen Hals, Gesicht, Achselhöhlen, Rücken und Gesäß. Der entzündete Bereich ist hart, dunkelrot, geschwollen, heiß und oft sehr schmerzhaft. Nach einiger Zeit reift die Entzündung, bildet ein Eiterköpfchen und bricht auf, wobei sich Eiter entleert. Aufgebrochene Furunkel sind sehr ansteckend. Man muß daher darauf achten, daß der Furunkel mit einem Mulltuch abgedeckt und möglichst nicht berührt wird. Versuchen Sie auch niemals, einen Furunkel auszudrücken. Dadurch können Bakterien in die Blutbahn gelangen, wodurch die Gefahr einer Blutvergiftung mit hohem Fieber entsteht.

Die Bakterien, die Furunkel verursachen, können in einem Umkleideraum oder in einer Sauna übertragen werden, zum Beispiel durch Handtücher oder Bänke, auf denen man nackt sitzt. Auch feuchte und schmutzige Kleidung ist eine Ansteckungsquelle. Deshalb muß man Sportbekleidung immer gut waschen und trocknen. Sportler, die unter Furunkeln am Gesäß leiden, sollten jedesmal nach dem Sport frische Wäsche anziehen, um eine Neuinfektion zu vermeiden.

Diese Erkrankung eignet sich nicht für die Selbstbehandlung; suchen Sie bei wiederholt auftretenden Furunkeln einen homöopathischen Arzt oder Heilpraktiker auf. In Absprache mit ihm kann folgendes gegeben werden:

Zum Einnehmen

Curcuma Pentarkan Vierwöchige Entgiftungskur für die Leber; wirkt blutreinigend (gleichzeitig Hepar sulfuris D12 einnehmen)

Hypericum D6 Begünstigt die Heilung; zur Nachbehandlung

Myristica sebifera D2 Zur Beschleunigung der Reifung, bei einzelnen Furunkeln

Sulfur Pentarkan S Bei schlecht heilenden, hartnäckigen Furunkeln

Äußere Anwendung

Calendula extern DHU Zum Desinfizieren der Umgebung des Furunkels

Echinacea-Salbe DHU Entzündungshemmend und gewebe-regenerierend

Fußpilz

Fußpilz ist eine sehr hartnäckige Erkrankung, die vor allem zwischen den Zehen auftritt. Die Flecken beginnen meist zwischen der vierten und fünften Zehe, da diese am engsten beieinanderliegen. Es kann starker Juckreiz und ein unangenehmer Geruch auftreten. Nach einiger Zeit entstehen Schrunden; das Fleisch zwischen den Zehen ist gewissermaßen roh, und in Richtung der Fußsohle treten typische rote Flecken auf. Unter den losen Fetzen abgestorbener Haut ist die Haut rot und glänzend. Unbehandelt kann diese Erkrankung schließlich auf Fußsohle, Fußrand und Nägel übergreifen.

Der Pilz, der diese Erkrankung auslöst, braucht eine feuchtwarme Umgebung. Dementsprechend sind Duschen und Umkleideräume, die nicht sorgfältig gereinigt werden, seine idealen Brutstätten. Mit Fußpilz kann man sich an nassen Böden anstecken, vor allem wenn sie nicht gut getrocknet werden oder wenn der Sportler unter Schweißfüßen leidet. Dem Fußpilz kann man vorbeugen, indem man nach einem Aufenthalt im Schwimmbad, in der Umkleidekabine oder in der Sauna stets die Füße sorgfältig wäscht und abtrocknet. Auch nach dem Baden oder Duschen zu Hause muß man die Füße gut trocknen. Das tägliche Wechseln der Socken oder Strümpfe gehört zur normalen Hygiene und ist in diesem Fall besonders wichtig. Tragen Sie möglichst Baumwoll- oder Wollsocken. Gegen hartnäckige Schweißfüße kann man eventuell einen speziellen Fußpuder einsetzen (erhältlich in Apotheken und Drogerien).

Äußere Anwendung
Calendumed-Salbe DHU Entzündungshemmend und geweberegenerierend; wird rasch durch die Haut aufgenommen

Graphites-Salbe D4 DHU Bei Hauterkrankungen mit Schrunden

Gehirnerschütterung

Eine Gehirnerschütterung ist eine leichte Quetschung von Hirngewebe. Die Ursache ist meist ein harter Sturz auf den Kopf, ein Schlag oder Stoß gegen den Kopf, ein falsch angenommener Kopfball oder ein Zusammenprall mit einem Gegner.

Eine leichte Gehirnerschütterung führt meist zu keinem Bewußtseinsverlust. Beim Betroffenen treten lediglich einige Minuten Schwindel und über einige Zeit Kopfschmerzen auf. Bei einer schweren Gehirnerschütterung kommt es dagegen zum Bewußtseinsverlust. Wenn der Betreffende wieder zu sich kommt, können Kopfschmerzen, Schwindel, Erbrechen und Sehstörungen auftreten. Gegen die Kopfschmerzen kann man einen Eisbeutel anwenden; daneben ist Ruhe das wichtigste heilungsfördernde Element.

Eine einfache Gehirnerschütterung muß innerhalb einiger Tage abgeklungen sein. Eine Gehirnerschütterung ist immer eine Form von Gehirnverletzung, weshalb man zum Arzt gehen muß. Bei Kopfverletzungen sollte man niemals ein Risiko eingehen. Eine vernachlässigte Gehirnerschütterung kann jahrelang anhaltende Kopfschmerzen nach sich ziehen. Die nachfolgend genannten Mittel kann man selbst zur Unterstützung der Heilung anwenden, doch sind sie in keinem Fall ein Ersatz für die Behandlung durch einen Arzt oder Heilpraktiker!

Zum Einnehmen

Arnica D6 Gehirnerschütterung oder Kopfschmerzen durch einen Schlag oder Stoß

Natrium sulfuricum D6 Bei einer Gehirnerschütterung; gleichzeitig mit Arnica D6 einnehmen

Handfläche, schmerzende

Bei Rad(renn)fahrern, die sich lange Zeit mit den Händen am Lenker abstützen, können Kribbeln oder Schmerzen in den Fingern oder der ganzen Hand auftreten. Diese Erscheinungen entstehen dadurch, daß die Nerven in der Handfläche gewissermaßen zwischen dem Lenker und dem darauf lastenden Gewicht eingeklemmt werden (Nervenkompression). Mit dem Triathlon-Lenker, der heute oft verwendet wird, kann man das Risiko einer solchen Verletzung deutlich senken, weil dabei das Körpergewicht auf den ganzen Unterarm verteilt wird. Homöopathische Selbstmedikation ist bei diesem Leiden sehr erfolgreich.

Eine weitere Ursache für Schmerzen in der Handfläche, die vor allem bei Radrennfahrern und Ruderern auftreten, ist eine Entzündung des Unterhautgewebes der Handfläche. Die beste Therapie bei einer solchen Entzündung ist Ruhe. Gehen Sie zu Ihrem Arzt oder Heilpraktiker, wenn die Beschwerden anhalten.

Zum Einnehmen

Arnica D6 Bei einer Entzündung in der Handfläche; verbessert die Durchblutung im entzündeten Bereich

Calendula D2 Bei Entzündung in der Handfläche, entzündungshemmend

Hypericum D6 Bei einer Entzündung mit Schmerzen und Kribbeln

Äußere Anwendung
Calendumed-Salbe DHU Bei Sportverletzungen; nach Bedarf
einmassieren

Haut, rauhe

Scheuernde Kleidung bei Bewegungen kann dazu führen,
daß die Haut aufrauht. Auch Schweiß kann zu einer Irritation der Haut führen, ebenso häufiges Duschen mit einem
parfümierten Duschbad. Tragen Sie einwandfrei sitzende
Sportkleidung. Wechseln Sie regelmäßig die Wäsche, wenn
Sie viel schwitzen. Duschen oder waschen Sie sich mit einer
nichtparfümierten oder eine hypoallergenen Seife, und
pflegen Sie die Haut mit einer die Haut geschmeidig ma-
chenden Körpermilch oder Creme. Gehen Sie zum Arzt
oder Heilpraktiker, wenn die Hautreizung schlimmer wird;
parallel zur Behandlung durch den Arzt kann Homöopathie
den Heilungsprozeß fördern.

Äußere Anwendung
Calendula extern DHU Pflegt die Haut und macht sie ge-
schmeidig; auch als Körpermilch verwendbar
Calendumed-Salbe DHU Mehrmals täglich dünn auf die rau-
he Haut auftragen; pflegt und heilt
Graphites-Salbe D4 DHU Bei trockener Haut mit Schrunden

Hautwolf (Intertrigo)

Bei zuwenig durchtrainierten Radfahrern, Reitern, Kanuten
und Ruderern kann es bei langem Training oder Wettkämpfen zu einer Irritation der Gesäßhaut kommen. Auch nicht
gut passende Unterwäsche oder scheuernde Kleidung kann
für solche Reizungen verantwortlich sein. In leichten Fällen
ist lediglich die Haut etwas gerötet und rauh, während
manchmal offene Wunden in der Größe einer Handfläche

entstehen können. Dann müssen Sie auf sorgfältige Hygiene achten, die Wundfläche sauber und trocken halten und mit einer Mullauflage abdecken. Darauf achten, daß die Mullauflage glatt aufliegt, damit sich die Schmerzen nicht verschlimmern. Bei großen offenen Flächen müssen Sie zum Arzt oder Heilpraktiker gehen. Daneben können Sie selbst mit Homöopathie die Heilung unterstützen.

Zum Einnehmen
Arnica D6 Allgemeinmittel bei Verletzungen; bei bereits bestehendem Hautwolf, kann jedoch auch vorbeugend eingenommen werden

Äußere Anwendung
Calendula extern DHU Wirkt desinfizierend bei offenen Wundflächen
Calendumed-Salbe DHU Bei blutenden Flächen; blutstillend und entzündungshemmend

Insektenstiche
Insektenstiche sind zwar keine spezifischen Sportverletzungen, doch treten sie beim Sport im Freien häufig auf. Die Folgen können oft recht unangenehm sein. Die meisten Insektenstiche rufen eine örtliche Schwellung mit Rötung und Juckreiz oder Schmerzen hervor. Die Schwellung und die Schmerzen müssen nach etwa zwei Stunden abgeklungen sein. Eine kalte Kompresse mit etwas Essig kann diesen Prozeß beschleunigen.
Bei Bienen und Hornissen kann nach einem Stich der Stachel in der Wunde zurückbleiben. Er muß stets mit einer Pinzette entfernt werden. Manche Menschen sind gegen Wespen- oder Bienenstiche allergisch und reagieren sehr heftig. Bei ihnen können die folgenden Symptome auftre-

ten: Übelkeit und Erbrechen, Schwäche, Schwindel, Juck-reiz, Atemnot und sogar Bewußtlosigkeit. Bei solchen Reaktionen ist sofortiges ärztliches Eingreifen notwendig.

Stiche in Hals oder Mund können durch die entstehende Schwellung zu Atemnot führen. In diesen Fällen muß sofort ein Arzt verständigt werden. Bis zu dessen Eintreffen sollte man einen Eiswürfel lutschen, um die Schwellung zu begrenzen.

Zum Einnehmen
Apis mellifica D3 Bei juckender, geröteter Schwellung der Haut
Ledum D6 Bei starker, schmerzhafter Schwellung durch Überempfindlichkeit; viermal stündlich eine Tablette

Äußere Anwendung
Halicar (Cardiospermum-Salbe DHU) Allgemeinmittel bei Insektenstichen; auch bei Brennesselreizung und Verletzungen durch Quallen
Ledum extern DHU Bei Entzündungen nach Insektenstichen; Anwendung als Kompresse

Lippen, rissige

Vor allem an warmen Tagen mit Sonne und Wind oder bei rauher Witterung (zum Beispiel beim Surfen, Segeln oder Wintersport) trocknen die Lippen schnell aus. Wenn man also den ganzen Tag über im Freien Sport treibt, sollte man eine Fettcreme auf die Lippen auftragen. Auch eine allergische Reaktion auf Kosmetika kann dazu führen, daß die Lippen gereizt werden oder anschwellen. Versuchen Sie es in diesem Fall mit einem anderen Produkt, oder nehmen Sie sichere hypoallergene Produkte.

Äußere Anwendung
Calendumed-Salbe DHU   Heilt trockene und aufgesprungene
Lippen; kann auch vorbeugend angewandt werden

Nasenbluten

Nasenbluten ist wie ein blauer Fleck eine Verletzung, die fast
jeder einmal hat. In der Regel entsteht Nasenbluten durch
eine kleine lokale Verletzung, wobei ein Blutgefäß platzt.
Dies kann verschiedene Ursachen haben. Bei Sportlern sind
die häufigsten Ursachen ein Schlag oder Ballschuß auf die
Nase, Aufenthalt in großer Höhe (Bergsteigen) oder großen
Tiefen (Tauchen) und extreme Kraftanstrengungen (Gewichtheben). Außerdem können die Schleimhäute in der
Nase beim Sport an einem sehr warmen oder sehr kalten
Tag so sehr austrocknen, daß eine spontane Blutung entsteht. Bei manchen Menschen liegt eine Gefäßschwäche in
der Nase vor, und bei vielen können schon Ursachen auslösend sein, die für andere kein Problem darstellen. Bei stets
wiederkehrendem Nasenbluten kann die Ursache auch Vit-
amin-C- und/oder Kalkmangel sein. Wenn Sie dies ver-
muten, sollten Sie mit ihrem Arzt oder Heilpraktiker sprechen.
Bei Nasenbluten setzen Sie sich am besten ruhig hin und
drücken zehn Minuten lang die Nasenflügel gegen die Na-
senscheidewand. Kälte bewirkt eine Zusammenziehung der
Blutgefäße, wodurch die Blutung schneller gestoppt wird.
Drücken Sie zum Beispiel einen Eiswürfel oder einen kalten
Waschlappen gegen die Nase. Wenn die Blutung nach zehn
Minuten noch nicht aufgehört hat, muß man weitere fünf
Minuten drücken. Falls dann die Blutung noch immer nicht
aufgehört hat, muß man einen Arzt hinzuziehen. Zur Unterstützung des Heilungsprozesses und nach der Behand-
lung durch den Arzt kann man mit homöopathischen Mit-

teln die Genesung beschleunigen. Wenn die Blutung aufgehört hat, kann man die Nase und die Umgebung mit saube-
rem Wasser oder, falls vorhanden, physiologischer Kochsalzlösung reinigen. Stürzen Sie sich nach einem Nasenbluten
nicht sofort wieder in das Training, sondern gönnen Sie sich
etwas Ruhe. Einige Stunden lang sollten Sie nicht schneu-
zen; dadurch könnte das Blutgerinnsel losgerissen werden,
wodurch die Blutung erneut einsetzt.

Zum Einnehmen
Ferrum phosphoricum D6 Bei regelmäßig auftretendem
Nasenbluten, wenn das Blut hellrot ist und gleichmäßig
fließt
Hamamelis D6 Bei schmerzhafter Blutung mit Spannungs-
gefühl am Nasenrücken
Millefolium Pentarkan Bei regelmäßig auftretendem Nasen-
bluten; blutstillendes Mittel
Phosphorus D6 Allgemeinmittel bei Nasenbluten

Äußere Anwendung
Calendumed-Salbe DHU Auf einem Wattebausch in das blutende Nasenloch einführen; blutstillend und entzündungshemmend

Nasenverletzung
Die Nase besteht aus Haut, Knorpel und knöchernen Höh-
len im Bereich der Nasenwurzel. Die ganze Nase ist mit
kleinen Blutgefäßen durchzogen. Wenn man einen Schlag
oder einen Ball auf die Nase bekommt, schießen die Tränen
in die Augen, und oft tritt Nasenbluten auf (siehe dort).
Manchmal kommt es auch zu schwereren Verletzungen,
wobei der knöcherne oder knorpelige Teil der Nasenschei-
dewand beschädigt wird. Man spricht dann von einem Na-

83

senbeinbruch. Ein solcher Bruch ist nicht immer ohne weiteres festzustellen. In manchen Fällen sind die Beschwerden zu Beginn gering und werden später schlimmer. Gehen Sie immer zum Arzt, wenn Sie das Gefühl haben, daß die Nase schief steht oder wenn die Schmerzen nicht nachlassen wollen. Bei wiederholten Nasenverletzungen oder Nasenbeinbrüchen kann es zu einer Deformierung der Nase kommen (»Boxernase«).

Zum Einnehmen
Arnica D6 Allgemeinmittel bei Verletzungen, beschränkt die Schwellung und den Umfang von Blutergüssen
Symphytum D6 Regeneriert und kräftigt beschädigtes Gewebe

Äußere Anwendung
Arnica-Salbe DHU Bei unverletzter Haut, bei Prellung oder Bluterguß
Calendumed-Salbe DHU Bei beschädigter Haut, bei Prellung oder Bluterguß

Ohrenschmerzen

Bei Sporttreibenden werden Ohrenschmerzen in den meisten Fällen durch Kälte und Feuchtigkeit hervorgerufen, doch können sie auch die Folge einer Virusinfektion sein. Es handelt sich dann um keine Sportverletzung im eigentlichen Sinn, doch kann sie bei einem Sport wie zum Beispiel Schwimmen sehr lästig sein. Ohrenschmerzen treten bei Schwimmern häufig als Symptom einer Entzündung des äußeren Gehörgangs auf (Badeotitis). Beim Schwimmen gelangt ständig Wasser in das äußere Ohr. Mit diesem Wasser können Bakterien oder Pilze in den Gehörgang eindringen und sich dort festsetzen. Eine Entzündung des Ohrs ist

in der Regel mit starkem Juckreiz im Ohr und Ohrenschmerzen verbunden. In einigen Fällen kann eine Beeinträchtigung der Hörfähigkeit auftreten.

Zur Vorbeugung gegen Entzündungen des äußeren Ohrs
können Schwimmer eine Lösung von destilliertem Essig in
Wasser anwenden. Unmittelbar nach dem Schwimmen wer-
den einige Tropfen dieser Lösung in das Ohr geträufelt.
Dadurch verändert sich der Säuregrad des Ohrs, wodurch
Bakterien ein weniger günstiges Milieu vorfinden. Wenn Sie
unter einer Badeotitis leiden, lassen Sie sich zunächst von
Ihrem Trainer beraten.

In der Anfangsphase können die nachfolgenden homöopathischen Mittel angewandt werden. Wenn die Beschwerden
nicht innerhalb von vierundzwanzig Stunden besser geworden sind, sollte man zu einem homöopathischen Arzt oder
Heilpraktiker gehen. Das Ohr ist ein zu wichtiges Organ, als
daß man bei Erkrankungen leichtfertig sein sollte.

Zum Einnehmen
Aconitum D6 Ohrenschmerzen nach kaltem Wind; Gefühl,
einen Tropfen Wasser im Gehörgang zu haben; das Ohr ist
heiß, hochrot und schmerzt
Belladonna D6 Schmerzen im Gehörgang, Ohrgeräusche
Chamomilla D6 Stechende Schmerzen im Ohr, der
Schmerz verschlimmert sich durch Wärme

Äußere Anwendung
Plantago major Mehrmals täglich einige Tropfen der ver-
dünnten Urtinktur in das Ohr einträufeln

Ohrenverletzung

Ein Schlag oder Ballschuß auf das Ohr kann nicht nur sehr
schmerzhaft sein, sondern durch die plötzliche Druck-

schwankung im Ohr auch zu einer Trommelfellverletzung führen. Wenn man nach einem Schlag auf das Ohr nicht mehr richtig hört, sollte man sofort zum Arzt gehen. Nach einer Ohrenverletzung kann es zu einer Entzündung des Knorpels der Ohrmuschel kommen, wodurch eine Deformierung der Ohrmuschel entsteht (»Boxerohr«). In der Genesungsphase einer Ohrenverletzung kann Homöopathie helfen, eine solche Entzündung zu vermeiden.

Zum Einnehmen
Arnica D6 und *Symphytum D6*   Im Wechsel einnehmen, um eine Entzündung des Ohrknorpels zu vermeiden

Schürfwunden
Siehe Wunden

Schwielen/Hornhaut
Unter Schwielen versteht man Verdickungen der Hornschicht der Haut, die sich an Stellen bilden, die regelmäßig stark belastet werden. Dies ist zum Beispiel der Fall an den Handflächen (Krafttraining, Gewichtheben, Rudern) und an den Fußsohlen (Laufsportarten). Hornhaut ist an sich eine normale Schutzreaktion der Haut, denn sie macht die Haut robuster und verhindert dadurch das Entstehen von Wunden. Manchmal wird jedoch zuviel Hornhaut gebildet, so daß eine Schwiele entsteht. Solche Schwielen treten vor allem an den Füßen auf. Die Haut drückt dann an der verdickten Stelle noch stärker gegen den Schuh, wodurch noch mehr Hornhaut gebildet wird. Die zu dick gewordenen Hornhautschichten können reißen, und möglicherweise entstehen blutende Schrunden.
Die wichtigste Maßnahme zur Beseitigung von Schwielen ist die Anschaffung von gut passendem Schuhwerk. In schwe-

reren Fällen ist es erforderlich, die Fußstellung zu korrigieren. Mit einer Hornhautfeile kann man einen Teil der Schwiele abtragen, wodurch die Beschwerden verringert werden. Andererseits ist es durchaus nicht grundsätzlich zu empfehlen, die Schwielen zu entfernen, da sie ja einen Schutz gegen Reizungen der Haut bilden. Dagegen ist es immer richtig, die Haut zu pflegen und die verhornten Bereiche regelmäßig mit einer erweichenden Milch oder Salbe einzureiben. Lassen Sie sich gegebenenfalls von einem Arzt oder einer Fußpflegerin beraten. Außerdem kann man versuchen, die Schwielenbildung mit homöopathischen Mitteln zu beeinflussen.

Zum Einnehmen
Antimonium crudum D6 Hornhautverdickungen, die brennen oder jucken
Graphites Pentarkan S Übermäßige Hornhautbildung

Äußere Anwendung
Calendumed-Salbe DHU Erweichend und pflegend
Graphites-Salbe D6 DHU Die Schwielen einreiben; vor allem bei trockener, rissiger Haut mit Schrunden

Stiche
Siehe Insektenstiche

Warzen
Warzen werden durch ein Virus verursacht, das über die Haut eindringt und eine rasche Zellteilung in der Haut auslöst. Eine Warze hat meist die Form eines kleinen, harten und hornartigen Höckers mit einer blumenkohlartigen Oberfläche. Die Farbe schwankt zwischen Weiß und Rosa bis Braun. Bei jungen Ringern treten manchmal flache

Warzen vor allem auf dem Gesicht und an den Ellbogen auf. Achtung: Man bekommt Warzen nicht selten durch Barfußgehen in der Turnhalle. Deshalb sollte man dort immer Turnschuhe oder wenigstens Socken tragen.

Zum Einnehmen
Antimonium crudum D6 Hornartige Warzen an der Fußsohle
Causticum Hahnemanni D6 Hornartige Warzen an den Fingerspitzen oder im Bereich der Nägel
Dulcamara D3 Flache Warzen an den Händen
Natrium muriaticum D6 Flache Warzen, die bei Druck schmerzen
Rhus toxicodendron D6 In hartnäckigen Fällen
Sepia D6 Hornartige oder flache, juckende Warzen an den Fingern
Thuja D6 Allgemeinmittel bei Warzen; zur Unterstützung von Thuja extern

Äußere Anwendung
Thuja extern DHU Unverdünnt auf die Warze auftragen

Wunden

Hautwunden zählen zu den häufigsten Sportverletzungen. Weil die Haut den gesamten Körper umkleidet, wird sie beim Sport am ehesten beschädigt. Jeder Sportler macht einmal schmerzhafte Bekanntschaft mit dem Boden, einem Gegner, dem Ball usw. Bei praktisch allen Sportarten entstehen regelmäßig Hautverletzungen; man denke etwa an Stürze bei Radrennen, Rutschen über Kunstrasen oder die Verletzung durch den Schuhstollen eines Gegenspielers beim Fußball.
Die Haut hat die Funktion, den ersten Stoß aufzufangen. Sie

bildet eine Schutzschicht um den Körper und ist darauf spezialisiert, den verschiedensten äußeren Einflüssen zu widerstehen. Die Haut erneuert sich fortwährend; wenn sie beschädigt wird, beschleunigt sich dieser Erneuerungsprozeß, so daß kleine Wunden rasch heilen. An Stellen, an denen regelmäßig großer Druck oder Reibung auftritt, verdickt sie sich zu Hornschwielen. So gibt es noch viele weitere Beispiele für die Anpassungs- und Regenerationsfähigkeit der Haut.

Kleine, verunreinigte Abschürfungen können mit Wasser und (nichtparfümierter) Seife gereinigt werden. Bevor man ein Mulltuch auflegt oder ein Pflaster anbringt, sollte man zuerst die Wunde und die Umgebung desinfizieren. Leichte Schürfwunden brauchen nicht bedeckt zu werden; tiefere, blutende Abschürfungen sollte man mit Pflaster oder Mulltuch abdecken. Dies ist vor allem wichtig bei Schürfwunden unter Kleidungsstücken. Kleinere Wunden werden sorgfältig ausgewaschen und anschließend mit einem sterilen Mulltuch abgedeckt. Bei kleinen Schnittwunden deckt man die Wunde nicht ganz ab, sondern man zieht die Wundränder mit einigen Pflasterstreifen zusammen. Stets muß man auf die Infektionsgefahr achten, möglichst hygienisch arbeiten und den Verband täglich erneuern.

Bei großen Schnitt-, Stich- und Rißwunden muß man immer zum Arzt gehen, der gegebenenfalls die Wunde näht. Schlecht zusammenwachsende Wundränder können geschrumpftes Narbengewebe hinterlassen, das die Bewegungsfreiheit einschränken kann. Wunden müssen innerhalb von acht Stunden nach dem Entstehen der Verletzung genäht werden.

Allgemeine Empfehlungen: Hautverletzungen sollten umgehend von einer in Erster Hilfe ausgebildeten Person behandelt werden. Auf einer schweißnassen Haut kleben Pflaster meist schlecht. In diesem Fall kann man im Bereich der Wunde ein wenig Verbandspray aufsprühen. Dieses Spray kurz trocknen lassen (nicht blasen), dann das Pflaster anbringen. Darauf achten, daß das Spray nicht in die Wunde und nicht in die Augen gelangt. Bei Regen kann man den angebrachten Verband mit Tape abdecken. Viele Wunden lassen sich jedoch vermeiden, indem man geeignete Schutzmittel trägt. Siehe hierzu Kapitel 2.

Wenn die Blutung nicht aufhört oder eine Entzündung entsteht, muß man stets zum Arzt gehen. Eine Entzündung erkennt man an den Symptomen Rötung, Schwellung, pochende Empfindung und im späteren Stadium Eiterbildung. Auch bei Verletzungen im Gesicht empfiehlt es sich, zur Sicherheit zum Arzt zu gehen, selbst wenn die Verletzung nicht schwer erscheint. Einige kleine Stiche können entstellende Narben verhindern. Denken Sie auch an die Tetanusspritze, wenn die letzte Impfung vier bis fünf Jahre zurückliegt und Schmutz in die Wunde gelangt ist. Vor allem bei tieferen Stichwunden besteht Tetanusgefahr. Tetanusbakterien gedeihen in abgestorbenem Gewebe an Wundorten, die gegenüber der Luft abgeschlossen sind. Wenn man die Wunde sorgfältig reinigt und verbindet, kann man die Gefahr von Wundstarrkrampf auf ein Mindestmaß beschränken.

Siehe auch Bisse.

Zum Einnehmen
Calendula D2 Zur Vorbeugung gegen Infektionen und die Bildung von Narbengewebe
Hypericum D6 Wenn die Wunde in nervenreichem Gewebe liegt
Ledum D6 Bei tiefen, punktförmigen Verletzungen; wenn eine kalte Kompresse den Schmerz lindert

Silicea D6   Wenn die Wunde zu eitern beginnt
Symphytum D6   Beschleunigt die Heilung der Haut

Äußere Anwendung
Calendula extern DHU   Zur Erstbehandlung auf die Wunde auftragen; wirkt antiseptisch, hält die Wunde von Erregern frei
Calendumed-Salbe DHU   Bei blutenden Wunden; blutstillend und desinfizierend
Echinacea-Salbe DHU   Bei (beginnenden) Entzündungen; wirkt entzündungshemmend und geweberegenerierend
Hypericum extern DHU   Bei Verletzungen in nervenreichen Gebieten wie zum Beispiel Händen, Füßen und Gesicht; Anwendung als Kompresse

Wunden in nervenreichem Gebiet
Besonders nervenreich sind Fingerspitzen, Steißbein und Zehen. Bei einer Verletzung an einem dieser Körperteile sind fast immer auch die Nerven beteiligt. An anderen Körperteilen wie zum Beispiel am Ellbogen sind die Nerven nur von der Haut bedeckt und nicht zwischen Muskeln geschützt. Bei einer Verletzung an einer solchen Stelle wird ebenfalls sehr leicht auch ein Nerv verletzt, was sehr schmerzhaft ist. Bei sehr starken Schmerzen muß man zum Arzt gehen.

Zum Einnehmen
Hypericum D6   Beschleunigt die Regenerierung von Nervengewebe; bei Verletzungen an nervenreichen Körperteilen

Zehennagel, blauer
Ein blauer Zehennagel ist ein Bluterguß unter dem Nagel. Dieser entsteht bei Sporttreibenden meist dadurch, daß

jemand auf die Zehen tritt oder daß die Zehen beim Laufen vorne am Schuh anstoßen. Letzteres kann verschiedene Ursachen haben: Entweder die Schuhe sind zu klein oder passen schlecht, oder die Nägel sind zu lang.

Ein blauer Zehennagel kann vor allem zu Beginn sehr schmerzhaft sein, weil das Blut unter dem Nagel Druck verursacht. Bei Schmerzen sollte man zum Arzt gehen. Dieser kann ein Loch in den Nagel bohren, so daß das Blut abfließen kann und der Nagel entlastet wird. Dadurch geht der Schmerz zurück, und möglicherweise wird ein Abfallen des Nagels verhindert. Diese Behandlung muß jedoch innerhalb von 48 Stunden nach der Verletzung durchgeführt werden. Wenn der Nagel abfällt, geschieht dies meist nach zwei bis drei Wochen. Anschließend dauert es vier bis sechs Monate, bis sich ein neuer Nagel gebildet hat.

Zum Einnehmen
Arnica D6   Allgemeinmittel bei Verletzungen; begrenzt den Umfang des Blutergusses
Silicea Pentarkan S   Für ein gesundes Nagelwachstum; wenn der Nagel abgefallen ist

Zehennagel, eingewachsener

Ein eingewachsener Zehennagel kann sehr schmerzhaft sein, vor allem bei Läufern. Dieses Leiden tritt meist am großen Zehennagel auf und wird durch den Druck zu enger Schuhe an einem schlecht abgeschnittenen Nagel verursacht. Die Stelle, an der der Nagel in die Zehe drückt, schmerzt, und die ganze Zehe kann gerötet und gereizt sein. Als Komplikation kann eine Entzündung hinzukommen. Um dies zu vermeiden, ist es wichtig, die Nägel regelmäßig *gerade* abzuschneiden (aber auch wieder nicht zu kurz) und auf saubere Socken und gut passende Schuhe zu achten.

Zum Einnehmen

Hepar sulfuris D3 Entzündeter Nagel mit Eiterbildung
Silicea D6 Wenn kein Eiter mehr gebildet wird; in der Genesungsphase der Entzündung

Äußere Anwendung

Calendula extern DHU Zur Desinfektion der Haut
Calendumed-Salbe DHU Entzündungshemmend und geweberegenerierend

4 Muskeln und Sehnen

Unser Körper hat über 425 Muskeln, die über Sehnen mit dem Skelett verbunden sind. Die Muskulatur ermöglicht die Bewegung unseres Körpers im Raum. Durch Sport können wir unsere Muskulatur geschmeidig und kräftig machen, doch bedeutet dies andererseits auch eine starke Beanspruchung des Bewegungsapparats. Muskeln und Sehnen werden beim Sport häufig verletzt; sie werden stark beansprucht, und sie liegen außen am Körper, wodurch sie besonders verletzungsgefährdet sind.

Die Aufgaben von Muskeln und Sehnen

Die Muskeln und Sehnen ermöglichen uns, uns zu bewegen. Daneben spielen sie eine Rolle für den Transport des Blutes durch den Körper und die Bewegungen des Darmtrakts. Man unterscheidet drei Arten von Muskeln: quergestreifte Muskulatur, glatte Muskulatur und der Herzmuskel. Die quergestreiften Muskeln werden auch willkürliche oder Skelettmuskeln genannt. Dies sind die Muskeln, die am Skelett ansetzen und unter dem Einfluß des Willens eine Bewegung ausführen können, wie zum Beispiel die Muskeln an Händen, Armen, Beinen usw. Die glatte Muskulatur wird auch unwillkürliche Muskulatur genannt, weil sie ihre Aufgabe unabhängig von unserem Willen ausführt. Solche Muskeln finden sich im Magen, in den Gedärmen und Blutgefäßen. Der Herzmuskel schließlich hat Eigenschaften beider Gruppen. Es ist eine Art quergestreifter Muskel, doch arbeitet er unwillkürlich, d. h. unabhängig von willentlicher Beeinflussung.

Bei der sportlichen Betätigung hat man vor allem mit der quergestreiften oder Skelettmuskulatur zu tun. Zu dieser Gruppe zählen alle Muskeln, die eine Bewegung ermöglichen, von kleinsten Augenmuskeln bis zu dem großen Oberschenkelmuskel. Sie sind aus langen, dünnen Fasern aufgebaut, die zu Faserbündeln zusammentreten. Mehrere Muskelfaserbündel bilden zusammen einen Muskel. Dieser Muskel kann direkt an einem Knochen ansetzen oder mittels starker Bindegewebsstränge mit ihm verbunden sein, den Sehnen.

Wenn ein Muskel von einem Nerv einen Reiz empfängt, zieht er sich zusammen. Welche Bewegung der Muskel daraufhin ausführt, hängt von seiner Lage ab. Am Oberarm erfolgt dann zum Beispiel eine Zusammenziehung des Bizeps, der an der Vorderseite des Arms liegt, und eine Beugung des Arms. An der Rückseite des Oberarms liegt der Trizeps, der bei einer Zusammenziehung umgekehrt ein Strecken des Arms bewirkt. Alle Muskeln können sich zusammenziehen, wodurch eine Verkürzung eintritt, und sich entspannen, wodurch sie länger werden. Entgegengesetzte Bewegungen sind nur dadurch möglich, daß Muskeln in einander gegenüberliegenden Paaren zusammenarbeiten. Wenn der eine Muskel des Paars sich zusammenzieht, entspannt sich der andere. Am Beispiel des Oberarms bedeutet dies, daß sich der Trizeps entspannt, wenn sich der Bizeps zusammenzieht, und umgekehrt. Dieses Zusammenwirken wird durch verschiedene komplexe Nervenschaltungen geregelt und ist notwendig, denn wenn sich beide Muskeln gleichzeitig zusammenzögen, wäre die gewünschte Bewegung kaum oder überhaupt nicht möglich.

Einige Begriffe, die im Zusammenhang mit der Muskelfunktion häufig benutzt werden, sollen hier noch erwähnt werden:

– *Muskelkraft:* Ein Muskel besteht aus Muskelbündeln, die die funktionellen Einheiten bilden. Je mehr Einheiten aktiviert werden, desto größer ist die Zusammenziehung des Muskels und desto größer die Kraft, die der Muskel aufbringt.
– *Ausdauer des Muskels:* die Zeitspanne, die der Muskel eine Zusammenziehung aushalten kann.
– *Muskelleistung:* die Schnelligkeit, mit der sich der Muskel zusammenziehen kann, um eine Bewegung auszuführen.

Muskelverletzungen

An etwa zwanzig Prozent aller Sportverletzungen, die vom Arzt behandelt werden müssen, sind Muskeln beteiligt. Zur Vermeidung von Muskelverletzungen sind neben ausreichendem Trainingsstand, geeigneter Kleidung und passender Sportausrüstung vor allem das Aufwärmen, die Dehnungsübungen und die Abschlußübungen wichtig (siehe auch Kapitel 2). Kalte, unvorbereitete Muskeln können reißen, wenn sie plötzlich stark belastet werden. Deshalb ist das Aufwärmen so wichtig, denn dadurch wird die Durchblutung verbessert und werden die Muskeln auf die Anstrengungen vorbereitet, die sie erbringen müssen. Wenn mehr als eine Viertelstunde zwischen dem Aufwärmen und dem Beginn des Trainings oder Wettkampfs verstreicht, sind die Muskeln wieder abgekühlt und müssen erneut aufgewärmt werden. Vor allem bei kühler Witterung ist dies zu beachten. Neben dem Aufwärmen der Muskeln ist auch die Durchführung von Dehnungsübungen wichtig. Dadurch werden die Muskeln langsam gedehnt, so daß sie geschmeidiger werden und weniger verletzungsanfällig. Wichtig ist es dabei, nicht durchzufedern oder zu überdehnen, bis es schmerzt, sondern ruhig zu dehnen, bis ein leichtes Spannungsgefühl auftritt. Nach dem Training oder Wettkampf müssen Abschlußübungen durchgeführt werden. Beim Sport werden die Muskeln intensiv beansprucht, wodurch sich Abbauprodukte ansammeln. Wenn man nach dem Sport noch einige ruhige Übungen durchführt und sich ruhig ausläuft, wird die Durchblutung angeregt, wodurch die Abbauprodukte schneller abtransportiert werden können. Auch bei diesen Abschlußübungen sind leichte Dehnungsübungen zu empfehlen, damit die Muskeln wieder in den normalen Spannungszustand zurückkehren.

Sehnenverletzungen

Zur Verhütung von Sehnenverletzungen können dieselben Maßnahmen ergriffen werden, die bereits bei der Vorbeugung gegen Muskelverletzungen genannt wurden: ausreichendes Training, geeignete Sportausrüstung, Aufwärmen, Dehnungs- und Abschlußübungen. Sehnenverletzungen treten vor allem bei Sportarten auf, bei denen plötzliche Bewegungen ausgeführt werden, wie zum Beispiel Fußball, Squash, Badminton und Leichtathletik. Die häufigsten Sehnenverletzungen sind Sehnenscheidenentzündung und Sehnenriß. Die am häufigsten verletzte Sehne ist die Achillessehne. Weitere oft betroffene Sehnen sind diejenigen an Schulter, Bizeps und Wade. Sehnen sind schlecht durchblutete Körperteile; daher dauert es relativ lange, bis sie vollständig wiederhergestellt sind. Wenn man nach einer Sehnenverletzung wieder zu früh mit dem Sport beginnt, ist das Risiko einer erneuten Verletzung dieser Sehne sehr hoch. Ruhe ist hier das oberste Gebot.

Mögliche Beschwerden

Achillessehne, Entzündung der
Siehe Sehnenscheidenentzündung.

Achillessehnenriß
Ein Achillessehnenriß ist eine häufige Sportverletzung. Die Achillessehne ist die am Fersenbein ansetzende Sehne des Wadenmuskels. Zu einem Riß dieser Sehne kommt es durch eine ruckartige Körperbewegung oder durch Überdehnung. Anhaltende Überlastung oder mangelndes Training erhöht das Verletzungsrisiko. Ein Sehnenriß ereignet sich am ehesten, wenn der Muskel zu kalt oder zu kurz ist. Eine gute Aufwärmgymnastik und Dehnungsübungen sind daher die beste Vorbeugung gegen einen Achillessehnenriß.
Anfänglich ist ein Achillessehnenriß kaum schmerzhaft. Nach einigen Stunden jedoch schwillt die Wade an und versteift sich. Der Schmerz ist scharf und heftig, Aufstützen oder Gehen mit dem verletzten Bein ist praktisch unmöglich. Es muß in jedem Fall – nach Erster Hilfe durch Anwendung von kaltem Wasser oder Eis – ein Arzt aufgesucht werden. In den ersten Tagen sind Ruhe und Hochlagerung des Beins sehr wichtig. Am besten entlastet man den verletzten Muskel durch den Gebrauch von Krücken. Die Therapie besteht nach der Ersten Hilfe und der akuten Phase in der Anwendung von Eispackungen und vorsichtiger Bewegung unter Anleitung eines Physiotherapeuten. Dieser achtet darauf, daß der verletzte Muskel nicht überlastet wird, da eine zu starke Anstrengung die Verletzung verschlimmern kann. Daneben kann er eine Ultraschallbehandlung durchführen. Insgesamt dauert es vier bis sechs Wochen, bis ein Achillessehnenriß geheilt ist.
Siehe auch Muskelzerreißung.

Golfellenbogen

Der Golfellenbogen verdankt seinen Namen der Tatsache, daß diese Verletzung vor allem bei Golfspielern auftritt. Die Erkrankung wird durch die häufige Ausübung einer Schwingbewegung verursacht. Diese Verletzung ist vergleichbar mit dem Tennisellenbogen (siehe dort). Es gibt jedoch einen typischen Unterschied: Bei einem Tennisellenbogen spürt man den Schmerz außen am Ellenbogen, beim Golfellenbogen innen. Bei der Schlagausführung werden die Unterarmmuskeln beansprucht, die an der Innenseite des Ellenbogens ansetzen. Durch die große Kraft, die dabei entwickelt wird, kann es schließlich zu einem kleinen Riß im Muskel kommen. Eine solche Verletzung entsteht langsam, und nur in Ausnahmefällen tritt der Schmerz plötzlich nach einem kraftvollen Schlag auf. Der Schmerz wird durch einen Muskelriß verursacht und kann in den Unterarm ausstrahlen. Manchmal kommt es zu einer Bewegungseinschränkung im Ellenbogen.

Wie beim Tennisellenbogen ist das beste Mittel lockere Bewegung, wodurch der betroffene Bereich geschont, aber ein Verkleben verhindert wird. Daneben können Eisbeutel angewandt werden. Oft ist der Muskelriß nach etwa zehn Tagen so weit abgeheilt, daß man wieder vorsichtig mit dem Training beginnen kann. Mit kraftvollen Schlägen sollte man jedoch mindestens drei Wochen warten, denn ein Golfellenbogen heilt ebenso langsam wie ein Tennisellenbogen. Auch hier gilt: Je länger der Arm geschont wird, desto besser sind die Heilungsaussichten.

Siehe auch Tennisellenbogen.

Zum Einnehmen
Agaricus D6 Bei einer Empfindung von eiskalten Nadelstichen im Arm

Arnica D6 Im Anfangsstadium, verbessert die Durchblutung

Rhus toxicodendron D6 Steifigkeit und Anfangsschmerz nach Ruhe, der durch fortgesetzte Bewegung besser wird

Ruta D6 Nach übermäßigem Drehen/Verwinden; gleichzeitig mit Rhus toxicodendron einnehmen

Äußere Anwendung

Calendumed-Salbe DHU Bei einem lahmen oder schwachen Gefühl im Muskel

Rhus-Rheuma-Gel N Bei Steifigkeit mehrmals täglich einmassieren

Hartspann

In einem Muskel entstehen manchmal druckempfindliche Verhärtungen. Im Muskel sind deutlich tastbare Höcker vorhanden, von denen beständig brennende Schmerzen ausstrahlen. Hartspann hängt meist mit einer örtlichen Durchblutungsstörung zusammen. Er kann unter anderem entstehen durch Unterkühlung, durch zu große Spannung in den Muskeln oder wenn nach Sport oder Anstrengungen Stoffwechselschlacken in ungenügendem Maße abtransportiert werden.

Zur Beseitigung von Hartspann sind alle Maßnahmen einzusetzen, die durchblutungsfördernd wirken, wie zum Beispiel Massage, Wärmepackungen oder Wechselduschen. Intensive Massage der schmerzenden Stellen verbessert die lokale Durchblutung und beschleunigt den Stoffwechsel im Muskel, wodurch Abbauprodukte rascher abtransportiert werden. Bei einer lokalen Massage wird mit einem oder mehreren Fingern Druck an der schmerzenden Stelle angewandt, wobei kleine kreisförmige oder querstreichende Bewegungen ausgeführt werden.

Äußere Anwendung
Calendumed-Salbe DHU   Als Massagemittel; wirkt schmerzlindernd und fördert die Durchblutung
Rhus-Rheuma-Gel N   Als Massagemittel; bei Muskelsteifigkeit durch Überlastung oder Kälte

Hexenschuß
Siehe Rückenschmerzen.

Krämpfe
Siehe Muskelkrampf.

Muskelbruch
Der Begriff ist eigentlich irreführend: Beim echten Muskelbruch reißt nicht der Muskel selbst, sondern die bindegewebige Umhüllung des Muskels, die Muskelfaszie. Eine Zerreißung dieses Bindegewebes kann durch Schlag oder Stoß auftreten, aber auch durch eine plötzliche starke Anspannung des Muskels. Ein Muskelbruch ist manchmal daran zu erkennen, daß sich das Muskelgewebe durch den Riß in der Faszie vorwölbt. Meist fühlt man Vertiefungen in der Faszie mit einem harten Rand. Es können auch mehrere kleine Risse in der Faszie entstehen, wobei durch jede Lücke ein wenig Muskelgewebe hervortritt. In diesem Fall fühlt sich die Oberfläche höckerig an.
Die Erste Hilfe besteht in Kühlung, Anlegen eines Druckverbandes und möglichst wenig Bewegung, um weiteres Einreißen zu verhindern. Gehen Sie zum Arzt oder Heilpraktiker. Wenn die Beschwerden nicht zurückgehen und die Schmerzen bestehenbleiben, kann es notwendig sein, die Faszie zu nähen.

Zum Einnehmen

Silicea Pentarkan S Zur Kräftigung des Bindegewebes; unterstützt die Heilung

Muskelkrampf

Eine häufige und unangenehme Erscheinung beim Sport ist der Muskelkrampf. Es gibt zwar keine genauen Zahlen, doch haben schätzungsweise über sechzig Prozent aller Sportler Erfahrungen mit Muskelkrämpfen. Der Muskelkrampf ist eine plötzliche, unwillkürliche, sehr schmerzhafte Zusammenziehung eines Muskels. Der ganze Muskel oder ein Teil davon fühlt sich hart an, weil die Fasern angespannt sind. Die Funktion des Gelenks, auf das der Muskel wirkt, ist beeinträchtigt, und bei schweren Krämpfen kann manchmal das Gelenk oder die Gliedmaße überhaupt nicht mehr bewegt werden.

Ein Muskelkrampf ist meist die Folge einer Überanstrengung eines Muskels. Die Beschwerde kann jedoch auch bei starkem Verlust von Mineralsalzen (vor allem Kalium, Natrium und Magnesium) oder zu starkem Flüssigkeitsverlust (Austrocknung) des Sportlers auftreten. Wenn man bei körperlicher Anstrengung viel schwitzt, verliert der Körper Flüssigkeit und Mineralsalze. Um diesen Ursachen eines Muskelkrampfs vorzubeugen, muß man vor, nach und während des Sports auf ausreichende Flüssigkeitszufuhr achten. Hierfür eignet sich am besten gewöhnliches Mineralwasser. Auch beim Schwimmen können Krämpfe auftreten, meist im Wadenmuskel, gelegentlich aber auch an anderen Muskeln. Die Ursache ist hier meist zu kaltes Wasser, wodurch die Durchblutung eingeschränkt wird.

Wichtige Maßnahmen zur Vorbeugung gegen Muskelkrämpfe sind das Tragen ausreichend warmer Kleidung, sorgfältiges Aufwärmen, Vermeidung von Überanstrengung, sorgfältiger Trainingsaufbau und ausreichende Flüssigkeitszufuhr bei längeren Anstrengungen (Marathon, Triathlon). Wenn sich ein Krampf ankündigt, genügt es oft, eine andere Haltung einzunehmen und den Muskel leicht zu massieren, damit sich der Krampf nicht voll entwickelt.

Plötzliche Krämpfe der Waden oder der Fußmuskulatur können auch nachts im Bett auftreten. Die Muskeln werden hart, und es tritt ein heftiger Schmerz auf. Solche Krämpfe können durch unbequeme Position im Bett, eine ungeschickte Bewegung im Schlaf, durch Übermüdung oder große körperliche Anstrengungen während des Tages verursacht werden. Im akuten Stadium versucht man am besten, den nach unten gestreckten Fuß selbst eine entgegengesetzte Haltung einnehmen zu lassen, d. h. nach oben zu beugen, ohne diese Bewegung zu unterstützen und am Fuß zu ziehen. Weiterhin kann man den Muskel durch Wärme zur Entspannung bringen, indem man zum Beispiel ein warmes Bad nimmt oder warme Kompressen auflegt. Auch eine reibende Massage, wobei man Arnica- oder Calendumed-Salbe als Massagemittel verwendet, gefolgt von vorsichtigem Bewegen, kann den Krampf lösen. Weiterhin können homöopathische Mittel helfen, den Muskelkrampf zu beseitigen.

Zum Einnehmen
Arnica D6 / Arnica comp. Gel Bei Muskelkrampf durch Überanstrengung, während oder kurz nach dem Sport
Cuprum aceticum D6 Bei Wadenkrampf
Magnesium phosphoricum D12 Allgemein krampflindernd; bei Muskelkrämpfen wie bei Bauchkrämpfen
Zincum valerianicum D3 Krampf in den Gliedmaßen, vor allem nachts

Äußere Anwendung
Arnica-Salbe DHU / Arnica comp. Gel   Als Massagemittel bei Muskelkrämpfen
Calendumed-Salbe DHU   Als Massagemittel bei Krämpfen; auch vorbeugend vor dem Aufwärmen einmassieren

Muskellogen-Syndrom

Ein Muskel nimmt bei Anspannung an Umfang zu. Bei den Muskeln, die ganz in eine Bindegewebshülle (Muskelloge) eingehüllt sind, hat dies zur Folge, daß der Muskel räumlich beengt wird. Dies kann zum Beispiel an der Vorderseite des Schienbeins der Fall sein. Hier ist die Muskelloge relativ eng, und wenn die Muskeln bei einer Anspannung anschwellen, kann die Bindegewebshülle Druck auf die Muskeln ausüben. Wenn dieser Druck zu groß wird, kann die normale Durchblutung des Muskels behindert werden, wodurch es zu Schmerzen kommt. In leichten Fällen kann man weiter Sport treiben. Wenn der Schmerz jedoch stärker wird, muß man aufhören. Meist klingt der Schmerz dann nach wenigen Minuten ab.

Im Laufe der Zeit und mit zunehmendem Training verschwinden die Beschwerden meist. In manchen Fällen kann jedoch das Muskellogen-Syndrom bestehenbleiben. In diesem Fall entscheidet sich der Arzt möglicherweise für einen operativen Eingriff, wobei ein Einschnitt in die Muskelfaszie vorgenommen wird, um Platz zu schaffen.

Wenn der Schmerz durch Ruhe nicht besser wird, kann ein akutes Muskellogen-Syndrom vorliegen. Auch in diesem Fall werden die Blutgefäße von der Bindegewebshülle zusammengedrückt, wobei jedoch die Schwellung nicht rasch genug abnimmt, so daß die Durchblutung beeinträchtigt bleibt. Wenn der Muskel zu lange nicht mehr durchblutet wird, können Gewebeschädigungen entstehen. Bei einem akuten Muskellogen-Syndrom ist sofortige ärztliche Hilfe erforderlich.

Zum Einnehmen
Arnica D6 Verbessert die Durchblutung der Muskeln

Äußere Anwendung
Arnica-Salbe DHU An der betroffenen Stelle einmassieren

Muskeln, zu hohe Spannung

Eine zu hohe Muskelspannung (Muskelhypertonie) wird durch eine Nervenüberreizung oder durch eine zu hohe Milchsäureproduktion hervorgerufen. Milchsäure ist ein Abbauprodukt des Zellstoffwechsels, das entsteht, wenn in dem die Zellen umgebenden Gewebe zuwenig Sauerstoff vorhanden ist. Wenn zudem die Abbauprodukte zu langsam abtransportiert werden, kommt es zu einer Anhäufung. Dadurch tritt eine Übersäuerung der Muskeln ein; sie beginnen zu schmerzen und fühlen sich hart an. Geeignete Maßnahmen zur Bekämpfung einer zu hohen Muskelspannung sind Wärme (zum Beispiel heiß duschen), Massage und Entspannungsübungen.

Zum Einnehmen
Rhus toxicodendron D6 Anfangsschmerz und Steifigkeit, die bei fortgesetzter Bewegung besser wird

Äußere Anwendung
Calendumed-Salbe DHU Als Massagemittel; auch vorbeugend vor dem Aufwärmen und nach dem Training
Rhus-Rheuma-Gel N Als Massagemittel bei Muskelhypertonie; der Muskel fühlt sich hart und versteift an und schmerzt bei Berührung

Muskelprellung
Siehe Prellung.

Muskelschmerzen
Neben den echten Muskelverletzungen gibt es eine Reihe von Beschwerden, die weniger weitreichende Folgen haben, wie zum Beispiel Muskelschmerzen und Steifigkeit. Jährlich bekommt es mindestens ein Viertel der Bevölkerung mit Muskelschmerzen zu tun, und dies im Durchschnitt zehnmal. Jeder Sporttreibende wird regelmäßig Muskelschmerzen haben, vor allem nach Trainingspausen, wenn der Sport wiederaufgenommen wird. Auch wenn man zuviel trainiert hat, können anhaltende Muskelschmerzen auftreten. Muskelschmerzen stellen sich meist 8 bis 24 Stunden nach der Anstrengung ein, manchmal auch erst nach zwei Tagen. Wenn der Schmerz auf eine bestimmte Stelle beschränkt ist, muß man immer auch an eine Muskelverletzung denken.

Muskelschmerzen sind meist die Folge von Überanstrengung oder einer Prellung. Viele Muskelschmerzen lassen sich durch ein geeignetes Training vermeiden. Beginnen Sie stets mit einer guten Aufwärmgymnastik und sorgfältigen Dehnungsübungen. Schließen Sie das Training in geeigneter Weise ab, indem Sie sich ein wenig auslaufen und die belasteten Muskeln nochmals dehnen und lockern. Beim Dehnen auf ruhige und kontrollierte Bewegungen achten, denn ruckartiges Dehnen oder auch Durchfedern kann eher schädlich sein. In Kapitel 2 sind verschiedene Dehnungsübungen beschrieben. Es empfiehlt sich auch, vor allem zu Beginn der Trainingssaison die Muskeln mit einem geeigneten Gel zu massieren.

Leichte Dehnungsübungen helfen bei bestehenden Muskelschmerzen. Ruhe und ruhige Bewegung lindern die Muskelschmerzen. Warme Bäder und eine leichte Massage lokkern Verkrampfungen. Darüber hinaus kann Homöopathie sehr viel zu einer schnellen Genesung beitragen.

Zum Einnehmen
Arnica D6 Im akuten Stadium, verbessert die Durchblutung
Bryonia D6 Bei stechenden Schmerzen, die bei jeder Bewegung oder Berührung schlimmer werden; Ruhe bessert
Rhus toxicodendron D6 Steifigkeit und Anfangsschmerzen nach Ruhe, Besserung durch fortgesetzte Bewegung

Äußere Anwendung
Arnica-Salbe DHU / Arnica comp. Gel In den ersten zwei bis drei Tagen, bei akuten Muskelschmerzen
Calendumed-Salbe DHU Bei einem lahmen und schweren Gefühl in den Muskeln; auch zur Vorbeugung gegen Muskelschmerzen, vor dem Aufwärmen einmassieren
Rhus-Rheuma-Gel N Zur Nachbehandlung, bei Steifigkeit

Muskelsteifigkeit
Siehe Muskelschmerzen.

Muskelverhärtung
Siehe Hartspann.

Muskelverkalkung
Kalkablagerungen in den Muskeln können die Folge einer zu intensiven Massagebehandlung nach einer Verletzung, aber auch von Blutungsresten im Muskel sein, die nicht abtransportiert werden konnten. Eine tiefe, nicht aufgelöste Blutung in einer Muskelgruppe kann im Laufe der Zeit Bindegewebe bilden. Dieses Bindegewebe kann verknöchern, wodurch sich innerhalb der Muskelfasern Knochen-

gewebe bildet. Erst zu diesem Zeitpunkt tritt im Muskel eine feste, schmerzhafte Schwellung auf. Das Knochengewebe reizt die Muskelfasern, wodurch es zu einer lokalen Muskelentzündung (Myositis) kommt. Begleiterscheinungen sind lokaler Schmerz, der durch Bewegung schlimmer wird, Muskelkrämpfe und Muskelverdickungen.

Vor allen Dingen ist in diesem Fall Schonung wichtig, damit die Reizung der Muskelfasern auf ein Mindestmaß beschränkt wird. Notwendig ist trotzdem vorsichtiges Bewegen bis zur Schmerzgrenze, um eine Verkürzung und Schwächung des Muskels zu verhindern. Wenn die Beschwerden bestehenbleiben, zum Beispiel aufgrund des Umfangs der Kalkablagerung, ist ein chirurgischer Eingriff möglich. In allen Fällen muß physiotherapeutisch behandelt werden, um die eventuell entstandene Muskelschwäche oder Muskelverkürzung und die dadurch entstehenden Bewegungseinschränkungen zu beseitigen.

Diese Erkrankung eignet sich nicht zur Selbstmedikation; gehen Sie zum Sportarzt und/oder zu einem homöopathischen Arzt bzw. Heilpraktiker.

Muskelzerreißung

Verletzungen an Muskeln und Sehnen gehören zu den häufigsten Sportverletzungen. In etwa der Hälfte der Fälle handelt es sich um einen Riß des fleischigen Teils des Muskels. In den übrigen reißt der Muskel am Übergang zwischen Muskelkörper und Sehne. In schweren Fällen kann die Sehne ganz vom Muskel abreißen bzw. die Sehne am Knochen ausreißen. Man kann Muskelzerreißungen je nach Schwere in drei Kategorien einteilen, wobei die schwersten Verletzungen in die dritte Kategorie fallen. In der ersten Kategorie sind weniger als zehn Prozent der Fasern gerissen. In der schwersten Kategorie sind über die

Hälfte der Fasern gerissen. Wenn nur wenige Fasern gerissen sind, spricht man von einer Muskelzerrung, in den übrigen Fällen von einer Muskelzerreißung.

Eine Muskelzerreißung geht mit einem blitzartigen Schmerz einher. Bei schweren Muskelzerreißungen fühlt man unter der Haut eine Vertiefung oder Eindellung im Muskel. In leichteren Fällen ist dagegen unter- oder oberhalb der verletzten Stelle ein Höcker tastbar. Die Blutung, die bei einer Muskelzerreißung auftritt, kann im Muskel selbst liegen, aber auch zwischen anderen Muskelbündeln sichtbar werden, wenn die Muskelhaut zerrissen ist.

Die Schwere der Verletzung hängt von der Kraft ab, die zum Zeitpunkt der Zerreißung am Muskel anlag. Meist ist eine Muskelzerreißung die Folge einer explosionsartigen Kraftentfaltung wie zum Beispiel beim Start zu einem Kurzstreckenlauf oder beim Abspringen, jedoch kann die Verletzung auch bei ruhigeren Bewegungen auftreten. Die folgenden Faktoren erhöhen das Risiko einer Muskelverletzung: wenn ein Muskel schon einmal verletzt war, wenn man sich nicht oder nicht richtig aufgewärmt hat, bei zu kurzen, nicht gedehnten Muskeln, durch Müdigkeit und durch längere Kälteeinwirkung. Eine gute Aufwärmgymnastik und Dehnungsübungen vor und nach dem Sport verringern das Risiko von Muskelzerreißungen.

Die Erste-Hilfe-Maßnahmen, die bei vielen Verletzungen des Bewegungsapparates eingeleitet werden, finden auch bei Muskelzerreißungen Anwendung: sofortige Ruhigstellung, Hochlagerung des verletzten Körperteils, Stützverband und Kälteanwendung (siehe Kapitel 11). Sehr wichtig sind sofortige Kühlung unter kaltem fließendem Wasser oder kalte Kompressen und das fachgerechte Anlegen eines Druckverbandes. Anschließend muß man zum Arzt gehen. Bei weniger schweren Muskelverletzungen ist der Muskel nach drei bis vier Tagen wieder funktionstüchtig. In den ersten Tagen sind Ruhe und Unterstützung sehr wichtig. Schonung des verletzten Muskels erreicht man durch Gebrauch eines Tragetuchs, von Krücken oder einer Schiene. Bei sehr schweren Muskelzerreißungen kann eine Operation notwendig werden. Solche Verletzungen sind oft erst nach sechs Wochen völlig ausgeheilt. Während dieser Zeit müssen vorsichtige Übungen durchgeführt werden, damit der Muskel geschmeidig bleibt und sich nicht verkürzt. Massage ist nicht zu empfehlen, da dadurch die Gefahr einer Muskelverkalkung droht. Die Therapie nach den Erste-Hilfe-Maßnahmen und der akuten Phase besteht in der Anwendung von Eispackungen und vorsichtigem Bewegen unter physiotherapeutischer Anleitung. Der Physiotherapeut achtet darauf, daß der Muskel nicht überlastet wird, da hierdurch die Verletzung verschlimmert werden könnte. Bei schweren Verletzungen wird oft empfohlen, die Übungen in warmem Wasser auszuführen. Die Wärme des Wassers verbessert dabei die Durchblutung des Muskels, die für die Heilung wichtig ist. Außerdem ist der Widerstand während der Bewegung beim Üben in Wasser erheblich geringer, weshalb man weniger Kraft aufwenden muß. Daneben kann der Physiotherapeut eine Ultraschallbehandlung durchführen.

Nach der Übungsphase ist die normale Beweglichkeit des Muskels wiederhergestellt, und man kann damit beginnen, die Kraft des Muskels aufzubauen. Wenn der Muskel die frühere Kraft hat, muß die Koordination geübt werden. Der Muskel muß wieder lernen, mit allen Muskeln in seiner Umgebung zusammenzuarbeiten. Erst dann kann man ganz vorsichtig mit dem normalen Training beginnen. Zu Beginn muß man sich noch etwas schonen und eventuell von Hilfsmitteln Gebrauch machen, wie zum Beispiel Bandagieren.

Der Trainingsaufbau muß stets sehr vorsichtig erfolgen. Daß alles am besten wieder in Ordnung kommt, wenn man einfach hart trainiert, ist eine gefährliche Mär. Bei allen Verletzungen sind Ruhe, Üben und Geduld die wichtigsten Heilungsfaktoren. Eine homöopathische Selbstbehandlung kommt nur bei leichten Muskelzerrungen in Betracht. Schwerere Fälle gehören immer in die Hand des Arztes.
Siehe auch Achillessehnenriß.

Zum Einnehmen
Arnica D6 Im akuten Stadium, zur Bekämpfung der Blutung und Schwellung
Calcium carbonicum Hahnemanni D6 Wenn nach der Heilung noch ein Gefühl der Schwäche im Muskel zurückbleibt
Rhus toxicodendron D6 Bei Steifigkeit und Anfangsschmerz nach Ruhe, der sich durch fortgesetzte Bewegung bessert

Äußere Anwendung
Arnica-Salbe DHU / Arnica comp. Gel Im Anfangsstadium
Calendumed-Salbe DHU Bei einem lahmen oder schwachen Gefühl im Muskel während der Heilungsphase
Rhus-Rheuma-Gel N Bei bleibender Steifigkeit zur Nachbehandlung

Muskelzerrung

Bei einer Muskelzerrung wird der Muskel in Längsrichtung der Muskelfasern überdehnt. Eine Muskelüberdehnung ist immer schmerzhaft. Dieser Schmerz kann je nach Größe des betroffenen Körperteils mehr oder weniger stark sein. Vor allem die Beinmuskulatur ist für Überdehnungen anfällig, meist bei Lauf- und Springsportarten.
Je nach Schwere der Verletzung tritt möglicherweise eine

Bewegungseinschränkung des Muskels auf, die bis zu sechs Tage anhalten kann. Bei geringen Schmerzen und nur geringfügiger Bewegungseinschränkung genügen die Anwendung von Eisbeuteln (siehe Kapitel 11) und vorsichtiges Dehnen als Erste-Hilfe-Maßnahmen. Wenn die Beschwerden nach vier bis sechs Tagen zurückgehen, kann man warme Bäder und leichte Massagen anwenden, um die Durchblutung zu verbessern und dadurch die Heilung zu beschleunigen. Wenn der Betreffende dagegen starke Schmerzen hat und ein ausgeprägter Funktionsverlust eintritt, kann ein Muskelriß vorliegen. In diesem Fall muß man zum Arzt gehen.

Zum Einnehmen
Arnica D6 Allgemeinmittel bei Verletzungen; unmittelbar nach Auftreten der Verletzung anwenden; verbessert die Durchblutung
Calcium carbonicum Hahnemanni D6 Zur Nachbehandlung; bei Schwächegefühl im Muskel
Rhus toxicodendron D6 Steifigkeit und Anfangsschmerzen nach Ruhe, die durch fortgesetzte Bewegung besser werden

Äußere Anwendung
Arnica-Salbe DHU / Arnica comp. Gel Im akuten Stadium
Calendumed-Salbe DHU Als Massagemittel; auch vorbeugend vor dem Aufwärmen
Rhus-Rheuma-Gel N Zur Nachbehandlung, wenn die Steifigkeit nicht aufhört

Nacken, steifer
Ein steifer Nacken kann durch eine Vielzahl von Ursachen entstehen: Überlastung, zum Beispiel beim Heben, falscher

Einsatz von Hals- und Schultermuskeln, Streß und Anspannung, Zugluft nach Anstrengungen, geöffnetes Fenster im Auto nach dem täglichen Dauerlauf, eine ruckartige Bewegung wie etwa bei einem Kopfball. Meist verschwinden die Beschwerden innerhalb einiger Tage. Mit Homöopathie kann man die Heilung beschleunigen. Wenn man immer wieder unter einem steifen Nacken leidet, muß man in jedem Fall Kälte oder Zugluft am Hals vermeiden, vor allem unmittelbar nach Anstrengungen. Daneben sollte man mit seinem Trainer prüfen, ob man seine Hals- und Schultermuskeln nicht falsch einsetzt.

Zum Einnehmen
Bryorheum   Bei steifem Hals durch Kälte oder Zug
Rhus toxicodendron D6   Steifigkeit und Schmerzen beim Drehen des Halses; die Schmerzen werden durch fortgesetzte Bewegung geringer

Äußere Anwendung
Calendumed-Salbe DHU   Einmassieren vor dem Aufwärmen; vorbeugend, wenn man häufig unter einem steifen Hals leidet
Rhus-Rheuma-Gel N   Bei Steifigkeit und Muskelschmerzen am Hals

Nervenentzündung am Ellenbogen
Bei Schmerzen am Ellenbogen kann auch eine Entzündung des Ellenbogennervs vorliegen. Der Nervus ulnaris ist derjenige Nerv, der an der Innenseite des Ellenbogens verläuft. Jeder kennt wahrscheinlich das »Mäuschen«, wenn man sich den Ellenbogen anstößt; hierfür ist dieser Nerv verantwortlich. Bei jeder Schlag- und Wurfbewegung wird er über den Ellenbogen gestreckt. Im Laufe der Zeit kann es zu einer

Reizung und zu Schmerzen an der Innenseite des Ellenbogens kommen. Dann spricht man von einer Nervenentzündung (Neuritis).

Diese Verletzung entsteht ganz allmählich. Das erste Symptom ist meist eine vage Schmerzempfindung an der Innenseite des Ellenbogens, zum Beispiel nach einem langen Wettkampf. Der Schmerz verschwindet aber schnell wieder, weshalb man sich weiter keine Sorgen macht. Einige Wochen später kehrt der Schmerz jedoch zurück und strahlt in den Unterarm aus. Wieder einige Wochen später ist der Nerv so sehr irritiert, daß ein prickelndes Gefühl im kleinen und Ringfinger entsteht. Manchmal hat man auch das Gefühl, als ob der Arm eingeschlafen sei. Erst dann geht man meist zum Arzt, der mittels einiger Untersuchungen eine Nervenentzündung diagnostizieren kann.

Ruhe ist das erste Gebot für die Heilung. Der Arm darf vier bis sechs Wochen nicht stark belastet werden. Meist genügt dies schon, um die Verletzung heilen zu lassen. In einigen Fällen aber wird die Nervenentzündung chronisch; der Schmerz verschwindet bei Ruhe, kehrt jedoch bei Belastung sofort wieder zurück. In diesem Fall kann eine Operation in Verbindung mit einem Jahr Schonung notwendig sein.

Siehe auch Golfellenbogen, Tennisellenbogen.

Zum Einnehmen

Calcium carbonicum Hahnemanni D6   Bei Schwächegefühl im Ellenbogen

Hypericum D6   Das Mittel der Wahl bei Nervenentzündung im Ellenbogen

Rhus toxicodendron D6   Bei Steifigkeit und Anfangsschmerz nach Ruhe, der sich bei fortgesetzter Bewegung bessert

Prellung

Eine der häufigsten Sportverletzungen ist die Prellung, wobei in den meisten Fällen auch die Muskeln beschädigt werden. Eine Prellung entsteht durch stumpfe Gewalteinwirkung, d. h. einen Schlag, einen Stoß oder einen Tritt. Oft ist die Prellung Folge eines Sturzes oder einer falschen Bewegung beim Sport. Das oberflächliche Gewebe, die Haut, wird dabei meist nicht beschädigt. Bei einer Prellung können Muskeln, Gelenkbänder, Knochenhaut, Knochen und/oder das Fettgewebe der Haut verletzt werden. Bei jeder Prellung platzen auch Blutgefäße, und es tritt ein Bluterguß auf. Das Blut sickert in das Gewebe ein und kommt früher oder später an die Oberfläche, wo es als Verfärbung unter der Haut sichtbar wird (»blauer Fleck«). Bei einer Prellung verspürt man einen scharfen Schmerz, es entsteht eine erhebliche Schwellung, und der betroffene Bereich verfärbt sich blau.

Die Erste Hilfe bei Prellungen umfaßt Kühlung, Druckverband, Hochlagerung und Ruhe. Am besten hält man einen geprellten Körperteil sofort mindestens fünfzehn Minuten unter fließendes kaltes Wasser. Dadurch erreicht man, daß die Schwellung möglichst gering bleibt. Die nächste Maßnahme zur Begrenzung einer Schwellung ist das Anlegen eines Verbandes. Hierzu legt man eine dicke Schicht Watte auf den betroffenen Körperteil. Dann verbindet man das Gelenk in der Weise, daß sich die einzelnen Verbandslagen um zwei Drittel überlappen. Zu beiden Seiten des Druckverbandes sollte man zwei Fingerbreit Watte weglassen; dadurch vermeidet man eine Abschnürung der Durchblutung. Eine Ausnahme ist eine Prellung am Ellenbogen, an dem niemals ein Druckverband angelegt werden darf. Die Nerven und Blutgefäße im Ellenbogengelenk sind kaum geschützt und könnten durch einen Druckverband abgeschnürt werden. Am besten stellt man den Ellenbogen ruhig, indem man ein Dreieckstuch als Trageschlinge um Hals und Handgelenk anlegt. Bei einer Knöchelprellung muß man immer sofort den Schuh ausziehen, da sonst starker Druck entstehen kann, wenn der Knöchel anschwillt. Dadurch wird die Durchblutung möglicherweise behindert. Nach dem Anlegen eines Druckverbandes lagert man den betroffenen Körperteil am besten hoch und verhält sich ruhig. Nach einigen Tagen Ruhe kann man langsame Bewegungsübungen machen, damit der betroffene Körperteil nicht steif wird. Bei einer Prellung der Hand empfiehlt es sich, nach etwa zwei Tagen die Finger dreimal täglich in warmem Wasser zu bewegen. Bei einer Rippenprellung wagt der Betreffende es wegen der Schmerzen meist nicht mehr, tief einzuatmen. In diesem Fall sollte man sofort zum Arzt gehen und eine Röntgenaufnahme machen lassen, da auch eine Rippe gebrochen sein könnte.

Bei schwereren Verletzungen ist oft eine physiotherapeutische Behandlung und vor allem viel Ruhe nötig. Bei einer gewöhnlichen Prellung kann man die Genesung mit homöopathischen Mitteln erheblich beschleunigen.

Zum Einnehmen
Arnica D6 Allgemeinmittel bei Verletzungen; begrenzt die Schwellung und den Umfang der blauen Flecken, weil es die Rückresorption von Gewebeflüssigkeit und Blut in die Blutgefäße anregt
Calcium carbonicum Hahnemanni D6 Wenn nach dem Abheilen der Prellung ein Schwächegefühl zurückbleibt

Hypericum D6 Bei Prellung von nervenreichem Gewebe wie zum Beispiel Händen oder Steißbein
Rhus toxicodendron D6 Steifigkeit im verletzten Gebiet mit Anfangsschmerz, der bei fortgesetzter Bewegung besser wird

Äußere Anwendung
Arnica-Salbe DHU / Arnica comp. Gel Das Mittel der Wahl bei Prellungen, wenn die Haut unverletzt ist
Calendumed-Salbe DHU Kann zur Vorbeugung gegen Verletzungen beim Aufwärmen verwendet werden; bei Prellungen mit beschädigter Haut
Rhus-Rheuma-Gel N Mittel zur Nachbehandlung von Prellungen

Rückenschmerzen

Rückenschmerzen im Kreuzbereich können ganz unterschiedliche Ursachen haben. Häufig sind sie die Folge überlasteter Muskeln oder einer falschen Haltung. Bei solchen Ursachen bringt eine Massage nach dem Sport oder eine Verbesserung der Spielhaltung (zum Beispiel beim Hockey) rasche Erleichterung.

Anders ist es bei einem Hexenschuß. Hexenschuß (Lumbago) ist eine Zerrung von Bändern im Kreuzbereich. Dies ist mit Schmerzen und einer Verkrampfung der Rückenmuskeln verbunden. Ein Hexenschuß äußert sich als plötzlich auftretender starker Rückenschmerz. Man ist nicht mehr in der Lage, sich von einem Stuhl zu erheben oder sich aus einer gebückten Haltung wieder aufzurichten. Jeder Versuch, gerade zu stehen, scheitert, und man muß in der gekrümmten Haltung bleiben. Häufig tritt ein Gefühl der Kälte im Kreuzbereich hinzu, und dieses Gefühl ist meist auf einer Seite stärker. Dieser Zustand kann einige Tage anhalten und sogar chronisch werden. In diesem Fall bleibt von dem Hexenschuß eine schmerzhafte Spannung im Kreuzbereich zurück.

Es gibt Menschen, die immer wieder unter Rückenschmerzen leiden. Der Anfall tritt meist infolge einer Überlastung auf, wenn man etwas Schweres hebt oder sich mit einer gleichzeitigen Drehung der Wirbelsäule schnell bückt. Ein solcher Schmerzanfall wird oft durch eine schwache und/oder verschlissene Bandscheibe hervorgerufen. Im Laufe der Zeit kann sich ein Bandscheibenvorfall entwickeln. Dabei drückt die heraustretende Zwischenwirbelscheibe auf Rückenmarksnerven, weshalb diese Erkrankung sehr schmerzhaft ist.

Bei einem Hexenschuß, aber auch bei Rückenschmerzen durch überlastete Muskeln können insbesondere Wärmeanwendungen lindernd wirken, zum Beispiel durch das Auflegen einer heißen Kompresse, das mit einer kühlen Abwaschung (25 Grad) abgeschlossen wird. Diese Behandlung muß mehrmals täglich wiederholt werden. Auch eine heiße Dusche, die man mit einer kurzen Abkühlung mit kälterem Wasser abschließt, wirkt entspannend auf die Muskulatur.

Neben Ursachen wie Überlastung und Muskelanspannung können Rückenschmerzen auch durch Anspannungen und Streß, ungleiche Beinlänge, Beckenschiefstand oder Verwachsung des fünften Lendenwirbels ausgelöst werden. Außerdem können Schmerzen aus anderen Organen zum Rücken ausstrahlen, wie zum Beispiel Erkrankungen der Harnwege oder Menstruationsschmerzen.

Bei regelmäßig wiederkehrenden oder ständigen Kreuzschmerzen muß man zum Arzt gehen. Dieser kann versuchen, die Ursache der Schmerzen zu ermitteln.

Zum Einnehmen

Arnica D6   Schmerzen in der Rückenmuskulatur unmittelbar nach dem Sport

Bryorheum   Bei Rückenschmerzen, die durch Kälte und Häufigkeit schlimmer werden

Nux vomica D6   Bei brennenden Schmerzen im Kreuzbereich, die nachts zwischen drei und vier Uhr am schlimmsten sind

Rhus toxicodendron D6   Rückenschmerzen und Steifigkeit nach dem Sport durch Überlastung

Äußere Anwendung

Arnica-Salbe DHU / Arnica comp. Gel   Einmassieren bei Rückenschmerzen durch verhärtete Muskeln, Muskelschmerzen oder -verletzungen

Rhus-Rheuma-Gel N   Bei Hexenschuß einmassieren; auch bei Rückenschmerzen durch Überlastung oder Kälte

Sehnenansatz, Beschwerden am

Beschwerden am Sehnenansatz entstehen an denjenigen Stellen, an denen die Sehnen bei einer bestimmten Sportart am stärksten belastet werden, zum Beispiel am Ellenbogen bei Tennisspielern, am Knie bei Radrennfahrern, am Trizeps bei Gewichthebern und an der inneren Schienbeinmuskulatur. Die Behandlung besteht in einer Verringerung der Belastung an der betroffenen Stelle, Eismassage und vorsichtigen Dehnungsübungen. Sportler mit bleibenden Schmerzen sollten zum Arzt gehen, um chronischen Beschwerden vorzubeugen. Neben der Behandlung durch einen Arzt kann man auch mit Homöopathie die Heilung beschleunigen.

Siehe auch Sehnenscheidenentzündung.

Zum Einnehmen
Symphytum D6 Beschleunigt die Heilung von Knochengewebe und Knochenhaut

Äußere Anwendung
Rhus-Rheuma-Gel N Regt die Durchblutung an und beschleunigt die Heilung

Sehnenriß

Muskel- und Sehnenverletzungen zählen zu den häufigsten
Sportverletzungen. In etwa der Hälfte der Fälle handelt es
sich um einen Riß des fleischigen Teils des Muskels. In den
übrigen Fällen reißt der Muskel am Übergang zwischen
Muskel und Sehne. In schweren Fällen kann die Sehne ganz
vom Muskel abreißen oder aber in Verbindung mit dem
Muskel bleiben und am Knochen abreißen.

Ein Einriß in einer Sehne kann an der Stelle einer alten
Verletzung entstehen. Das Gewebe ist dort empfindlich und
kann die angreifende Kraft weniger gut ertragen. Außerdem
sind Sehnen schlecht durchblutet, weshalb es lange dauert,
bis eine Schädigung abgeheilt ist. Bei einer zu frühen Belastung nach einer Verletzung sind sie für neue Verletzungen
besonders anfällig. Weitere häufige Ursachen eines Sehnen-
risses sind plötzliche, unerwartete Bewegungen wie etwa bei
einem Sturz oder dem Versuch, einen Sturz aufzufangen,
oder stumpfe Gewalteinwirkung an einer gespannten Sehne, zum Beispiel auf einer Treppe an der gespannten Achillessehne.

Der Riß einer Sehne macht sich durch einen plötzlichen,
heftigen Schmerz bemerkbar. Bei kleineren Einreißungen
kommt es gelegentlich zu Bewegungseinschränkungen;
wenn die Sehne ganz abreißt, kann der Muskel, an dem die
Sehne ansetzt, seine Funktion nicht mehr erfüllen. Die

abgerissene Sehne zieht sich kugelig zusammen, was sichtbar und tastbar ist.

Wenn die Sehne am Knochen abreißt, können kleine Knochenstückchen mitgerissen werden. In diesem Fall spricht man auch von einem »Avulsionsbruch«. Eine solche Verletzung tritt vor allem bei Kindern und jungen Sportlern auf, bei denen die Ansatzstellen der Sehnen noch nicht ausreichend verknöchert sind.

Die beste Erste Hilfe bei einem Sehnenriß besteht in sofortiger Kältebehandlung, wobei gleichzeitig ein Druckverband anzulegen ist. Man kann den betroffenen Körperteil in einer Stellung hochlagern, die möglichst wenig Schmerzen verursacht. Außerdem ist es wichtig, sofort zum Arzt zu gehen. Bei einem vollständigen Abriß besteht die ärztliche Behandlung im Anlegen eines Gipsverbandes oder einem operativen Eingriff, bei dem die gerissenen Enden wieder zusammengenäht werden. In weniger schweren Fällen oder zur Nachbehandlung kann in Absprache mit einem (Sport-)Arzt oder Homöopathen eines der nachfolgenden Mittel gegeben werden.

Siehe auch Muskelzerreißung, Achillessehnenriß.

Zum Einnehmen

Arnica D6 Im akuten Stadium, um die Schmerzen und die Schwellung zu verringern

Rhus toxicodendron D6 Zur Nachbehandlung, wenn noch Schmerzen und Steifigkeit beim Bewegen bestehen

Ruta D6 Zur Nachbehandlung, bei einem Gefühl, wie wenn die Sehne zu kurz wäre; Müdigkeitsgefühl in der Sehne

Äußere Anwendung
Arnica-Salbe DHU Wirkt auf Muskeln und Sehnen; zur Behandlung der Schwellung
Rhus-Rheuma-Gel N Mittel bei Sehnenverletzungen

Sehnenscheidenentzündung

Eine Sehnenscheidenentzündung beginnt schleichend. Anfänglich beschränkt sich die Beschwerde auf eine lästige ziehende Empfindung. Typisch ist, daß eine Sehnenscheidenentzündung nach Ruhe mehr schmerzt als nach Bewegung. Sehnenscheidenentzündungen und Erkrankungen des Sehnenansatzes kann man in die nachfolgenden Stadien gliedern:

– Stadium 1: ausschließlich Beschwerden nach schwerer und/oder langer Anstrengung, wobei der Schmerz nach einigen Stunden Ruhe wieder verschwindet.
– Stadium 2: Beschwerden am Anfang der Sportausübung; nach der Anstrengung bleiben die Beschwerden noch längere Zeit bestehen, oft bis zum folgenden Morgen.
– Stadium 3: Die Beschwerden halten während der ganzen Sportausübung an, und es klingt noch tagelang ein dumpfer Schmerz nach.
– Stadium 4: ständiger Schmerz in Ruhe wie unter Belastung, der schließlich oft zum Sehnenabriß führt.

In Stadium 1 und 2 kann man die Beschwerden durch Ruhe, Eisanwendung an der betroffenen Stelle und durch vorsichtige Dehnungsübungen behandeln. In Stadium 3 und 4 muß man zum Arzt oder Heilpraktiker gehen.
Sehnenscheidenentzündungen treten am häufigsten an Achillessehne, Bizepssehne, den Sehnen der Schultermuskeln und den Handgelenksehnen (Rudern) auf. Eine Achil-

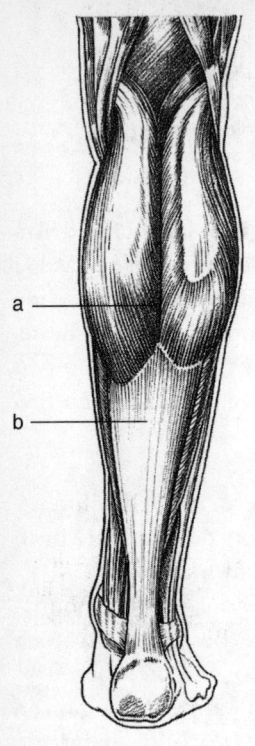

a

b

Die Rückseite der Wade mit Zwillingswadenmuskel (a) und Achillessehne (b).
Der Wadenmuskel ist ein sehr kräftiger
Muskel, der bei starker Anspannung eine sehr starke Kraft auf die Achillessehne ausübt.

lessehnenentzündung ist vor allem bei Sportarten häufig,
bei denen regelmäßig gesprintet wird. Dies ist bei vielen
Sportarten der Fall, weshalb diese Sehne zu den meistver-
letzten gehört. Die Entzündung entsteht durch eine Schädigung der Sehne. Dies kann zum Beispiel geschehen bei
einer plötzlichen explosiven Kraftentfaltung des Zwillings-
wadenmuskels, der an der Achillessehne befestigt ist. Der
Zwillingswadenmuskel ist ein sehr kräftiger Muskel, und
wenn er sich stark zusammenzieht, entsteht eine erhebliche
Belastung der Achillessehne. Manchmal ist diese Kraft so

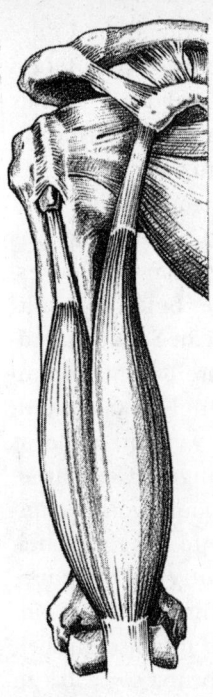

Der Bizepsmuskel des Oberarms, der mit Sehnen an der Schulter befestigt ist. Die linke Sehne läuft in einer Vertiefung im Oberarmknochen.

groß, daß kleine Risse in der Sehne entstehen. Diese Risse können aber auch durch langfristige Überlastung entstehen, zum Beispiel beim Marathonlauf. Außerdem kann fehlendes Aufwärmen die Ursache für eine Sehnenscheidenentzündung sein. Man beginnt dann mit einer sportlichen Leistung, während noch eine zu hohe Grundspannung in Muskeln und Sehnen besteht. Je höher die Spannung in Muskeln und Sehnen, desto größer ist das Verletzungsrisiko. Weiterhin können ungeeignete Schuhe oder ein zu harter Boden die Entstehung einer Achillessehnenentzündung begünstigen.

Eine weitere Sehne, die sich des öfteren entzündet, ist die Bizepssehne (der Bizeps ist der Beugemuskel des Oberarms). Symptome und Behandlung sind ähnlich wie bei der Achillessehnenentzündung, jedoch ist die Ursache eine andere. Eine Sehne des Bizeps verläuft in einer Vertiefung des Oberarmknochens; wenn nun die Sehne am Knochenrand scheuert, entsteht eine Sehnenscheidenentzündung. Das charakteristische Symptom sind Schmerzen an der Vorderseite der Schulter. Manchmal hat dabei der Betreffende das Gefühl, daß sich etwas verschiebt oder daß die Sehne irgendwo »hängenbleibt« und sich plötzlich losreißt. Entzündungen der Bizepssehnen entstehen vor allem bei Sportarten, bei denen die Arme besonders belastet werden, wie zum Beispiel Tennis, Squash, Kanufahren, Ringen, Gewichtheben, Basketball und Kricket. Eine dritte, häufig von Entzündungen betroffene Stelle ist die Unterseite der Kniescheibensehne. Dies ist eine mächtige, etwa fingerdicke Sehne, die entsprechend große Kräfte aufnehmen kann. Beim Laufen muß diese Sehne eine Kraft von durchschnittlich 750 Kilogramm aufnehmen, beim Weitsprung sogar bis zu 1200 Kilogramm. Die meisten Kniesehnenentzündungen entstehen deshalb auch bei Weitspringern. Durch die wiederholte starke Belastung entsteht eine Reizung und schließlich Entzündung der Sehne. Bei einer Kniesehnenentzündung ist der Schmerz am Ansatz der Sehne an der Kniescheibe lokalisiert. In die Hocke gehen und Springen sind die schmerzhaftesten Aktivitäten.

Eine Entzündung der Schultergelenksehnen tritt bei Sportarten auf, bei denen der Arm häufig über den Kopf gehoben wird, wie zum Beispiel Badminton und Tennis. Das Schultergelenk ist von vier Muskeln umgeben, die zusammen die sogenannte Rotatorenmanschette bilden. Wenn der Arm über den Kopf gehoben wird, können die das Schulterge-

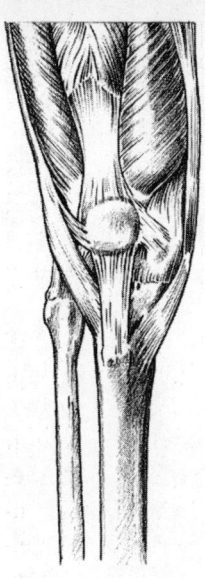

Die Vorderseite des Knies
mit der Lage der Kniesehne

lenk umgebenden Muskeln an den Knochen reiben, wodurch zunächst Reizung und auf die Dauer eine Sehnenscheidenentzündung entstehen kann. Der Schmerz hat seinen Sitz hauptsächlich oben an der Schulter. Eine ähnliche
Verletzung entsteht oft bei Schwimmern. Eine solche
»Schwimmerschulter« tritt bei etwa achtzig Prozent aller
Schwimmer auf. Meist sind die Beschwerden von vorübergehender Art.

Wenn der Arzt eine Sehnenscheidenentzündung diagnostiziert hat, besteht die Behandlung in möglichst weitgehen-
der Entlastung der betroffenen Sehne (zum Beispiel durch
Hochstellung der Ferse bei der Achillessehne). Wenn die
Sehne gerötet, verdickt, geschwollen und sehr schmerzhaft
ist, kann kurzfristig (einige Tage) absolute Ruhe verordnet
werden. Daneben empfiehlt es sich, die Sehne dreimal

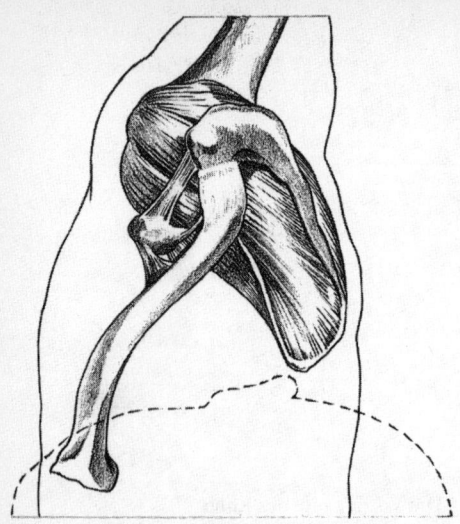

Aufsicht auf die Schulter mit den vier Muskeln
der Rotatorenmanschette um Schlüsselbein,
Schulterblatt und Oberarm

täglich 15 bis 20 Minuten mit Eispackungen zu behandeln.
Bei einer Kniesehnenscheidenentzündung muß man bis zu
zwei Wochen in dieser Weise verfahren. Die Kniesehne ist
schlecht durchblutet und heilt deshalb langsamer als andere Sehnen. Daneben beginnt man je nach Schwere der
Verletzung allmählich mit Dehnungsübungen, um eine Verkürzung der Sehne oder eine Verklebung mit dem umge-
bendem Gewebe zu verhindern. Diese Dehnungsübungen
sind nicht nur zu Beginn der Heilung wichtig, sondern auch
noch in einem späteren Stadium. Sorgfältiges Dehnen
macht Sehne und Muskeln geschmeidiger, und geschmeidige Muskeln und Sehnen sind weniger verletzungsanfällig.
Auch dann, wenn der Schmerz abgeklungen und die Sehne

128

weitgehend geheilt ist, müssen diese Dehnungsübungen noch einige Zeit fortgesetzt werden.

Eine Sehnenscheidenentzündung kann chronisch werden, wenn die akute Form nicht auf eine Behandlung anspricht. Bei einer chronischen Sehnenscheidenentzündung kann langfristiges Tragen eines Gipsverbandes oder ein operativer Eingriff notwendig werden.

Diese Erkrankung eignet sich weniger für die Selbstmedikation; gehen Sie zu einem homöopathischen Arzt oder Heilpraktiker. In Absprache mit dem Arzt oder parallel zu dessen Behandlung kann man die Heilung mit homöopathischen Mitteln beschleunigen.

Zum Einnehmen

Arnica D6 Im akuten Stadium; starke Schmerzen einige Stunden nach dem Sport

Bryorheum Allgemeinmittel bei Verletzungen des Bewegungsapparates

Rhus toxicodendron D6 Bei Steifigkeit, wenn der Schmerz durch Bewegung gebessert wird; vor allem bei stechenden Schmerzen; mit Ruta kombinieren

Ruta D6 Bei einer Empfindung der Straffheit, wie wenn die Sehne verkürzt wäre; auch bei Mattigkeitsgefühl in dem betroffenen Körperteil; mit Rhus toxicodendron kombinieren

Äußere Anwendung

Calendumed-Salbe DHU Vor dem Aufwärmen und nach dem Trainingsabschluß einmassieren

Rhus-Rheuma-Gel N Bei Sehnenerkrankungen

Sehnenzerrung

Eine Sehnenzerrung ist eine Verletzung, bei der die Sehne überdehnt wird, aber nicht reißt. Da das Sehnengewebe besonders elastisch ist, hat die Sehne nach einigen Tagen wieder ihre normale Struktur. Eine Sehnenzerrung macht sich als kurzer, heftiger Schmerz bemerkbar. Meist schmerzt die Sehne anschließend an mehreren Stellen.

Die beste Erste Hilfe besteht in sofortiger Kältebehandlung der betroffenen Stelle. Anschließend muß man der Verletzung Ruhe gönnen. Ruhe ist vor allem deshalb wichtig, weil bei zu frühem Wiederaufnehmen der sportlichen Betätigung die Sehne sehr leicht abreißen kann.

Zum Einnehmen
Rhus toxicodendron D6 Schmerz bei beginnender Bewegung, der bei fortgesetzter Bewegung besser wird
Ruta D6 Zur Nachbehandlung. Bei einer Empfindung, wie wenn die Sehne zu kurz wäre, müdes Gefühl in der Sehne

Äußere Anwendung
Rhus-Rheuma-Gel N Bei Sehnenverletzungen

Tennisellenbogen

Hartnäckige Schmerzen im Ellenbogen verweisen in neun von zehn Fällen auf einen Tennisellenbogen. Der Schmerz strahlt dann meist zum Unterarm aus. Bei einem Tennisellenbogen handelt es sich um eine Entzündung des Muskelansatzes am Knochen im Bereich des Ellenbogens. Gelegentlich ist auch der dort gelegene Schleimbeutel beteiligt. Diese Verletzung ist die Folge einer zu kräftigen oder zu häufig ausgeführten Drehbewegung mit dem Unterarm und/oder häufiger Streckbewegungen aus dem Handgelenk. Solche Bewegungen sind vor allem beim Tennis häu-

130

fig, woher auch die Bezeichnung dieser Erkrankung stammt. Daneben ist ein »Tennisellenbogen« auch ein häufiges Leiden bei Basketball-, Squash- und Golfspielern wie überhaupt bei Menschen, die ihre Handgelenke stark belasten, zum Beispiel Hausfrauen oder Mechaniker. Die Drehbewegung im Unterarm wird nämlich vom Handgelenk aus ausgeführt.

Häufigste Ursache für die Entstehung dieser Verletzung ist bei Tennisspielern eine schlechte Taktik. Wenn die Bewegung zu sehr aus dem Handgelenk erfolgt statt mit dem ganzen Arm aus der Schulter, wird nicht nur das Handgelenk unnötig häufig gedreht, sondern es werden auch die Unterarmmuskeln erheblich stärker belastet. Weitere beteiligte Faktoren sind unter anderem ein zu schweres Racket oder zu schwere Bälle; beides erhöht die Kraft, die der Unterarm beim Schlag aufbringen muß. Auch eine zu straffe Bespannung des Rackets oder ein zu großer Griff führt dazu, daß man mehr Kraft aufbringen muß. Schließlich ist das Spielen auf Gras oder Beton zu nennen. Auf diesen Oberflächen prallt der Ball härter zurück als auf einem Ziegelmehlplatz, weshalb höhere Kräfte auf den Ellenbogen einwirken.

Das wichtigste Symptom bei dieser Verletzung sind Schmerzen am äußeren Ellenbogen. Dieser Schmerz kann zum Unterarm ausstrahlen. Daneben tritt manchmal eine starke Ermüdung des Unterarms auf. Die Therapie besteht vor allen Dingen in relativer Ruhe; unbelastete Bewegung schont die betroffene Stelle, verhindert aber andererseits Verklebungen und erhält die Durchblutung aufrecht. Daneben sollte man Eispackungen anwenden. Wenn die Heilung in Gang gekommen ist, kann man vorsichtige Dehnungsübungen machen oder gegebenenfalls eine Behandlung vom Physiotherapeuten oder Sportarzt durchführen lassen.

Leider glauben viele Sporttreibende, daß man wegen einer solchen vermeintlich unbedeutenden Beschwerde seine sportlichen Aktivitäten nicht einzuschränken brauche. Sie spielen weiter Tennis, und die Muskeln ziehen weiterhin an der entzündeten Knochenhaut. Im Laufe der Zeit breitet sich die Entzündung aus. Manchmal entzündet sich auch der Schleimbeutel, und es entstehen ernsthaftere Beschwerden. Wenn es einmal so weit gekommen ist, ist absolute Ruhe erforderlich. Der Arm muß möglichst weitgehend geschont werden, und man trägt am besten eine Schlinge. Je länger man dem Arm Ruhe gönnt, desto größer ist die Chance, daß die Verletzung völlig ausheilt. Um ein Wiederauftreten zu vermeiden, sollte man seine Technik umstellen und wieder einige Tennisstunden nehmen. Lassen Sie sich auch hinsichtlich eines geeigneten Rackets beraten.
Siehe auch Golfellenbogen.

Zum Einnehmen
Agaricus D6 Bei einem Gefühl wie von eiskalten Nadelstichen im Arm
Arnica D6 Im Anfangsstadium, verbessert die Durchblutung
Rhus toxicodendron D6 Steifigkeit und Anfangsschmerz nach Ruhe, der bei fortgesetzter Bewegung besser wird
Ruta D6 Bei Beschwerden nach Drehungsüberlastung eines Gelenks; mit Rhus toxicodendron kombinieren

Äußere Anwendung
Rhus-Rheuma-Gel N Bei Steifigkeit mehrmals am Ellenbogenbereich einmassieren

Werferellenbogen
Siehe Golfellenbogen.

5 Gelenke und Bänder

Die Knochen in unserem Körper sind über Gelenke und Bänder miteinander verbunden. Die wichtigste Aufgabe der Gelenke ist es, Bewegungen zu ermöglichen. Nicht alle Gelenke sind jedoch beweglich; die sogenannten Haften bilden feststehende Knochenverbindungen, die eine Pufferfunktion haben. Ein Beispiel hierfür ist die Befestigung der Rippen am Brustbein. Die echten Gelenke werden durch kräftige Bänder aus elastischem Gewebe zusammengehalten.

Gelenkarten

Die wichtigsten Gelenkarten sind:

- Bandhaften wie zum Beispiel die Schädelnähte am Schädel des Erwachsenen. Die Knochen sind durch festes Bindegewebe miteinander verbunden. Solche Gelenke erlauben praktisch keine Bewegung; sie dienen hauptsächlich zur Pufferung.
- Knorpelhaften wie zum Beispiel die Zwischenwirbelscheiben und die Schamfuge, die Verbindung zwischen den beiden Beckenknochen. Das verbindende Gewebe besteht in diesem Fall aus Knorpel. Solche Gelenke besitzen eine geringfügige Beweglichkeit.
- Echte Gelenke (Synovialgelenke), die einen Gelenkspalt besitzen. In diesem Fall sind die aneinanderliegenden

Enden zweier Skelettstücke mit einem glatten Gelenkknorpel überzogen. Die beiden Enden berühren einander in einer Gelenkhöhle, die durch eine Gelenkkapsel nach außen abgeschlossen ist. Die innere Kapselschicht sondert Gelenkschmiere ab. Außen ist die Gelenkkapsel von Gelenkbändern umgeben. Diese Gelenke besitzen eine große Beweglichkeit. Beispiele sind das Schulter- und das Kniegelenk.

Unser Körper besitzt eine große Vielzahl von Gelenken. Manche werden praktisch nie verletzt, andere wiederum sehr häufig. Hand-, Knie- und Knöchelgelenke sind verletzungsanfällige Körperteile. Sie zählen sämtlich zur »Familie« der gut beweglichen Synovial- oder echten Gelenke.

Echte Gelenke

Die echten Gelenke haben einen relativ komplizierten Bau. Ein Gelenk muß aus mindestens zwei Skelettstücken bestehen. Die Enden dieser Skelettstücke sind mit Knorpel umkleidet, dem Gelenkknorpel. Beim Erwachsenen ist dieser Knorpel nicht mehr mit Blut versorgt, weshalb er bei einer Verletzung schlecht oder überhaupt nicht heilt. Bei Kindern in der Wachstumsphase wird der Gelenkknorpel dagegen noch mit Blut versorgt.

Das Gelenk ist mit einer Kapsel mit Gelenkbändern umgeben, die die beiden Gelenkhälften zusammenhalten. Diese Bänder bestehen aus faserigem, elastischem Bindegewebe. Sie sind daher dehnfähig und können zugleich Festigkeit verleihen. Bei manchen Gelenken wie zum Beispiel dem Kniegelenk gibt es darüber hinaus Bänder, die im Inneren des Gelenks verlaufen. Beim Knie sind dies die Kreuzbänder. Die Gelenkbänder sind schlecht durchblutet und heilen daher nach einer Verletzung nur langsam.

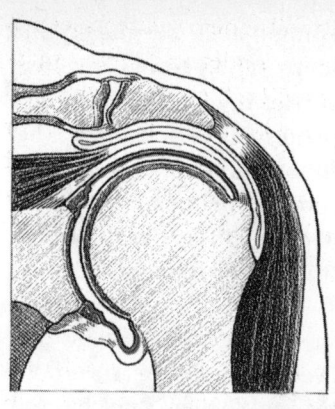

Schnitt durch das Schultergelenk, ein Synovialgelenk.

Die Innenseite der Kapsel bildet eine spezielle Gewebe-
schicht, die für alle echten Gelenke charakteristisch ist, die
Synovialhaut. Diese Haut sondert eine nährende und
schmierende Substanz für die Gelenke ab, die Synovia.
Manche Gelenke sind mit zusätzlichen Strukturen ausgestat-
tet, wie zum Beispiel dem Meniskus im Kniegelenk. Diese
zusätzlichen Strukturen bestehen aus Knorpelringen, die
dafür sorgen, daß die Gelenkflächen optimal aneinander
anschließen. Außerdem dienen sie als Stoßdämpfer. Diese
Ringe sind nur am äußeren Rand durchblutet. Ein Meniskusriß am äußeren Rand wird heute genäht. Die Heilung
dauert zwölf Wochen.

Mögliche Beschwerden

Bänderverletzungen

Verletzungen an Gelenkbändern entstehen durch Überdehnung, d. h. wenn ein Gelenk eine Bewegung ausführt,
für die es eigentlich nicht ausgelegt ist. Wie die Muskelzer-

135

reißungen (siehe Kapitel 4) können auch Zerrungen und Zerreißungen von Gelenkbändern in Kategorien eingeteilt werden, die der Schwere der Verletzung entsprechen. Zur Kategorie 1 gehören die leichtesten Verletzungen, bei denen eine Überdehnung ohne Einreißung vorliegt. In Kategorie 2 ist das Gelenkband überdehnt und teilweise eingerissen. Kategorie 3 umfaßt die schwersten Verletzungen, bei denen mindestens fünfzig Prozent des Bandes gerissen sind.

Bei Überdehnungen beträgt die Heilungsdauer ein bis zwei Wochen; wenn das Band teilweise eingerissen ist, erhöht sich die Heilungszeit auf zwei bis vier Wochen. Bei schweren Bänderrissen kann sich die Genesung über Monate hinziehen. Die Behandlung einer Bänderverletzung muß immer unter Aufsicht eines Arztes oder Physiotherapeuten erfolgen. In den ersten beiden Tagen nach der Verletzung besteht die Behandlung in Ruhe, kalten Umschlägen und Ruhigstellung des Gelenks durch eine Schiene oder einen Stützverband. Daneben kann man unter Anleitung eines Physiotherapeuten mit Übungen beginnen, die dem Ziel dienen, die Geschmeidigkeit des Gelenks zu erhalten. Übungen verhindern zudem, daß Narbengewebe in den Bändern mit umliegenden Muskeln oder Sehnen verklebt. Je nach Schwere der Verletzung nehmen die Übungen ein bis drei Wochen in Anspruch.

Trotz der Übungen wird die Beweglichkeit des Gelenks gegenüber dem Zustand vor der Verletzung eingeschränkt sein. Der nächste Behandlungsschritt dient daher der Wiederherstellung der ursprünglichen Beweglichkeit. Gleichzeitig wird die Muskelkraft durch Übungen wieder auf den früheren Stand gebracht. Die letzten Behandlungsschritte gelten der Wiederherstellung der Feinregulierung des Gelenks und der Wiedereinfügung des Gelenks in das Zusammenspiel mit Muskeln und anderen Gelenken, d. h. der Wiederherstellung der Koordination.

Bei jeder Verletzung ist zu beachten, daß Ruhe, dosiertes Üben und Geduld der schnellste Weg zur Heilung sind. Daneben können homöopathische Mittel helfen, die Heilung zu beschleunigen.

Siehe auch Kreuzbandverletzung und Verstauchung.

Zum Einnehmen

Arnica D6 Sofort nach der Entstehung der Verletzung; begrenzt den Bluterguß und die Schwellung

Calcium carbonicum Hahnemanni D6 Wenn nach der Heilung ein Schwächegefühl im Gelenk zurückbleibt

Rhus toxicodendron D6 Hat heilende Wirkung auf Gelenkbänder; bei Steifigkeit im Gelenk und Anfangsschmerz, der sich bei fortgesetzter Bewegung bessert

Ruta D6 Hat heilende Wirkung auf Gelenkbänder; kann nach Rückgang der Schmerzen und der Schwellung eingesetzt werden

Silicea Pentarkan S Bei ständig wiederkehrenden Bänderverletzungen; wirkt kräftigend auf das Bindegewebe und damit auch auf die Bänder; über längere Zeiträume anwenden

Äußere Anwendung

Arnica-Salbe DHU Sofort nach Entstehung der Verletzung und am darauffolgenden Tag; begrenzt den Bluterguß und die Schwellung; mit Arnica D6 kombinieren

Calendumed-Salbe DHU Nach dem ersten Tag; mehrmals täglich einmassieren

Rhus-Rheuma-Gel N Zur Nachbehandlung während oder nach der Übungsphase, wenn Steifigkeit zurückbleibt

Bluterguß in einem Gelenk

Gleichzeitig mit anderen Gelenkverletzungen kann eine Blutung in der Gelenkhöhle auftreten (Hämarthrose). Es kann nötig werden, daß der Arzt das Blut in der Gelenkhöhle mit einer Nadel absaugt. Die äußeren Symptome einer solchen Blutung ähneln denjenigen eines Bänderrisses: Schwellung, Schmerzen und blaue Verfärbung. Man sollte also bei einer Gelenkverletzung immer zum Arzt gehen. Dieser kann nicht nur feststellen, inwieweit die Gelenkbänder beschädigt sind, sondern auch ob ein Bluterguß vorliegt. Sofort nach einer Gelenkverletzung kann man das homöopathische Mittel Arnica einnehmen; mit dieser Maßnahme braucht man nicht zu warten, bis der Arzt seine Diagnose gestellt hat, weil Arnica sowohl bei Hämarthrose wie auch bei einer Verstauchung ein gutes Erste-Hilfe-Mittel ist. Arnica sorgt dafür, daß die überschüssige Flüssigkeit und das Blut, die die Schwellung und blaue Verfärbung hervorrufen, umgehend wieder von den Blutgefäßen aufgesogen werden.

Zum Einnehmen
Arnica D6 Sofort nach der Verletzung einnehmen

Ellenbogenverletzungen

Der Ellenbogen kann sich in zwei Richtungen bewegen. Er kann sich aus dem Scharniergelenk zwischen dem Unterarm (Elle und Speiche) und Oberarm beugen und strecken. Außerdem kann der Unterarm eine Drehbewegung ausführen, weil das Köpfchen der Speiche in einem kräftigen Gelenkband rotieren kann; es handelt sich hier um ein sogenanntes Zapfengelenk.

Der Ellenbogen wird oft durch einen Sturz auf den Ellenbogen selbst oder dadurch verletzt, daß man versucht, mit ausgestreckten Händen einen Sturz aufzufangen. Durch

138

einen solchen Sturz können am Ellenbogen Prellungen und Wunden entstehen. Bei einem Sturz, den man mit den Händen zu bremsen versucht, kann durch den heftigen Stoß der Ellenbogen verrenkt werden. Außer Schmerzen und Schwellung tritt dann auch eine deutliche Formveränderung auf. Wenn man auf die Spitze des Ellenbogens fällt, kann ein Bruch des Olecranon entstehen, des Hakenfortsatzes der Elle hinter und unter dem Ellenbogengelenk. Hiermit verbunden sind oft auch Brüche der Ober- und Unterarmknochen.

Weiteres hierzu siehe unter Knochenbrüche (Kapitel 6), Golfellenbogen (Kapitel 4) und auch Tennisellenbogen (Kapitel 4).

Fingerverletzungen

Siehe Hand- und Fingerverletzungen.

Fuß- und Zehenverletzungen

Zehen können brechen, wenn jemand einem anderen mit seinem vollen Gewicht auf die Zehen tritt oder wenn man einen Tritt direkt gegen den Fuß abbekommt. Bei langen Wanderungen und beim Laufen kann durch Überlastung ein Riß in einem Mittelfußknochen entstehen. Dadurch hat man Schmerzen, die bei Belastung schlimmer werden.

Häufig treten auch Prellungen an den Zehen auf. Harte Landungen nach einem Sprung oder beim Laufen können eine Verletzung an einem der Gelenkbänder des Fußes hervorrufen. Bei Sporttreibenden, die barfuß gehen, auch in den Umkleideräumen, kommt es immer wieder vor, daß man mit der kleinen Zehe irgendwo hängenbleibt, wodurch eine Zerrung oder Luxation entsteht. Bezüglich der Behandlung dieser Verletzungen siehe die betreffenden Stichworte.

Weiteres hierzu siehe unter Knochenbrüche (Kapitel 6), Zehennagel, blauer (Kapitel 3), Zehennagel, eingewachsener (Kapitel 3) und Prellung (Kapitel 4).

Halswirbel, Verstauchung der

Eine häufige Verletzung der Halswirbelsäule ist die Verstauchung. Diese Verletzung tritt bei Rugbyspielern relativ am häufigsten auf, kann aber auch bei anderen Sportarten durch einen hart abgebremsten Sturz entstehen. Auch bei Autounfällen kommt es gelegentlich zu einer Verstauchung der Halswirbelsäule. Bei allen diesen Ereignissen entsteht ein starker Druck auf die Wirbelsäule und die umliegenden Muskeln und Bänder.

Wie bei allen Verstauchungen können auch im Bereich der Nackenwirbel die Gelenkbänder reißen, wodurch ein Bluterguß entsteht und ein heftiger Schmerz auftritt. Anschließend versteifen sich die Nackenmuskeln, um die Wirbelsäule möglichst unbeweglich zu machen und weitere Verletzungen zu verhindern; dieser Krampf der Nackenmuskulatur verschärft jedoch den Schmerz. Außerdem kann durch die Schwellung in dem betroffenen Gebiet Druck auf die Nerven entstehen. Sofort nach der Entstehung der Verletzung spürt man den Schmerz, und zwar meist auf einer Seite des Nackens. Nach fünfzehn bis dreißig Minuten läßt der Schmerz nach, kommt jedoch nach einigen Stunden, wenn die Schwellung einsetzt, um so heftiger zurück. Daraufhin versteifen sich die Nackenmuskeln, wodurch ein Bewegen des Nackens praktisch unmöglich wird. Vor allem am ersten Morgen nach der Entstehung der Verletzung hat der Betroffene beim Aufwachen starke Schmerzen.

Eine Verstauchung der Halswirbelsäule ist eine schwere Verletzung. Man muß daher immer zum Arzt gehen, der die Verletzung diagnostizieren und die richtige Behandlung

Hausmädchenknie

Das Hausmädchenknie verdankt seinen Namen der Tatsache, daß es besonders bei Frauen auftrat, die auf den Knien Fußböden schrubben mußten. Heute kommt es vor allem bei Joggern und Kurzstreckenläufern vor. Der Schmerz bei einem Hausmädchenknie wird durch eine Vielzahl kleiner Risse in der Kniegelenkskapsel hervorgerufen. Diese Risse entstehen durch die Kraft, die beim Laufen auf das Gelenk ausgeübt wird. Es ist eine Überlastungsschädigung, die vor allem bei Läufern mit geringfügigen Fußabweichungen auftritt, wenn man zum Beispiel etwas mehr auf der Innenseite oder der Außenseite des Fußes läuft. Normalerweise werden die beim Aufkommen auf den Boden auftretenden Kräfte vom Fuß aufgefangen; wenn jedoch eine geringe Fehlstellung der Füße vorliegt, wird ein Teil der Kräfte in das Knie eingeleitet und ruft dort die Kapselrisse hervor.

Der Schmerz sitzt beim Hausmädchenknie an der Außenseite des Kniegelenks und kann von einem ziehenden Gefühl bis zu einem heftigen, stechenden Schmerz reichen. Im akuten Stadium kann man den Schmerz mit Eisbeuteln bekämpfen (siehe Kapitel 11). Diese Behandlung muß etwa eine Woche lang beibehalten werden, und während dieser Zeit darf man nicht laufen. Nach einer Woche sind die Kapselrisse genügend geheilt, und man kann wieder vorsichtig mit dem Laufen beginnen. Es empfiehlt sich, die Distanz im Lauf von drei Wochen allmählich wieder zu steigern. Wenn man innerhalb dieser drei Wochen während und nach dem Laufen keine Schmerzen mehr hatte, kann man wieder im früheren Umfang Sport betreiben.

Ein Besuch beim Arzt empfiehlt sich nicht nur wegen der Diagnosestellung, sondern auch zur Festlegung von Maßnahmen, die einem erneuten Auftreten der Verletzung vorbeugen. Wenn der Arzt eine Fehlstellung des Fußes diagnostiziert, kann man durch geeignete orthopädische Sohlen einem Wiederauftreten der Verletzung vorbeugen. Die Homöopathie kann helfen, die Heilung zu beschleunigen.

Zum Einnehmen
Bryorheum Verbessert die Durchblutung der Gelenke und beschleunigt dadurch die Heilung

Äußere Anwendung
Rhus-Rheuma-Gel N Mehrmals täglich einmassieren

Hüftverletzungen
Die Hüfte ist ein kräftiges Gelenk mit vielen Freiheitsgraden, wodurch man das Bein drehen und nach vorne, hinten und zur Seite bewegen kann. Das Hüftgelenk ist oft stark belastet, doch wird es seltener verletzt, weil es robust und von vielen Muskeln umgeben ist. Die meisten Hüftverletzungen betreffen die Muskeln, weil sie sehr große Kräfte aufbringen müssen.

Eine Hüftverletzung, die durch Überlastung entsteht, ist die Schleimbeutelentzündung (Bursitis). Diese ist charakterisiert durch plötzliche Schmerzen in der Hüfte, die über einen Zeitraum von vier bis fünf Tagen ständig schlimmer werden, so daß man zu hinken beginnt und es beinahe unmöglich ist, ohne Stütze auf dem verletzten Bein zu stehen.

Eine Hüftgelenkluxation entsteht nur unter Einwirkung sehr starker Kräfte. Beim Sport geschieht dies vor allem bei Unfällen in Geschwindigkeitssportarten wie zum Beispiel Motocross.

Weiteres hierzu siehe unter Leistenbruch (Kapitel 7), Verrenkung, Schleimbeutelentzündung, Muskelverletzungen (Kapitel 4).

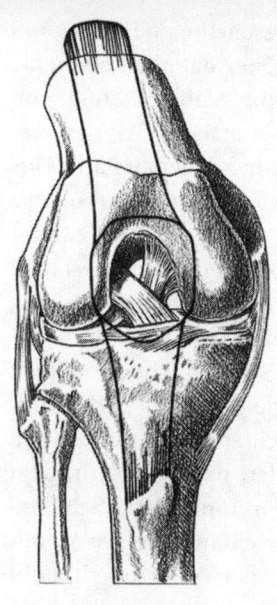

Vorderansicht des Kniegelenks,
in der Mitte die Kreuzbänder,
darüber die Sehne des vierköpfigen
Oberschenkelmuskels

Knieverletzungen

Das Knie ist ein kompliziert gebautes Gelenk, das häufig
verletzt wird. Die Skelettstücke (Oberschenkelknochen,
Schienbein, Wadenbein, Kniescheibe) führen komplexe
Bewegungen aus. Das Knie kann sehr weit gebeugt, aber nur
in geringem Maße überstreckt werden. Bei gebeugtem Knie
ist eine gewisse Drehung möglich; bei gestrecktem Knie ist
das Gelenk stabil. Diese Stabilität verdankt das Gelenk einigen Gelenkbändern. Man unterscheidet zwischen den Sei-
tenbändern seitlich am Gelenk und den beiden Kreuzbän-
dern, die sich im Inneren des Gelenks überkreuzen.
Im Kniegelenk befinden sich zwischen den Gelenkflächen
die Menisken. An der Vorderseite liegt die Kniescheibe, die
durch die Sehne des vierköpfigen Oberschenkelmuskels an

ihrem Platz gehalten wird. Die Kniescheibe gleitet in einer flachen Mulde über den Kopf des Oberschenkelknochens. Im Knie befinden sich etwa vierzehn Schleimbeutel, von denen drei regelmäßig Beschwerden machen. An der Vorderseite der Kniescheibe liegt die Bursa praepatellaris. Dieser Schleimbeutel kann sich entzünden, wenn man regelmäßig auf das Knie stürzt oder sich abstützt. Ein zweiter Schleimbeutel, der sich häufig entzündet, befindet sich an der Innenseite des Knies unter den Sehnen der Muskeln, die an der Rückseite des Oberschenkels verlaufen (Kniesehnen). Bei einer Entzündung dieses Schleimbeutels verspürt man den Schmerz an der Innenseite des Knies und an der Seite des Schienbeins. Ein dritter Schleimbeutel, der durch verschiedene Ursachen Beschwerden machen kann, liegt hinter dem Kniegelenk. Eine Entzündung dieses Schleimbeutels tritt regelmäßig als Begleiterscheinung einer Meniskusverletzung auf. Je nach dem Grad der Verletzung besteht ein Schweregefühl hinter dem Knie, kann man das Knie nicht ganz beugen oder hat man ein Spannungsgefühl beim Durchstrecken des Knies. Wenn die Schwellung sehr groß ist, kann sie Druck auf die Nerven erzeugen, wodurch ein Schmerz entsteht, der bis in die Fußsohlen ausstrahlen kann.

Brüche im Bereich des Kniegelenks sind die Folge von Verletzungen, die durch starke Gewalteinwirkung hervorgerufen werden. Strukturen, die brechen können, sind zum Beispiel die Kniescheibe, das Wadenbein oder die Vorsprünge des Schienbeins, an denen Bänder und Muskeln ansetzen. Eine mögliche Luxation der Kniescheibe ist eine relativ schwere Verletzung, weil sie praktisch immer mit einem Kapselriß verbunden ist. Die Genesung dauert acht bis zwölf Wochen. Eine Kniegelenksluxation entsteht durch Einwirkung großer Kräfte und ist ebenfalls eine schwere

Verletzung, weil meist auch die Bänder und die Menisken geschädigt werden. Neben Meniskusverletzungen sind auch Bänderrisse im Kniebereich häufig.

Weiteres hierzu siehe unter Knochenbrüche, Kniebeschwerden, Meniskusschäden (Kapitel 6), Sehnenriß, Sehnenscheidenentzündung (Kapitel 4), Hausmädchenknie, Kreuzbandverletzungen, Schleimbeutelentzündung und Verrenkung.

Kreuzbandverletzungen

Bei über der Hälfte aller registrierten Bänderverletzungen am Knie ist das vordere Kreuzband geschädigt. Die Kreuzbänder verlaufen im Inneren des Kniegelenks und verdanken ihren Namen dem Umstand, daß sie sich überkreuzen. Daß überwiegend das vordere Kreuzband verletzt wird, hängt mit seiner Funktion zusammen. Bei gestrecktem Bein sind alle Gelenkbänder gespannt, und das Gelenk ist fixiert. Wenn das Knie ein wenig gebeugt wird, lockern sich die Bänder, wodurch die Knochen relativ zueinander beweglich werden. Die Aufgabe des vorderen Kreuzbandes ist es, die Knochen von Unter- und Oberschenkel zusammenzuhalten. Wenn daher bei leicht gebeugtem Kniegelenk plötzlich eine große Kraft auf das Knie einwirkt, reißt das vordere Kreuzband als erstes. Eine solche Verletzung entsteht meist durch eine Verdrehung in dem Augenblick, in dem das Knie leicht gebeugt ist. Das vordere Kreuzband wirkt mit den Bändern an der Innenseite des Kniegelenks zusammen. Diese werden daher oft gleichzeitig verletzt. Das hintere Kreuzband ist besonders kräftig und nur selten von Verletzungen betroffen.

Bei Kreuzbandverletzungen ist die richtige Diagnose für die Behandlung sehr wichtig. In schweren Fällen wird eine Operation notwendig: Man muß in jedem Fall zum Arzt

gehen! Diese Verletzung ist für die homöopathische Selbstbehandlung ungeeignet.
Siehe auch Bänderverletzungen.

Schleimbeutelentzündung

Eine häufig auftretende Gelenkerkrankung ist die Bursitis
oder Schleimbeutelentzündung. Schleimbeutel (Bursae)
sind Bindegewebskapseln, in denen sich eine kleine Menge
Schmiermittel befindet. Sie sind eine Art Gleitkissen, das mit
einer geleeartigen Substanz gefüllt ist. Wo lange Sehnen
über Knochen laufen, sind sie in der Regel von Sehnenschei-
den umgeben. Diese garantieren die richtige Führung und
vermeiden Reibung. Schleimbeutel sind überall dort im
Körper vorhanden, wo das Gewebe fortwährend Druck oder
Gleitbewegungen ausgesetzt ist, zum Beispiel an Schultergelenk, Knie, Ellenbogen und unter der Achillessehne. Das
Schmiermittel hält die Sehnen geschmeidig, aber auch den
Schleimbeutel selbst. Bei einer Schleimbeutelentzündung
wird zuviel Flüssigkeit erzeugt, so daß der Beutel sich prall
füllt. Eine solche Entzündung ist in den meisten Fällen die
Folge einer Überlastung, oft durch zu große Anstrengung
bei nicht ausreichender Kondition. Die Entzündung entwickelt sich langsam. Zuerst bemerkt man nur ein unangenehmes Gefühl im Gelenk, doch wird der Schmerz nach
etwa sechs Stunden stärker. Andere Erscheinungen sind
Schwellung, Rötung und Wärmeempfindung am Gelenk.
Ein typisches Kennzeichen einer Bursitis ist, daß die Beschwerden vor allem bei Belastung des Gelenks auftreten,
während sie in Ruhe zurückgehen oder aufhören.
Die Erste Hilfe bei einer Bursitis besteht aus Eispackungen
(siehe Kapitel 11). Durch die Kälte schrumpft der geschwollene Schleimbeutel wieder, wodurch der Schmerz zurückgeht. Wärme verstärkt die Schmerzen und die Schwellung.

Daneben muß das Gelenk möglichst geschont werden, was der Verletzte meist gern einsieht, da jede Bewegung den Schmerz verschlimmert. Wenn der Schmerz und die Schwellung weitgehend zurückgegangen sind, kann unter Anleitung einer Krankengymnastin vorsichtig mit Übungen begonnen werden, um ein Steifwerden des Gelenks zu verhindern. Es folgen Kräftigungsübungen, und meist ist das Gelenk sechs bis acht Wochen nach der Entzündung wieder voll belastbar.

Manchmal bleibt eine latente Entzündung zurück, die gelegentlich wiederaufflammt. In sehr hartnäckigen Fällen wird manchmal der ganze Schleimbeutel operativ entfernt. Innerhalb von etwa zwei Monaten nach dem Eingriff bildet der Körper einen neuen Schleimbeutel.

Neben der Behandlung durch den Arzt und die Krankengymnastin können homöopathische Mittel die Heilung beschleunigen.

Zum Einnehmen

Apis mellifica D6 Bei besonders hartnäckigen Entzündungen

Arnica Pentarkan Grundmittel bei Bursitis

Bryonia D6 Bei plötzlich auftretender Bursitis, wenn jede Bewegung den Schmerz verschlimmert und Ruhe den Schmerz bessert

Rhus toxicodendron D6 Wenn Überlastung die Ursache der Entzündung ist, zum Beispiel nach Überanstrengung und bei schlechter Kondition

Ruta D6 Wenn der Schmerz durch Ruhe, durch Kälte und nachts schlimmer wird

Äußere Anwendung
Arnica comp. Gel Begrenzt die Schwellung in der ersten akuten Phase
Rhus-Rheuma-Gel N In der zweiten Phase, wenn Schmerz und Schwellung zurückgegangen sind

Schulterverletzungen

Das Schultergelenk ist das beweglichste Gelenk des Körpers. Verletzungen im Schulterbereich sind nicht auf dieses Gelenk beschränkt, sondern treten häufig auch an anderen Teilen des Schultergürtels auf. Das eigentliche Schultergelenk besteht aus der Verbindung von Oberarm und Schulterblatt. Dieses Gelenk ist wenig stabil, sehr beweglich, wird viel gebraucht und ist dadurch sehr verletzungsanfällig. Vorne an der Schulter liegt das Schulterhöhen-Schlüsselbein-Gelenk. Hinten ist das Schulterblatt durch Muskeln mit dem Brustkasten verbunden. Diese drei Verbindungen bilden zusammen den Schultergürtel.

Die Schultergelenkluxation ist eine häufige Verletzung. Da die Gelenkpfanne flach ist, kann der Kopf des Oberarmknochens leicht herausspringen. Langsam sich entwickelnde Schmerzen in der Schulter können Zeichen einer Schleimbeutelentzündung sein. In diesem Fall sollte der Patient den Arm möglichst seitlich am Körper halten, wobei der Unterarm über dem Bauch liegt. Vor allem schwingende Bewegungen nach vorne, hinten oder zur Seite sind schmerzhaft. Weitere Hinweise siehe unter Sehnenscheidenentzündung (Kapitel 4), Schleimbeutelentzündung und Verrenkung.

Zum Einnehmen
Bryorheum Bei Steifigkeit und Schmerzen in der Schulter; in Verbindung mit Rhus-Rheuma-Gel N

Äußere Anwendung
Rhus-Rheuma-Gel N Als Massagemittel; in Verbindung mit
Bryorheum

Sprunggelenkverletzungen

Das Sprunggelenk ist ein kompliziertes Gebilde, das große
Kräfte aufnehmen muß und daher regelmäßig beschädigt
wird. Man unterscheidet zwischen oberem und unterem
Sprunggelenk, die zusammen eine Vielzahl von Bewegun-
gen ermöglichen: Beugung nach oben, nach unten und
Umwendbewegungen.

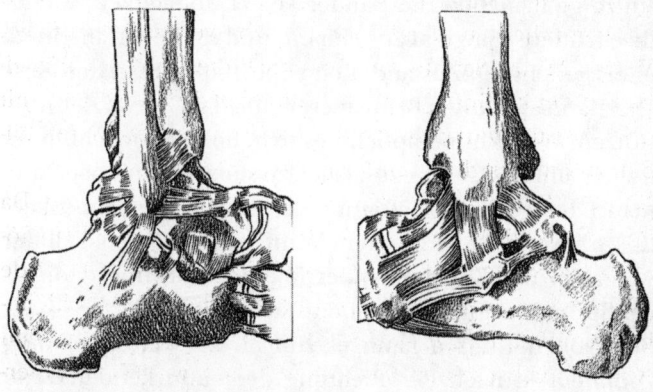

Darstellung der Knöchelbänder und ihrer Befestigung an den Knöcheln; links Ansicht von außen, rechts von innen

Die häufigste Verletzung des Sprunggelenks ist die Verstauchung. Diese Verletzung wird in diesem Kapitel unter dem
Stichwort Verstauchung getrennt behandelt. Wiederholte
Verstauchungen des Sprunggelenks können bleibende Bän-
derbeschwerden hervorrufen. Die Gelenkbänder überdeh-

151

nen sich und erschlaffen. Das Sprunggelenk verliert dadurch seine Stabilität, und man verstaucht sich immer öfter den Knöchel. Dabei werden die Bänder jedesmal noch mehr gedehnt, wodurch das Problem immer weiter verschärft wird. Schließlich kommt es zu einem Gelenkverschleiß, der irreversibel ist, also nicht mehr korrigiert werden kann.

Man sollte daher alles unternehmen, um einen solchen Verschleiß zu vermeiden. Die erste Vorbeugung besteht darin, daß man eine Verstauchung als Verletzung ernst nimmt. Lassen Sie den Bändern genügend Zeit für die Heilung. Wenn man nach einer Verstauchung ohne Gelenkstütze geht, haben die Bänder keine Möglichkeit, wieder ihre frühere Länge anzunehmen, und sie heilen in einem etwas gedehnten Zustand. Beim Sport sollte man den Knöchel dann am besten bandagieren, um das Gelenk zu unterstützen. Weiterhin empfiehlt es sich, hohe Sportschuhe zu tragen, um das Gelenk zusätzlich zu stützen. Daneben kann man Übungen zur Kräftigung der Unterschenkelmuskeln durchführen. Diese Muskeln können dann einen Teil der Aufgaben der Knöchelbänder übernehmen und dadurch das Sprunggelenk entlasten und stabilisieren.

Bei großen Kräften kann es zum Bruch eines Knöchels kommen. Je nach der Richtung der einwirkenden Kraft können Knöchel in unterschiedlicher Weise brechen. Mehr hierzu in Kapitel 6 unter dem Stichwort Knochenbrüche. Siehe auch Knochenbrüche (Kapitel 6), Verstauchung und Bänderverletzungen.

Überlastung von Gelenken

Wenn ein Gelenk schmerzt, ohne daß eine Verletzung wie eine Prellung oder Verstauchung vorliegt, handelt es sich meist um Überlastung. Sie kann die Folge einer Überbeanspruchung (zu hartes Training) oder aber einer falschen Belastung des Gelenks sein. Es empfehlen sich einige Tage Ruhe und Schonung des Gelenks bei den nächsten Trainingseinheiten.

Zum Einnehmen
Rhus toxicodendron D6 In Kombination mit Ruta D6; vermindert die Steifigkeit der Muskeln im Bereich des Gelenks
Ruta D6 In Kombination mit Rhus toxicodendron D6; wirkt auf die Gelenkbänder

Äußere Anwendung
Calendumed-Salbe DHU Als Massagemittel vor oder nach dem Training
Rhus-Rheuma-Gel N Bei Steifigkeit

Verrenkung

Eine Verrenkung (Luxation) ist eine Verletzung, bei der die Knochen eines Gelenks durch starke Krafteinwirkung aus ihrer normalen Lage gedrängt werden; bei einem Kugelgelenk tritt das kugelförmige Ende des einen Knochens aus der Gelenkpfanne des anderen heraus. Eine Verrenkung ist immer mit einer erheblichen Beschädigung von Gelenkkapsel und -bändern verbunden. Die wichtigsten Symptome sind Schmerzen, Schwellung, Bluterguß, Funktionsverlust und eine abnormale Stellung des Gelenks. Eine Verrenkung ist nur durch Einwirkung einer sehr starken Kraft möglich, so daß nicht selten gleichzeitig ein Knochenbruch auftritt. Bei häufig wiederkehrenden Verrenkungen, wie sie zum Beispiel an der Kniescheibe auftreten, spricht man von einer »habituellen Luxation«. Es ist möglich, daß der Knochen spontan wieder in das Gelenk zurückgleitet. Oft bleibt die Verrenkung jedoch bestehen und muß vom Arzt behoben werden.

Diese Verletzung ist so schwerwiegend, daß vorübergehend kein Sport betrieben werden darf. Die Wiederaufnahme der sportlichen Betätigung ist erst möglich, wenn Bänder und Gelenkkapsel völlig geheilt sind. Wird das verletzte Gelenk zu schnell wieder belastet, besteht die Gefahr, daß es bleibend instabil wird. Bei einem instabilen Gelenk mit schwachen oder gedehnten Bändern können immer wieder Verrenkungen auftreten.

Beim Skilauf, Skilanglauf und Rollskifahren kommt es gelegentlich zu Verrenkungen des Daumens, wenn der Daumen bei einem Sturz in der Stockschlaufe hängenbleibt. Einige weitere verletzungsanfällige Gelenke werden im folgenden besprochen.

Ellenbogen

Zu einer Verrenkung des Ellenbogens kommt es meist durch einen Sturz, der mit gebeugten Ellenbogen mit den Händen abgefangen wird. Durch den Schlag kann der Kopf des Oberarmknochens aus der Pfanne des Unterarmknochens gedrückt werden. Dies ist an den veränderten Konturen des Ellenbogens zu sehen: Der Ellenbogenhöcker steht weiter vor als sonst, und darüber wird eine starke Vertiefung sichtbar. Der Patient hat starke Schmerzen und kann den Ellenbogen praktisch nicht mehr bewegen. Man muß sofort Erste Hilfe anwenden: das Gelenk kühlen und eine Armschlinge anlegen. Anschließend zum Arzt gehen, der das Gelenk wieder einrenkt. Für die Heilung der beschädigten Gelenkbänder und der Kapsel ist Ruhe unerläßlich. Das Ellenbogengelenk muß absolut geschont werden. Um ein Steifwerden zu vermeiden, können unter Aufsicht eines Physiotherapeuten Bewegungsübungen gemacht werden.

Kniescheibe

Die Kniescheibe gleitet bei Bewegungen des Beines geschmeidig auf der Gelenkfläche hin und her, die sich vorne am Oberschenkelknochen befindet. Bei einer Verrenkung des Knies tritt die Kniescheibe über diese Fläche hinaus. Wenn die Kniescheibe nur teilweise über die Gelenkfläche hinaustritt, spricht man von einer Subluxation; wenn die Kniescheibe die Gelenkfläche ganz verläßt, liegt eine Dislokation vor. Eine Luxation der Kniescheibe wird dadurch begünstigt, daß die äußere Beinmuskulatur viel stärker ist als die innere Muskulatur; die Kniescheibe wird dabei gewissermaßen von ihrem Platz gezogen. Bei einem heftigen Schlag gegen die Innenseite des Knies, zum Beispiel bei einem Zusammenprall mit einem anderen Spieler oder durch einen Hockeystock, kann die Kniescheibe nach außen weggleiten.

Bei einer Subluxation braucht man meist die sportliche Betätigung nicht zu unterbrechen, weil die Kniescheibe von selbst wieder an ihren Platz zurückkehrt. Wenn dieses Problem regelmäßig auftritt, empfiehlt es sich, ein Kniestützband zu tragen. Durch wiederholte Verrenkungen kann es zu einer Dehnung der Kniebänder kommen, wodurch die Kniescheibe noch leichter von ihrem Platz gedrückt wird. In schweren Fällen ist ein operativer Eingriff notwendig. Nach einer solchen Operation wird das Gelenk in Gips gelegt. Anschließend muß mit Krankengymnastik die frühere Beweglichkeit und Muskelkraft wiederhergestellt werden.

Schulter

Schulterluxationen treten vor allem bei Surfern, Rugbyspielern und Skifahrern auf. Dabei wird praktisch immer der Kopf des Oberarmknochens nach vorne aus der Pfanne gedrückt. Dadurch verliert die Schulter ihre normale Form, und der ausgerenkte Arm steht deutlich nach außen. Jegliche Bewegung ist äußerst schmerzhaft. Der Patient hält den Arm am Körper, um ihn möglichst nicht zu bewegen.

Nach einer Schulterluxation kann als erste Maßnahme ein Eisbeutel auf die Schulter gelegt werden. Es ist unbedingt nötig, sofort einen Arzt aufzusuchen, um das Gelenk einrenken zu lassen. Nach einiger Zeit verkrampft sich nämlich die Schultermuskulatur, wodurch das Wiedereinrenken des Gelenks nicht nur erheblich schwieriger, sondern auch schmerzhafter wird. Nach der Reposition legt der Arzt einen speziellen Verband an, der etwa vier bis acht Wochen getragen werden muß. Anschließend können unter krankengymnastischer Begleitung Schwingübungen durchgeführt werden, um ein Steifwerden des Gelenks zu verhindern. Schulterverrenkungen neigen sehr stark zu wiederholtem Auftreten. Wenn man sich einmal die Schulter verrenkt hat, beträgt die Chance einer erneuten Verrenkung 95 Prozent. Wenn das Gelenk durch wiederholte Verrenkungen instabil geworden ist, kann eine Operation durchgeführt werden.

Schlüsselbein

Im Schultergürtel kann noch eine andere Verrenkung auftreten, bei der das Schlüsselbein aus der Schulterhöhe springt. Diese Verletzung kommt vor allem bei Judo und bei Reitern als Sturzverletzung vor, seltener bei Mannschaftssportarten wie Fußball und Rugby, wenn zwei Spieler zusammenprallen. Der Schmerz ist heftig und wird schlimmer, wenn der Arm über den Kopf geführt wird. Im Gegensatz zu einer Schultergelenkverrenkung ist an der Schulterkontur meist keine Veränderung festzustellen. Wenn jedoch die Gelenkbänder vollständig abgerissen sind, ragt das Ende des Schlüsselbeins als harter Höcker oben aus der Schulter hervor.

Auch bei einer Schlüsselbeinverrenkung ist Kühlen die wichtigste Erste-Hilfe-Maßnahme. Anschließend muß ein Arzt das Gelenk einrenken und ein Tragetuch anlegen. Die Heilung einer solchen Verletzung nimmt mindestens drei Wochen in Anspruch. Nach einer Woche kann unter Anleitung einer Krankengymnastin mit Schwingübungen begonnen werden, um einem Steifwerden der Schulter entgegenzuwirken. Nach etwa zwei Wochen können vorsichtig Kräftigungsübungen aufgenommen werden. Bei einer sehr schweren Verrenkung mit völligem Abriß der Bänder ist eine Operation unumgänglich.

Zum Einnehmen
Arnica D6   Umgehend, um die Schwellung und den Bluterguß zu begrenzen
Bryonia D6 Nach dem Einrenken und der Behandlung durch den Arzt, wenn der Schmerz bei jeder Bewegung schlimmer wird
Ruta D6   Wenn Kapsel und/oder Gelenkbänder beschädigt sind

Äußere Anwendung
Calendumed-Salbe DHU Als Massagemittel, wenn wieder Übungen aufgenommen werden
Rhus-Rheuma-Gel N   Wenn Steifigkeit zurückbleibt

Verstauchung
Verstauchungen und Zerrungen sind bei uns die häufigsten Sportverletzungen. In vielen Fällen werden diese Begriffe durcheinandergebracht, und oft sind die Verletzungen auch nicht ohne weiteres voneinander zu unterscheiden. Im allgemeinen hängt die Schwere der Verletzung davon ab, welches Gewebe in Mitleidenschaft gezogen ist.

Bei einer Zerrung wird der Bandapparat des Gelenks mehr oder weniger stark überdehnt; bei einer Verstauchung wird der Bandapparat zerrissen, und der Gelenkkopf tritt aus der Pfanne heraus. In letzterem Fall ist das Gelenk immer blau verfärbt und schwillt an. Allgemein gilt: Je stärker die Schwellung, desto schwerer ist die Verletzung. Entsprechend länger dauert dann die Heilung.

Verstauchungen kann man in drei Schweregrade einteilen. Bei einer Verstauchung ersten Grades sind die Bänder nur überdehnt; bei einer Verstauchung zweiten Grades sind einige Fasern gerissen; bei einer solchen dritten Grades bestehen schwere Zerreißungen der Gelenkbänder. Zum Glück ist die Erste-Hilfe-Maßnahme in allen diesen Fällen dieselbe, so daß man nicht erst wissen muß, worum es sich genau handelt, bevor man etwas unternimmt: Das betroffene Gelenk ist mit kaltem Wasser oder einem Eisbeutel auf einem Handtuch zu kühlen, um die Schwellung möglichst gering zu halten, und man muß das Gelenk ruhigstellen und hochlagern. Die weitere Behandlung richtet sich nach dem Sitz und der Schwere der Verletzung. Daher unverzüglich zum Arzt gehen, um die Schwere der Verletzung feststellen zu lassen.

Nachfolgend werden einige Körperteile besprochen, an denen relativ häufig Verstauchungen auftreten.

Handgelenkverstauchung

Das Handgelenk setzt sich aus acht Handwurzelknochen und den zwei Unterarmknochen zusammen, die miteinander durch Gelenkbänder verbunden sind. Dank dieser Bänder haben die einzelnen Knochen relativ zueinander eine gewisse Beweglichkeit. Daher sind Handgelenkverstauchungen viel häufiger als ein Bruch des Handgelenks. Bei einer

Verstauchung haben die Gelenkbänder den Sturz weitgehend aufgefangen.

Bei einer Handgelenkverstauchung ist der Schmerz sofort nach dem Entstehen der Verletzung an der Stelle wahrnehmbar, an der das Gelenkband gerissen ist. Wenig später läßt der Schmerz nach, nimmt aber in den nächsten Stunden wieder allmählich zu. Nach etwa einer Stunde beginnt das Handgelenk zu schwellen und verfärbt sich bei einer schweren Verstauchung bunt. Neben den erforderlichen Erste-Hilfe-Maßnahmen ist Ruhe die beste Behandlung für ein verstauchtes Handgelenk. Eine leichtere Verletzung wird dann innerhalb weniger Tage oder einer Woche geheilt sein, während schwere Verletzungen mindestens drei bis sechs Wochen in Anspruch nehmen.

Je nach der Schwere der Verletzung kann nach vier bis acht Tagen mit Bewegungsübungen begonnen werden, die mit einer Krankengymnastin erlernt werden. Am besten führt man diese Übungen zunächst in warmem Wasser aus, dann »trocken«. Wenn 95 Prozent der normalen Funktionen des Handgelenks wiederhergestellt sind, kann man wieder mit dem Sport beginnen. Um zu verhindern, daß das Handgelenk erneut verletzt wird, trägt man in den ersten Wochen danach beim Sport am besten Bandagen.

Verstauchtes Knie

Eine Verstauchung des Knies kann durch einen Schlag, Tritt, eine unachtsame Bewegung oder Überlastung des Knies auftreten. Ein verstauchtes Knie ist besonders schmerzhaft; in den meisten Fällen ist die Verletzung um so schwerer, je heftiger Sie den Schmerz spüren. Auch hier gelten die obengenannten Erste-Hilfe-Maßnahmen. Bei leichten Verstauchungen genügt eine Woche Ruhe.

Bei schweren Verstauchungen, bei denen die Kniegelenkbänder gerissen sind, nimmt die Heilung möglicherweise sechs Wochen und mehr in Anspruch. Die Genesung wird durch das Anlegen eines Stützbandes und die Behandlung eines Physiotherapeuten beschleunigt. Anschließend kann man mit Kräftigungsübungen die Muskelkraft allmählich wieder auf das alte Niveau bringen.

Bei sehr schweren Verletzungen können die Gelenkbänder völlig durchgerissen sein. In diesem Fall ist ein chirurgischer Eingriff notwendig, bei dem die Bänder genäht werden. Nach dieser Operation muß das Gelenk mit einem Gipsverband ruhiggestellt werden. Die Rehabilitation nach einer solchen Verletzung dauert ziemlich lange und muß physiotherapeutisch begleitet werden.

Bei einer Knieverstauchung ist es sehr wichtig, daß das Knie so schnell wie möglich nach dem Eintritt der Verletzung von einem Arzt untersucht wird. Nach sechs bis zwölf Stunden verkrampft sich die Muskulatur im Kniebereich, und es entsteht eine Schwellung. Manchmal füllt sich das Gelenk auch mit Blut. Diese Erscheinungen führen dazu, daß das Knie sehr schmerzt und die Beweglichkeit eingeschränkt ist, wodurch das Knie schwierig zu untersuchen ist. Zudem wird das Gelenk durch die Verkrampfung der Muskulatur unbeweglich, wodurch es sehr schwierig ist, einen Abriß eines Gelenkbandes festzustellen; die Diagnose muß dann unter Narkose gestellt werden.

Knöchelverstauchung

Ein verstauchter Knöchel ist eine der häufigsten Sportverletzungen. Wenn der Fuß nach innen knickt, werden die Bänder außen am Knöchel überdehnt. Bei einer solchen Bewegung muß das vordere Knöchelband den Schlag auffangen. Dieses Gelenkband wird daher als erstes verletzt. An dieser Bewegung ist noch ein zweites Band beteiligt, das außen am Sprunggelenk vom Knöchel zum Fersenbein läuft. Bei schweren Verstauchungen wird auch dieses Band verletzt. In schweren Fällen reißen beide äußeren Bänder vollständig ab.

Eine Knöchelverstauchung spürt man sofort. Der Betreffende hat das Gefühl, daß außen am Knöchel etwas reißt, und er spürt einen scharfen Schmerz. Manchmal verschwindet dieser Schmerz, wenn man weitergeht. Bei einem verstauchten Knöchel ist es besonders schwierig festzustellen, ob nur eine geringfügige Verstauchung vorliegt oder ob Bänder gerissen sind.

Wenn die Schwellung und der Schmerz gering sind, handelt es sich vermutlich um eine Verstauchung ersten Grades, die in längstens fünf Tagen heilt. Eine Verstauchung zweiten Grades kann sich bis zu zehn Tagen hinziehen, und bei einer Verstauchung dritten Grades mit starker Schwellung und Blauverfärbung wird man mit einer noch längeren Genesungszeit rechnen müssen. In diesem Fall muß man möglicherweise einige Zeit mit Krücken gehen. Je nach der Schwere der Verstauchung dauert auch das Übungs- und Rehabilitationsprogramm mehr oder weniger lange. Bei einem Verdacht auf doppelten Bänderriß kommt je nach Lage des Falls (sportliche Laufbahn usw.) auch eine Operation in Betracht. In allen anderen Fällen und gegebenenfalls nach einer Operation wird der Knöchel mindestens vier bis sechs Wochen bandagiert. Je nach Heilungsfortschritt und beim Wechseln des Stützverbandes (alle zwei Wochen) wird unter Anleitung eines Physiotherapeuten eine Übungstherapie durchgeführt.

Finger und Daumen
Wenn die Bänder der Finger überdehnt werden, können sie ganz oder teilweise reißen. Eine solche Verletzung tritt vor

allem bei Sportarten wie Volleyball, Rugby, Basketball, Bergsteigen und Skifahren auf. Wie bei allen anderen Verstauchungen ist es auch hier wichtig, geeignete Erste-Hilfe-Maßnahme durchzuführen und zum Arzt zu gehen. Dieser kann die Schwere der Verletzung feststellen und prüfen, ob eine Verstauchung oder eine Luxation vorliegt. Verstauchungen ersten und zweiten Grades müssen geschient werden. Nach etwa fünf Tagen kann man mit Bewegungsübungen in warmem Wasser beginnen. Wenn der Sport wiederaufgenommen wird, sollte man den verletzten Finger noch einige Zeit zusammen mit einem gesunden Finger bandagieren lassen. Bei einer Verstauchung dritten Grades ist das Gelenkband zerrissen und operatives Eingreifen erforderlich.

Eine häufig vorkommende Zerrung des Daumens ist der Skidaumen. Diese Verletzung entsteht, wenn man bei einem Sturz den Skistock zwischen Daumen und Zeigefinger hat. Durch den Sturz wird der Daumen nach außen gedrückt, wodurch das Gelenkband reißt.

Siehe auch Halswirbel, Verstauchung der.

Zum Einnehmen

Arnica D6   Im akuten Stadium, sofort nach dem Entstehen der Verletzung; begrenzt die Schwellung und den Bluterguß

Calcium carbonicum Hahnemanni D6   Wenn nach dem Abheilen der Verstauchung noch ein müdes, schwaches Gefühl im Gelenk zurückbleibt

Rhus toxicodendron D6   In der zweiten Phase, wenn Schwellung und Schmerz zurückgehen, aber noch Steifigkeit und Anfangsschmerz bestehen

Ruta D6   Hat heilende Wirkung auf die Bänder und Sehnen und schließt gut an Rhus toxicodendron an

Äußere Anwendung
Arnica extern DHU Als feuchte Kompresse anwenden. Einen Teelöffel Tinktur auf einen viertel Liter Wasser; nur bei unverletzter Haut
Arnica-Salbe DHU/Arnica comp. Gel Am Gelenk einmassieren; nur bei unverletzter Haut
Calendumed-Salbe DHU Kann bei beschädigter Haut angewandt werden
Rhus-Rheuma-Gel N Mittel zur Nachbehandlung bei Steifigkeit

Wirbelsäulenverletzungen

Schwere Rückentraumen sind als Sportverletzung zum Glück relativ selten. Meist handelt es sich um Prellungen oder eine Zerrung der Rückenmuskulatur. Verletzungen der Wirbelsäule entstehen sehr selten durch körperliche Gewalt wie Tritte, Stöße oder Schläge. In den meisten Fällen sind Rückenverletzungen auf einen Sturz zurückzuführen, zum Beispiel bei Sportarten wie Reiten, Motorsport, Skifahren, Turnen, Gleitschirm- und Drachenfliegen, Judo und Ringen. Schwere Verletzungen entstehen meist durch Springen in flaches Wasser.

Wie bei allen Gelenkverletzungen können auch an der Wirbelsäule verschiedene Strukturen einzeln oder gleichzeitig beschädigt werden. In ersterem Fall ist oft schwierig festzustellen, welche Teile in Mitleidenschaft gezogen wurden. Bei Wirbelsäulenverletzungen ist große Vorsicht geboten, da immer die Gefahr einer Beschädigung des Rückenmarks besteht. Bei solchen Verletzungen stets zum Arzt gehen, der die Schwere der Verletzung beurteilen und die geeignete Behandlung festlegen kann. Eine falsch behandelte oder vernachlässigte Rückenverletzung kann jahrelange Beschwerden verursachen. Die Erste Hilfe muß sich darauf beschränken, den Verletzten möglichst bequem hinzulegen und einen Arzt zu rufen.

Siehe auch Nacken, steifer, Rückenschmerzen (Kapitel 4), Wirbelsäule (Kapitel 6) und Halswirbelverstauchung.

Zerrung

Siehe Verstauchung.

6 Knochen und Knorpel

Der menschliche Körper besitzt etwa zweihundert Knochen und Knöchelchen, die zusammen das Skelett bilden. Unsere Knochen bestehen etwa zur Hälfte aus festem Bindegewebe; die andere Hälfte sind Mineralsalze und Wasser. An bestimmten Stellen ist der knöcherne Teil des Skeletts mit Knorpel überzogen.

Die Knochen

Eine der wichtigsten Aufgaben der Knochen besteht darin, dem Körper Stabilität zu geben. Außerdem schützt das Skelett die inneren Organe. So ist zum Beispiel das Gehirn von den Schädelknochen umgeben, und die Organe des Brustraums werden von den Rippen geschützt. Weiterhin sind die Knochen Ansatzpunkte für die Muskeln.

Die platten Knochen wie zum Beispiel Schädelknochen, Schulterblatt, Rippen, Brustbein und Becken schützen die Körperorgane. Röhrenknochen wie etwa die Arm-, Bein- und die Fingerknochen sind lang und schlank und geben dem Körper seine Form. Sie bilden mit den Muskeln und Sehnen funktionelle Einheiten. Weiterhin gibt es Knochen, die dem Körper seine Beweglichkeit geben, die Knochen der Wirbelsäule sowie die Hand- und Fußwurzelknochen. Knochen sind untereinander verbunden durch eine Naht (zum Beispiel Schädelknochen), durch Knorpel (Rippen und Brustbein) oder durch Gelenke. Knochen bestehen aus einer harten äußeren Schicht, die eine schwammige Masse im Inneren umgibt. In den Hohlräumen der schwammigen Masse befindet sich das Knochenmark. Das Knochenmark der platten Knochen, etwa der Rippen, erzeugt Blutkörperchen.

Während der Wachstumsphase befinden sich an den Enden der Röhrenknochen besondere Knorpelscheiben. Dies ist der Epiphysenknorpel, an dem das Längenwachstum erfolgt. Die Knochen sind von einer dünnen Bindegewebshaut umhüllt, in der viele Blutgefäße und Nerven verlaufen, der sogenannten Knochenhaut (Periost). Die Knochenhaut überzieht den Knochen bis zum Gelenkknorpel. Bänder, Sehnen und Muskeln heften sich an der Knochenhaut an. Die Form, Länge und Dicke eines Knochens ist weitgehend erblich bedingt. Wenn jemand zart gebaut ist und schlanke, dünne Knochen hat, wird er niemals dickere Knochen bekommen. Allerdings können sich Knochen an Belastungen anpassen. Wenn sie regelmäßig stark beansprucht werden, nimmt ihre Festigkeit zu. Umgekehrt werden Knochen, die nicht belastet werden, im Laufe der Zeit dünn und brüchig.

Knorpel

Die Enden der Skelettstücke, die ein Gelenk bilden, sind mit Knorpel überzogen. Bei Erwachsenen sind diese Gelenkflächen nicht mehr durchblutet, weshalb sie schlecht oder gar nicht heilen. Bei Kindern in der Wachstumsphase wird der Knorpel in der Epiphysenfuge noch mit Blut versorgt.

Bei manchen Gelenken sind knorpelige Hilfsstrukturen vorhanden. Ein bekanntes Beispiel sind die Menisken des Kniegelenks. Hierbei handelt es sich um einen halbmondförmigen Knorpel, der die Gelenkebenen aneinander anpaßt.

Außerdem dienen solche Knorpel als Puffer. Wie die Gelenkflächen sind diese Knorpel nicht durchblutet und heilen daher nach einer Verletzung auch nicht von selbst. Dies ist der Grund, warum so viele Meniskusverletzungen letztlich operativ behandelt werden müssen.

Mögliche Beschwerden

Ermüdungsbruch

Bei einem Ermüdungsbruch, auch schleichender Bruch genannt, entstehen kleine Risse im Knochen, die durch wiederholte Überlastung des Knochens hervorgerufen werden. Solche Risse bilden sich häufig in den Knochen der Füße und Beine, da diese Körperteile die größten Kräfte bewältigen müssen. Vor allem in den Mittelfußknochen treten regelmäßig Ermüdungsbrüche auf. Bei Läufern ist oft das Schienbein betroffen, bei Weitspringern das Wadenbein.

Bei regelmäßigem Training passen sich die Knochen an die Kräfte an, die sie aufnehmen müssen; sie kräftigen sich, indem sie neues Knochengewebe bilden. Ermüdungsbrüche entstehen dann, wenn die Knochen noch keine Gelegenheit hatten, sich an stärkere Belastungen anzupassen. Wenn während der Belastung neue Knochensubstanz gebildet wird, wird gleichzeitig alte Knochensubstanz abgebaut. Unter ständiger Belastung kann jedoch dieses System seine Aufbauleistung nicht in ausreichendem Maße erbringen. Die Folge ist, daß die Bildung neuer Knochensubstanz zu langsam erfolgt. Dadurch entstehen Schwachstellen im Knochen. Wenn die Belastung anhält, ziehen die Muskeln an den betreffenden Skelettstücken gewissermaßen den Knochen auseinander. Dies ist der Ermüdungsbruch. Zu

Beginn merkt man hiervon wenig; erst nach etwa zwei Wochen beginnen die Schmerzen. Symptome, die auf einen Ermüdungsbruch hinweisen, sind Schmerzen bei Belastung, die in Ruhe wieder verschwinden, Druckschmerz am Knochen und Schwellung.

Ermüdungsbrüche sind schwierig festzustellen, weil die Risse oft so klein sind, daß sie auf der Röntgenaufnahme nicht sichtbar sind. Man muß also immer daran denken, daß plötzlich auftretende Schmerzen im Bein, Fuß, Hand oder Arm nach einer Zeit intensiven Trainings oder häufiger Wettkämpfe auf einen Ermüdungsbruch hinweisen können. Ein solcher Bruch braucht etwa sechs Wochen, um zu heilen. In dieser Zeit sollte man den betroffenen Bereich möglichst schonen; ein Gipsverband ist jedoch nicht nötig. Währenddessen kann man sich zur Aufrechterhaltung der Muskelkraft und Kondition mit einer anderen Sportart oder einem anderen Bewegungsablauf behelfen, so daß der Bruch nicht belastet wird. In Frage kommt etwa Schwimmen, das die Muskeln und die Kondition trainiert und Knochen und Gelenke nur minimal belastet, oder Fitneßtraining, bei dem man alle anderen Körperbereiche trainiert. Zur Vermeidung eines erneuten Auftretens der Verletzung empfiehlt es sich, die Eignung seiner Schuhe zu prüfen und die Trainingsdauer und -intensität zu verringern.

Zum Einnehmen
Calcium phosphoricum D6 Bei langsam heilenden Brüchen
Symphytum D6 Regt die Bildung neuer Knochensubstanz an
Symphytum Pentarkan D Zur Unterstützung der Heilung

Calendumed-Salbe DHU Macht die Muskeln im betroffenen
Bereich geschmeidig
Rhus-Rheuma-Gel N Wenn Steifigkeit zurückbleibt

Gelenkknorpel, Verletzung der

Bei einem Synovialgelenk (ein sehr bewegliches Gelenk mit
Gelenkschmiere wie zum Beispiel Schulter- und Hüftgelenk,
siehe Kapitel 5) sind die Enden der Gelenkstücke, die zusammen das Gelenk bilden, mit Gelenkknorpel überzogen.
Dieser Gelenkknorpel ist elastisches Gewebe, das reichlich
Kollagenfasern enthält. Es kann sich nach einer Verletzung
regenerieren, wodurch es sich von den losen Hilfsstrukturen gewöhnlicher Knorpel unterscheidet, die nicht durchblutet sind und daher nach einer Verletzung auch nicht
heilen können. Der Gelenkknorpel von Synovialgelenken
wird von der Gelenkschmiere mit Nährstoffen versorgt.
Dadurch können kleinere oder oberflächliche Schäden heilen. Eine solche Heilung ist jedoch stets mit der Bildung von
Narbengewebe verbunden, so daß die Gelenkoberfläche
anschließend weniger glatt ist als zuvor. Eine leichte Knor-
pelschädigung oder Überlastung des Knorpels bemerkt
man, wenn das betreffende Gelenk bei einer Anstrengung
schmerzt. Häufig befindet sich dann auch Flüssigkeit im
Gelenk. In diesen Fällen braucht man keine vollständige
Ruhe einzuhalten, doch empfiehlt es sich, die Trainingsbelastung etwas zu verringern und das Gelenk zu schonen.

Zum Einnehmen
Calcium fluoratum D6 Zur Beschleunigung der Heilung und
Nachbehandlung
Symphytum D6 Unmittelbar nach der Entstehung der Ver-
letzung

Kniebeschwerden

Die häufigste Ursache für Schmerzen im Knie ist Knorpelverschleiß. Dieses Leiden betrifft vor allem die Kniescheibe. Die Kniescheibe (Patella) liegt an der Vorderseite des Knies in der Sehne des vierköpfigen Oberschenkelmuskels. An der Rückfläche ist sie mit Gelenkknorpel überzogen. Bei Bewegungen des Beins gleitet die Kniescheibe über das Kniegelenk, und im Laufe der Zeit kann der Gelenkknorpel durch Verschleiß dünner werden. Durch einen Sturz, einen Tritt oder Stoß gegen die Kniescheibe kann eine kleine Beschädigung dieses Knorpels entstehen. Die Oberfläche ist dann nicht mehr glatt, wodurch es schneller zu Verschleiß kommt. Hierfür sind Schmerzen vorne am Knie das erste Symptom. Der Schmerz wird schlimmer, wenn man einige Zeit mit abgewinkelten Knien sitzt. In dieser Haltung wird die Rückseite der Kniescheibe gegen die Gelenkflächen gedrückt. Dies ist auch der Fall, wenn der Oberschenkelmuskel unter großem Kraftaufwand betätigt wird, zum Beispiel beim Treppensteigen, Springen oder Aufwärtslaufen an einem Hang.

Verschleiß kann man feststellen, indem man die Kniescheibe mit der Hand bewegt. Eine gesunde Kniescheibe gleitet glatt über das Kniegelenk, während bei einer Kniescheibe mit Verschleißerscheinungen eine Art Knirschen wahrnehmbar ist. Die Behandlung einer solchen Schädigung besteht in Ruhe und einer Kräftigung der Oberschenkelmuskeln. Wenn noch kein Verschleiß besteht, aber der Knorpel an der Rückseite der Kniescheibe gereizt ist (zum Beispiel durch anhaltende Anspannung), können dieselben Beschwerden auftreten. In diesen Fällen ist es vernünftig, einige Zeit das Training zu reduzieren und Aktivitäten zu vermeiden, bei denen die Oberschenkel stark beansprucht werden. Siehe auch Kapitel 5, Knieverletzungen.

Zum Einnehmen
Calcium fluoratum D6 Beschleunigt die Heilung bei Knorpelreizungen

Knochenbruch

Die häufigste Knochenverletzung ist der Knochenbruch (Fraktur). Im Prinzip kann jeder Knochen brechen, wenn die auftretende Kraft groß genug ist. Jeder Knochen hat durch seine Form eine schwache Stelle, an der Brüche bevorzugt auftreten. So sind zum Beispiel Oberarm- und Oberschenkelknochen lange Knochen, die oben in einem Gelenkkopf enden. Unterhalb dieses Gelenkkopfs ist der Knochenkörper etwas dünner. Wenn ein solches Knochenstück stark belastet wird, bricht viel eher dieser dünne Abschnitt unter dem Gelenkkopf als der dicke Teil des Knochens.

Knochenbrüche werden in zwei Kategorien eingeteilt, gewöhnliche Brüche und Ermüdungsbrüche. Die Ermüdungsbrüche wurden bereits oben in diesem Kapitel gesondert behandelt.

Bei einem gewöhnlichen Bruch ist der Knochen vollständig gebrochen. Hierbei wird wiederum zwischen einfachem und kompliziertem Bruch unterschieden. Beim einfachen Bruch ist die Haut nicht verletzt (geschlossener Bruch). Bei einem komplizierten Bruch (offener Bruch) steht die Knochenbruchstelle durch eine Wunde mit der Außenwelt in Verbindung, so daß der Knochen herausragt. Weiterhin werden vollständige Brüche nach dem Verlauf der Bruchlinie eingeteilt. Wenn der Knochen in gerader Linie gebrochen ist, spricht man von einem Querbruch. Dies ist die häufigste Form einer Fraktur. Eine ähnliche Form ist der Schrägbruch. In diesem Fall ist der Knochen in einer diagonalen geraden Linie schräg durch die Mitte des Knochens

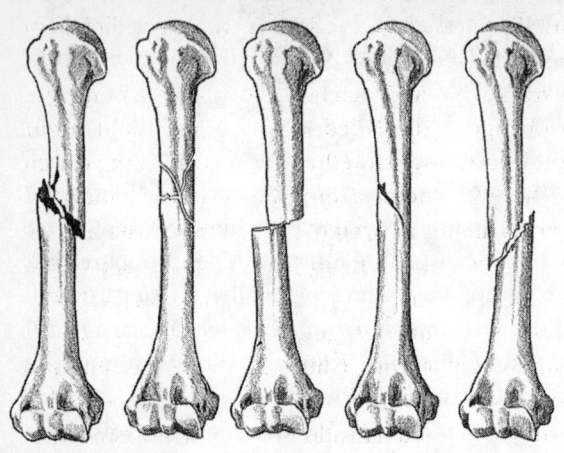

Knochenbrüche; von links nach rechts: Spiralbruch,
Splitterbruch, Querbruch, Grünholzbruch und Schrägbruch

gebrochen. Weiterhin gibt es Spiralbrüche, bei denen die
Bruchlinie schraubenförmig verläuft. Solche Brüche sind
vor allem bei Skiunfällen häufig, wenn der Körper eine
Drehbewegung ausführt und das Bein stehenbleibt. Bei
Splitterbrüchen liegt mehr als eine Bruchlinie vor; der Knochen ist in mehrere Stücke zertrümmert. Schließlich gibt es
noch den sogenannten Grünholzbruch, der vor allem bei
Kindern vorkommt. Weil die Knochen von Kindern noch
elastisch und biegsam sind, brechen sie weniger leicht als
die Knochen von Erwachsenen, die viel robuster und härter
sind. Man kann den Vorgang mit dem Bruch eines dünnen
grünen Zweigs vergleichen. Einen grünen Zweig muß man
sehr stark zusammenbiegen, bis er bricht; selbst dann reißt
nur eine Seite auf, während an der anderen Seite die beiden
Hälften zusammengefügt bleiben. Etwas Ähnliches ge-

schieht beim Bruch von Kinderknochen, der eigentlich kein vollständiger Bruch ist.

Symptome, die auf einen Bruch hinweisen, sind Schmerzen, Funktionsstörungen (die Gliedmaße können nicht mehr richtig bewegt werden), Schwellung und Verfärbung durch Bluterguß. Diese Erscheinungen können jedoch auch bei anderen Verletzungen auftreten. Sichere Kennzeichen eines Knochenbruchs sind unnatürliche Stellung der Gliedmaße, wenn beispielsweise eine Hand oder ein Fuß eine abnorme Lage einnimmt, ungewöhnliche Beweglichkeit, Unfähigkeit, die betroffenen Gliedmaße zu benutzen, und hörbares Knochenknarren.

Ein Knochenbruch bereitet in aller Regel große Schmerzen. Dies liegt daran, daß die den Knochen umgebende Haut (Periost) viele Nervenendigungen aufweist. Bei einem Bruch ist immer sofortige ärztliche Hilfe erforderlich. Bis zum Eintreffen des Arztes kann man die Schmerzen durch Kühlung bekämpfen. Der Bruch darf möglichst nicht bewegt werden. Anderenfalls können die Bruchenden, die oft sehr spitz sind, einen Nerv oder ein Blutgefäß beschädigen. Bei offenen Brüchen kommt es besonders auf eine rasche ärztliche Versorgung an. Durch die offene Wunde können Erreger eindringen und zu einer Entzündung des Knochens führen. Erste Hilfe besteht in diesem Fall in sterilem Abdecken der Wunde. Die weitere Behandlung eines solchen Bruchs umfaßt die Reinigung der Wunde (im Krankenhaus), worauf ein steriler Verband angebracht wird. Die Knochenstücke werden eingerichtet, und der Bruch wird durch einen Gipsverband oder eine Schiene fixiert. Nach einer Woche wird der Verband abgenommen und die Wunde genäht. Dies geschieht noch nicht bei der Erstversorgung, weil sich möglicherweise Schmutzpartikel in tieferen Schichten befinden, die dann nicht mehr an die Oberfläche gelangen und eine Entzündung auslösen können. Eine weitere akute Gefahr bei einem Bruch mit einer Blutung ist die Entstehung eines Schocks durch Blutverlust (siehe Kapitel 7). Schockanzeichen sind eine blasse Haut mit kaltem Schweiß; der Betroffene ist benommen, verwirrt und verliert das Bewußtsein. Unverzügliche ärztliche Hilfe ist erforderlich!

Ein geschlossener Bruch wird im Krankenhaus eingerichtet, so daß die Bruchflächen wieder zusammenwachsen können. Anschließend wird der Bruch mittels Gips- oder Kunststoffverband fixiert. In manchen Fällen ist ein operativer Eingriff notwendig, bei dem die Knochenstücke mit Platten, Schrauben und Nägeln befestigt werden.

Die Heilung eines Bruchs kann innerhalb einiger Wochen abgeschlossen sein; je nach Art des Bruchs dauert dies eventuell jedoch auch über ein Jahr. Unmittelbar nach dem Bruch beginnt der körpereigene Heilungsprozeß. In der Umgebung des Bruchs sind kleine Blutgefäße geplatzt, wodurch an der betroffenen Stelle reichlich Blut vorhanden ist, das Aufbaustoffe und Sauerstoff enthält. In der ersten Woche wird dieses Blut durch die Gerinnung dicker. Dieser Blutklumpen stellt die Verbindung zwischen den beiden Knochenenden her und formt sich in der zweiten Woche zu neuem Knochengewebe um, dem Kallus. Dann ist es nur noch eine Frage der Zeit, bis die frühere Festigkeit des Knochens wiederhergestellt ist.

Wenn der Stützverband abgenommen ist, kann man wieder mit Übungen beginnen. Durch den Gipsverband werden die Gelenke steif und die Muskeln schlaff. Unter physiotherapeutischer Begleitung können durch fortwährendes Üben die alte Beweglichkeit und die frühere Muskelkraft in den meisten Fällen wiederhergestellt werden.

Siehe auch Ermüdungsbruch.

Zum Einnehmen
Arnica D6 Sofort nach der Verletzung, um die Schwellung und den Bluterguß zu begrenzen
Calcium phosphoricum D6 Bei langsam heilenden Brüchen
Symphytum D6 Regt die Bildung neuen Knochengewebes an
Symphytum Pentarkan D Zur Unterstützung der Heilung

Äußere Anwendung
Calendumed-Salbe DHU Wenn der Stützverband abgenommen ist; macht die Muskeln wieder geschmeidig
Rhus-Rheuma-Gel N Zur Nachbehandlung, wenn eine Steifigkeit zurückgeblieben ist

Knochenhautentzündung

Knochenhautentzündungen treten vor allem am Schienbein auf. Der Schmerz sitzt dabei besonders an der Innenseite des unteren Schienbeinabschnitts. Es handelt sich im Grunde um eine Erkrankung der an der Rückseite des Schienbeins ansetzenden Sehne (diese Sehne bewirkt unter anderem das Abdrücken beim Laufen), wobei die Knochenhaut mitgereizt ist. In Ruhe verschwinden die Beschwerden, die jedoch bei Bewegung wiederkehren. Ursachen für eine Knochenhautentzündung können Laufen auf einem harten Untergrund, zu hartes Landen auf dem Fußballen oder übermäßige Innendrehung des Fußes beim Laufen sein.
Bei einer Knochenhautentzündung ist es wichtig, den betroffenen Bereich mindestens eine Woche lang zu schonen, d. h. nur unbelastet und höchstens bis zur Schmerzgrenze bewegen, damit sich die Erkrankung nicht verschlimmert. Dadurch ist die Ursache beseitigt, aber das Leiden noch nicht geheilt. Hierfür können Eispackungen eingesetzt werden. Daneben kann man mit vorsichtigen Dehnungsübun-

gen beginnen. Wenn die Erkrankung durch einen falschen Bewegungsablauf verursacht ist, muß man diesen Ablauf korrigieren.

Eine Entzündung der Knochenhaut (Periost) heilt meist langsamer als eine Prellung, und die völlige Genesung nimmt leicht einige Wochen in Anspruch. Wenn die Entzündung abgeklungen ist, kann man wieder vorsichtig mit leichtem Training beginnen. Dabei muß man möglichst auf weichem Boden laufen und Schuhe tragen, die den Landungsstoß möglichst gut polstern. Bei der Auswahl von Sportschuhen sollte man vor allem auf eine gut federnde Ferse achten.

Zum Einnehmen
Ruta D6   Im Wechsel mit Symphytum D6
Symphytum D6   Im Wechsel mit Ruta D6

Äußere Anwendung
Calendumed-Salbe DHU   Im ersten Stadium
Rhus-Rheuma-Gel N   Zur Nachbehandlung, wenn noch Steifigkeit und Schmerz zurückgeblieben sind

Knochenhautprellung

Die Knochenhaut (Periost) ist sehr empfindlich, weil sie von vielen Blutgefäßen und Nervenendigungen durchzogen ist. An einigen Stellen liegen die Knochen dicht unter der Haut, so daß sie nicht durch Muskeln geschützt sind. Dies ist zum Beispiel der Fall am Schienbein, aber auch seitlich am Unterarm. Durch einen Tritt oder einen harten Ballschuß gegen einen solchen Körperteil kann leicht eine Quetschung des Periosts entstehen. Bei Sportarten wie Rugby, Hockey und Fußball sind Knochenhautquetschungen besonders häufig. Es kann zu einer Schwellung und Verfärbung der Haut kommen. Weil die Knochenhaut gut durchblutet ist, heilen solche Verletzungen jedoch relativ schnell. Siehe auch Knochenprellung.

Zum Einnehmen
Arnica D6 Wirkt gegen Schwellungen und Verfärbung der Haut; umgehend nach Entstehung der Verletzung einnehmen
Ruta D6 Beschleunigt die Heilung der Knochenhaut; im zweiten Stadium verwenden
Symphytum D6 Wirkt intensiv auf die Knochenhaut

Äußere Anwendung
Rhus-Rheuma-Gel N Bei Steifigkeit und Schmerzen

Knochenprellung

Wie an anderem Gewebe können auch an Knochen Prellungen entstehen. Sie werden meist durch ein sogenanntes stumpfes Trauma verursacht: einen Schlag, Stoß oder Tritt. In der Regel ist eine Prellung die Folge eines Sturzes, eines Zusammenpralls mit einem Spielgegner oder einem Sportgerät, aber auch einer falschen Bewegung während des Sports. Sehr oft sind die Rippen betroffen. Die Rippen können großen Kräften widerstehen, weil sie sowohl nach hinten, wo sie mit den Wirbeln gelenkig verbunden sind, als auch nach vorne ausweichen können, wo sie mit einem Knorpel aneinander bzw. am Brustbein befestigt sind. Vor einer Prellung sind sie dadurch dennoch nicht geschützt.
Bei einer Knochenprellung handelt es sich vor allen Dingen um eine Schädigung der Knochenhaut (Periost), die besonders reich an Nerven und Blutgefäßen ist. Eine Knochenprellung schmerzt meist sehr, eine Rippenprellung manch-

mal so sehr, daß der Betreffende kaum mehr atmen kann. Bei einer Knochenprellung sollte man wie bei allen Prellungen den betroffenen Körperteil vor allen Dingen kühlen, indem man ihn unter fließendes kaltes Wasser hält oder einen Eisbeutel auf einem Handtuch über die betroffene Stelle legt. Diese Anwendung muß man mindestens fünfzehn Minuten lang durchführen, um die Schwellung zu verringern. Danach ist vor allem Ruhe wichtig. Anschließend kann man wieder mit Bewegungsübungen beginnen, um einer Versteifung vorzubeugen. Näheres hierzu steht in Kapitel 11, Erste Hilfe und Nachbehandlung.

Wenn der Schmerz durch das Kühlen nicht zurückgeht, bei Belastung weiterhin Schmerzen auftreten oder ein Funktionsverlust besteht, ist an einen Knochenbruch zu denken. Gehen Sie zum Arzt, und lassen Sie sicherheitshalber eine Röntgenaufnahme machen.

Siehe auch Prellung (Kapitel 4) und Knochenhautprellung.

Zum Einnehmen

Arnica D6 Sofortige Anwendung, um die Schwellung und den Bluterguß zu bekämpfen

Bryonia D6 Wenn die geringste Bewegung schmerzt oder der Schmerz bei jeder Bewegung schlimmer wird

Ledum D6 Wenn Kälte den Schmerz bessert

Ruta D6 Heilt die Knochenhaut; in der zweiten Phase

Senega D6 Bei Rippen- und Brustwandprellungen

Symphytum D6 Wirkt intensiv auf die Knochenhaut

Äußere Anwendung

Arnica comp. Gel Bei Prellungen, wenn die Haut nicht beschädigt ist

Arnica extern DHU Unverdünnt als Kompresse anwenden; wirkt gegen Schwellung und Verfärbung

178

Calendumed-Salbe DHU Bei Prellungen, wenn die Haut beschädigt ist

Meniskusschäden

Ein Meniskusriß ist eine relativ häufige Verletzung, die meist durch einen Sturz auf das Knie oder einen Zusammenprall mit einem Gegenspieler entsteht. Eine solche Verletzung kommt besonders im Fußball häufig vor. Ein typischer Meniskusriß entsteht dadurch, daß der stark belastete Unterschenkel fest auf dem Boden steht, während gleichzeitig der Oberschenkel eine Drehbewegung ausführt. Die Meniskusscheibe wird bei einer solchen Bewegung sehr stark komprimiert, wodurch sie platzt oder reißt.

Der Meniskus kann durch eine starke Krafteinwirkung schlagartig reißen, doch manchmal entsteht auch ein kleiner Riß, der dann durch weitere Belastung beim Training immer größer wird. Wenn der Meniskus reißt, hat man eine Empfindung, als ob sich im Knie plötzlich etwas lösen würde. Im Laufe der folgenden Stunden wird das Knie durch die Schwellung steif, und man kann es kaum mehr beugen. Der Schmerz ist an der Seite, an der der Meniskus gerissen ist. Wenn ein Stück des Meniskus abgerissen ist, wandert es möglicherweise im Gelenk. In diesem Fall kann das Knie meist nicht mehr durchgestreckt werden.

Die Beschwerden, die bei einem kleinen Riß auftreten, klingen meist innerhalb weniger Tage ab. Dies bedeutet jedoch nicht, daß der Riß geheilt wäre. Der Knorpel regeneriert sich nicht, weshalb eine Meniskusverletzung immer wieder Beschwerden machen kann. Sooft eine bestimmte Drehbewegung im Knie ausgeführt wird (die Bewegung, durch die die Verletzung entstand), können die Beschwerden wiederkehren. Dies geschieht nicht nur beim Sport, sondern auch bei normalen alltäglichen Bewegungen.

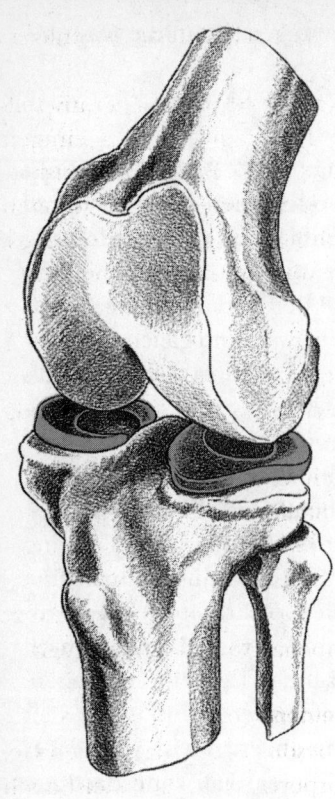

Lage der Menisken
im Kniegelenk

Neben Beschwerden wie Schmerzen und Schwellung kann
ein gerissener Meniskus auch weiterreichende Folgen haben. Der Meniskus hat die Funktion eines Puffers zwischen
den Enden von Oberschenkel- und Unterschenkelknochen.
Wenn er gerissen ist, reiben die Gelenkflächen der Knochenenden bei Bewegungen am gerissenen Meniskus. Dadurch wird der Knorpel dieser Gelenkflächen mit der Zeit
rauh und uneben. Es kommt zu einer degenerativen Verän-

derung des Gelenkknorpels, die schließlich zu Gelenkverschleiß (Arthrose) führt.

Heute wird ein beschädigter Meniskus meist operativ teilweise entfernt. Im günstigsten Fall kann man nach einigen Wochen wieder sportlich aktiv werden. Bei einer Meniskusverletzung muß daher immer ein Spezialist zu Rate gezogen werden. Neben dieser Behandlung kann man den Heilungsverlauf mit homöopathischen Mitteln beschleunigen.

Zum Einnehmen
Apis mellifica D6   Bei Flüssigkeitsansammlungen im Gelenk
Arnica D6   Sofort nach der Verletzung, um der Schwellung entgegenzuwirken
Calcium fluoratum D6   Zur Nachbehandlung nach Arnica
Rhus toxicodendron D6   Wenn Steifigkeit zurückbleibt

Äußere Anwendung
Arnica comp. Gel   In den ersten Tagen bei unverletzter Haut
Rhus-Rheuma-Gel N   Zur Nachbehandlung bei Steifigkeit

Steißbein, Schmerzen nach einem Sturz

Das Steißbein liegt in einem besonders nervenreichen Gebiet. Ein Sturz auf diesen Körperteil ist daher meist auch sehr schmerzhaft. Es kann eine Verstauchung auftreten, wobei Nerven beschädigt werden. Die Schmerzen halten oft monatelang an. Wie bei Wirbelsäulenverletzungen sollte man zum Arzt gehen, um die Schwere des Traumas feststellen zu lassen. Die Therapie kann in einer Einrichtung der Knochen, Schmerzbehandlung und möglicherweise Operation bestehen. Durch Röntgenaufnahmen stellt man fest, ob der Knochen gebrochen oder angebrochen ist.

Zum Einnehmen
Arnica D6 Sofort nach der Verletzung zur Bekämpfung der Schwellung und des Blutergusses
Hypericum D6 Beruhigt nervenreiches Gewebe

Äußere Anwendung
Arnica comp. Gel Im akuten Stadium, bei unverletzter Haut
Calendumed-Salbe DHU Bei verletzter Haut

Tennisarm
Siehe Kapitel 4, Tennisellenbogen.

Wirbelsäule
Die Wirbelsäule ist die tragende Struktur des Rumpfes und enthält in ihrem Inneren wichtige Teile des Nervensystems. Zwischen den Wirbeln entspringen Nerven, die sich zu allen Körpermuskeln verzweigen. Die einzelnen Wirbel sind über starke Bänder und Muskeln miteinander verbunden. Rükkenschmerzen können auf eine Verletzung von Knochen, Muskeln oder Bändern hinweisen. Bei Wirbelbrüchen kann es zu einer Schädigung des Rückenmarks kommen. Hierauf hinweisende Symptome sind plötzliche starke Rückenschmerzen, die manchmal zur Vorderseite des Körpers ausstrahlen, Bewegungsunfähigkeit, Empfindungsausfall und Lähmungserscheinungen.
Bei manchen Kraftsportarten kann eine Überlastung der Halswirbelsäule auftreten. Meist ist der sechste oder siebte Halswirbel betroffen. Eine häufig vorkommende Verletzung der Halswirbelsäule ist die Verstauchung (siehe Kapitel 5).
Verletzungen am Rücken und an der Wirbelsäule müssen stets von einem Arzt oder Physiotherapeuten untersucht werden. Eine kleine Rückenverletzung, die vernachlässigt

wird, kann zu chronischen Schmerzen führen. Außerdem spielt die Wirbelsäule sowohl für das Nervensystem wie für das Skelett eine so wichtige Rolle, daß auch geringere Verletzungen schwere Folgen haben können, wenn diese nicht rechtzeitig und richtig behandelt werden. Wirbelsäulenverletzungen eignen sich nicht für die Selbstbehandlung; gehen Sie zu einem homöopathischen Arzt oder Heilpraktiker.

Siehe auch Rückenverletzungen, Verstauchung (Kapitel 5) und Rückenschmerzen (Kapitel 4).

Äußere Anwendung
Rhus-Rheuma-Gel N Zur Nachbehandlung, wenn Rückenmuskeln im Bereich einer Verletzung gespannt bleiben

7 Beschwerden
der inneren Organe

In diesem Kapitel werden zunächst einige Organsysteme unseres Körpers beschrieben. Die behandelten Organe spielen eine wichtige Rolle für unsere Kondition (zum Beispiel das Atemsystem) und/oder werden durch veränderte Verhältnisse im Körper während des Sports (beispielsweise die Verdauung) beeinflußt. Anschließend besprechen wir Beschwerden dieser Organe, die durch sportliche Betätigung ausgelöst werden können.

Herz und Kreislauf

Das Blut führt Sauerstoff und andere Nährstoffe an Muskeln und Organe heran und transportiert die dort gebildeten Stoffwechselschlacken ab. Das Herz pumpt sauerstoffreiches Blut in die Schlagadern. Diese verzweigen sich weiter bis zu kleinen Haargefäßen. Im Gebiet der Haargefäße werden Sauerstoff und Nährstoffe an das Gewebe abgegeben und Stoffwechselschlacken aufgenommen. Anschließend laufen die Haargefäße wieder zu einem etwas dickeren Blutgefäß zusammen; alle diese Blutgefäße vereinigen sich zu den Venen, die das Blut zum Herzen zurückführen. Das Herz pumpt das Blut zu den Lungen, wo Kohlensäure abgegeben und Sauerstoff aufgenommen wird. Mit dem frischen

Sauerstoff kehrt das Blut zum Herzen zurück und wird von dort aus erneut durch den Körper gepumpt.

Durch Sport kann man die Herzfunktion enorm verbessern. Die Leistungsfähigkeit des Herzens kann man anhand dreier Faktoren beurteilen: der Blutmenge, die je Herzschlag ausgestoßen wird, der Zahl der Herzschläge pro Minute und der gesamten Förderleistung des Herzens pro Minute. Einen Vergleich zwischen einer trainierten und einer untrainierten Person in Ruhe zeigt Tabelle 11.

	Untrainiert	Trainiert
Schlagvolumen	60 ml	100 ml
Pulsfrequenz (Schläge pro Minute)	85	65
Minutenvolumen	5,1 l	6,5 l

Tabelle 11

Bei voller Belastung wird dieser Unterschied noch deutlicher, wie Tabelle 12 zeigt

	Untrainiert	Trainiert
Schlagvolumen	100 ml	150 ml
Pulsfrequenz (Schläge pro Minute)	200	185
Minutenvolumen	20 l	28 l

Tabelle 12

Die Verteilung des Blutes

Die Verteilung des Blutgesamtvolumens im Körper ist in Ruhe und bei Belastung unterschiedlich. Wieviel Blut ein Körperteil empfängt, hängt davon ab, wieviel Sauerstoff und Nährstoffe der betreffende Körperteil braucht und wie viele Abbauprodukte abtransportiert werden müssen. Wenn der Körper in Ruhe ist, fließt der größte Teil des Blutstroms zu den inneren Organen, die für die Verdauung, die Zerlegung von Schlackenstoffen usw. zuständig sind. Beim Sport wird der größte Teil des Blutstroms zu den Muskeln geschickt, da er dort am meisten benötigt wird. Dies geschieht dadurch, daß Arterien zu Organen mit weniger dringlichen Aufgaben sich zusammenziehen und weniger Blut passieren lassen. Die Empfehlung, vor dem Sport nichts zu essen, hat mit dieser Blutverteilung zu tun: Nach dem Essen brauchen die Verdauungsorgane viel Blut, um die Nährstoffe abgeben zu können. Wenn man nun sofort nach dem Essen Sport treibt, gelangt das Blut nicht zu den Verdauungsorganen, weil es in den Muskeln benötigt wird. Dadurch können Verdauungsprobleme auftreten.

Dies verdeutlicht Tabelle 13. Wenn hundert Milliliter Blut ausgestoßen werden, verteilt sich dieses in Ruhe bzw. bei großer Anstrengung wie dort angegeben.

	Ruhe	Große Anstrengung
Blutgefäße des Herzens	4-5 ml	4-5 ml
Gehirn	15 ml	4-6 ml
Nieren	20-25 ml	2-3 ml
Verdauung	25-30 ml	3-5 ml
Muskeln	15-20 ml	80-85 ml

Tabelle 13

Aus dieser Tabelle wird deutlich, daß vor allem die Organe, die für die Verarbeitung von aufgenommener Nahrung und den Abtransport von Stoffwechselschlacken sorgen (Nieren und Verdauungsorgane), bei Anstrengungen weniger gut durchblutet werden.

Die Atmung

Das Atemsystem versorgt den Körper mit dem benötigten Sauerstoff und transportiert die Ausatmungsluft (unter anderem Kohlendioxid) ab. Das Atemsystem umfaßt Nase, Luftröhre und Lungen. Die Außenluft strömt durch die Nase, wo sie vorgewärmt und befeuchtet wird, in den Körper ein. Die Mundatmung ist ungünstig, weil dadurch der Schritt der Vorwärmung und Befeuchtung übergangen wird. Außerdem ist die Nase mit einer Schleimhaut mit kleinen Härchen ausgekleidet, die kleine Staubteilchen aus der Luft filtern, so daß sie nicht in die Lungen gelangen können.

Über die Nase strömt die Luft weiter durch den Rachen in die Luftröhre. Die Luftröhre ist ein breiter Schlauch, der mit Knorpelringen versteift ist. Oberhalb der Lungen gabelt sich die Luftröhre in die beiden Stammbronchien. Jeder Bronchus verzweigt sich in eine Lunge und dort wiederum in die sogenannten Bronchiolen. Die Lungen sind stark gelappt, wodurch die gesamte Oberfläche erheblich größer ist als die Lunge selbst: Die Oberfläche, an der Sauerstoff aufgenommen wird und Kohlensäure und Wasser abgegeben werden können, beträgt mindestens 56 Quadratmeter. Wie oft man pro Minute atmet, hängt vom Sauerstoffbedarf ab. Ein Erwachsener in Ruhe atmet etwa vierzehn- bis zwanzigmal pro Minute, während sich beim Sport die Atemfrequenz auf das Zwei- bis Dreifache erhöhen kann. In Ruhe wird nur ein kleiner Teil der Lungen betätigt; im restlichen Lungenraum steht die Luft still. Durch tiefes Einatmen kann sieben- bis achtmal soviel Luft eingeatmet werden wie bei normaler Atmung.

Das Einatmen ist ein aktiver Prozeß, bei dem Muskeln die Rippen nach oben und außen ziehen, während das Zwerchfell nach unten geht. Dadurch wird der Raum im Brustkasten vergrößert, so daß Luft einströmt. Die Ausatmung erfolgt dadurch, daß sich die Muskeln entspannen; der Brustkasten geht elastisch in die Normallage zurück, und die Luft strömt wieder aus. Wieviel Luft insgesamt in die Lungen gelangt, hängt davon ab, wie oft man atmet und wieviel Luft bei jedem Atemzug eingesogen wird. In Ruhe und bei großer Anstrengung ergeben sich hierfür sehr unterschiedliche Werte. Dies verdeutlicht Tabelle 14.

	Ruhe	Große Anstrengung
Luftvolumen je Atemzug	0,5 l	1,5-3,5 l
Atemzüge pro Minute	16	50
pro Minute eingeatmete Luft	8 l	75-175 l

Tabelle 14

Verdauungssystem und Harnwege

Das Verdauungssystem zerkleinert die aufgenommene Nahrung und baut sie zu Substanzen ab, die in das Blut aufgenommen werden können. Die Nahrung dient als Baustoff für neue Körperzellen und liefert Energie für die Muskeln. Der Verdauungskanal beginnt mit dem Mund und endet mit dem Anus. Im Mund wird die Nahrung durch den Kauvorgang zerkleinert und mit Speichel durchmischt. Durch die Schluckbewegung gelangt die vorzerkleinerte Nahrung über die Speiseröhre in den Magen, wo sie weiter zerkleinert und mit den Magensäften vermischt wird. Der nächste Verdauungsabschnitt ist der Dünndarm. Dessen erster Teil, der Zwölffingerdarm, vermischt den Speisebrei (Chymus) mit den Absonderungen der Bauchspeicheldrüse, mit Darmsäften und Galle aus der Gallenblase. Im folgenden Abschnitt des Dünndarms werden die verwertbaren Stoffe über die Darmwand aufgenommen und mit Blut und Lymphe weitertransportiert. Im Dickdarm schließlich wird Wasser resorbiert, wodurch der Rest des Speisebreis weiter eindickt. Schließlich verläßt er als Kot unseren Körper.

Aus den verwertbaren Stoffen, die im Dünndarm resorbiert werden (Moleküle verdauter Fette, Eiweiße und Kohlehydrate), baut der Körper eigenes Fett, Eiweiß und Kohlehydrate auf. So wird zum Beispiel Glukose, die beim Abbau von Kohlehydraten entsteht, in der Leber als Glykogen (eine Art Stärke) oder im Gewebe als Fett gespeichert. Fett und Glykogen sind Energieträger. Wenn der Körper Energie braucht, werden diese Stoffe aus dem Speicher entnommen und verbrannt.

Bei der Energiegewinnung aus Nährstoffen entstehen Stoffwechselschlacken, die giftig sind und aus dem Körper entfernt werden müssen. Das Blut transportiert diese Schlackenstoffe zu den Nieren, wo sie zusammen mit überschüssigem Wasser aus dem Blut gefiltert werden. Anschließend wird die Flüssigkeit über die Harnleiter zur Blase befördert. Diese Flüssigkeit entleeren wir über die Harnröhre als Urin. Weitere Schlackenstoffe werden über das Blut zur Leber transportiert, wo sie zerlegt oder zur Ausscheidung an die Eingeweide übergeben werden.

Störungen lebenswichtiger Funktionen

Die oben beschriebenen Organe und Funktionen sind lebenswichtig. Dies gilt vor allem für Atmung und Kreislauf. Bei schweren Verletzungen können diese Funktionen ausfallen oder gestört sein. Bei Wettkämpfen und anderen organisierten Sportereignissen sind meist ausgebildete Sanitäter oder Ärzte anwesend, die in Notfällen eingreifen können. Eine Störung lebenswichtiger Funktionen kann jedoch auch dann auftreten, wenn keine Erste-Hilfe-Stelle in der Nähe ist. Deshalb ist es wichtig, einige Grundkenntnisse zu besitzen, damit man im Notfall selbst etwas tun kann.

Störungen von Atmung und Kreislauf

Bei einer Störung der Atmung ist vor allen Dingen festzustellen, ob ein Atemstillstand besteht. Merkmale eines Atemstillstands sind fehlende Bewegungen des Brustkastens, fehlendes Atemgeräusch, Blauverfärbung von Fingern und Lippen und Bewußtlosigkeit des Betreffenden. Eine Störung der Atmung kann verschiedene Ursachen haben: Blockierung der Atemwege durch Einatmen von Erbrochenem, Schleim oder Fremdkörpern, Zurücksinken der Zunge bei Bewußtlosigkeit, Brustkorbverletzungen, bei denen die Lungen kollabieren können (Pneumothorax), Schädigung des Atemzentrums durch Schädelverletzung oder Schwellung im Rachenraum durch ein verschlucktes Insekt. Auch bei schwerer Unterkühlung, Erfrierungen oder Überhitzung kann die Atmung gestört sein. In allen diesen Fällen muß rasch und gezielt gehandelt werden.

Bei großen Anstrengungen oder kurz danach kann ein Sportler so sehr um Luft ringen, daß das Atmen Schmerzen bereitet. Manchmal kommt es zu einer Hyperventilation (zu schnelles und zu flaches Atmen). Weiterhin können Asthmapatienten beim Sport einen akuten Anfall bekommen. In diesen Fällen genügt es meist, den Betroffenen zu beruhigen, ihn anzuhalten, ruhig zu atmen, und ihm gegebenenfalls bei der Einnahme seines Arzneimittels zu helfen.

Kennzeichen einer schweren Kreislaufstörung sind nichttastbarer Puls, geweitete Pupillen, fehlende Atmung, Bewußtlosigkeit, bläulich verfärbte Lippen und Finger. Selbstverständlich ist hier nur sofortiges Eingreifen lebensrettend. Allgemeine Kreislaufstörungen kommen unter anderem bei Herzstillstand oder einem zu schnellen Puls vor.

Lokale Durchblutungsstörungen können durch beengende Kleidung oder langes Verharren in derselben Position verursacht werden. In diesen Fällen genügt die Beseitigung der Ursache, um die Durchblutung wieder in Gang zu bringen.

Erste Hilfe bei Störungen lebenswichtiger Funktionen

Man muß in solch einem Notfall umgehend von einer dritten Person einen Notarzt rufen lassen. Zuerst sorgt man dafür, daß die Atemwege frei sind und frei bleiben. Fremdkörper im Mund- und Rachenraum (Kaugummi, Essensbissen) müssen schnellstens mit dem Finger entfernt werden. Durch Überstrecken des Kopfs nach hinten wird die Luftröhre optimal geöffnet.

Lockern Sie beengende Kleidung. Wenn die Atmung durch diese Maßnahmen wieder in Gang kommt, bringen Sie den Verletzten in die stabile Seitenlage und überwachen die Atmung weiter.

Wenn die Atmung durch diese Maßnahmen nicht wieder in Gang kommt, muß sofort eine Mund-zu-Mund-Beatmung eingeleitet werden: den Verletzten auf den Rücken legen und neben seinem Kopf abknien, die eine Hand unter das

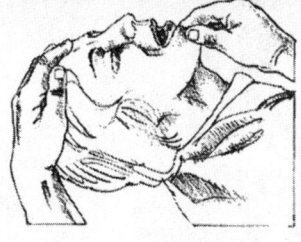

Freimachen der Atemwege:
Durch Überstrecken des Kopfes
nach hinten wird die Luftröhre
optimal geöffnet.

Kinn, die andere auf seine Stirn legen, den Kopf so weit wie
möglich nach hinten überstrecken. Dadurch öffnet sich der
Mund des Verletzten. Mit Daumen und Zeigefinger der
Hand, die auf der Stirn liegt, drücken Sie die Nasenflügel
fest zu. Atmen Sie einmal tief ein und aus, dann müssen Sie
erneut einatmen und den weit geöffneten Mund dicht
schließend auf den Mund des Verletzten legen. Atmen Sie
ruhig aus und prüfen Sie, ob sich die Brust des Verletzten
hebt. Etwa zwölfmal pro Minute sollte man ihn in dieser
Weise beatmen. Wenn Mund-zu-Mund-Beatmung nicht
möglich ist, zum Beispiel wegen eines Bruchs des Unterkie-
fers, kann man Mund-zu-Nase-Beatmung anwenden. Diese
Beatmung verläuft in derselben Weise, wobei man jedoch
den Mund des Verletzten verschließt und die Luft über die
Nase in die Lungen bläst.
Bei einem gleichzeitigen Kreislaufstillstand muß man versuchen, mittels äußerer Herzmassage den Kreislauf wieder in
Gang zu bekommen. Diese Herzmassage muß von einer
speziell ausgebildeten Person durchgeführt werden, da bei
unsachgemäßer Anwendung der Schaden größer sein kann
als der Nutzen. Bei zu starkem Druck können Rippenbrüche
entstehen, und durch Druck an der falschen Stelle bleibt die
gewünschte Wirkung aus. In den Erste-Hilfe-Kursen der
Rettungsorganisationen wird die Mund-zu-Mund-Beat-

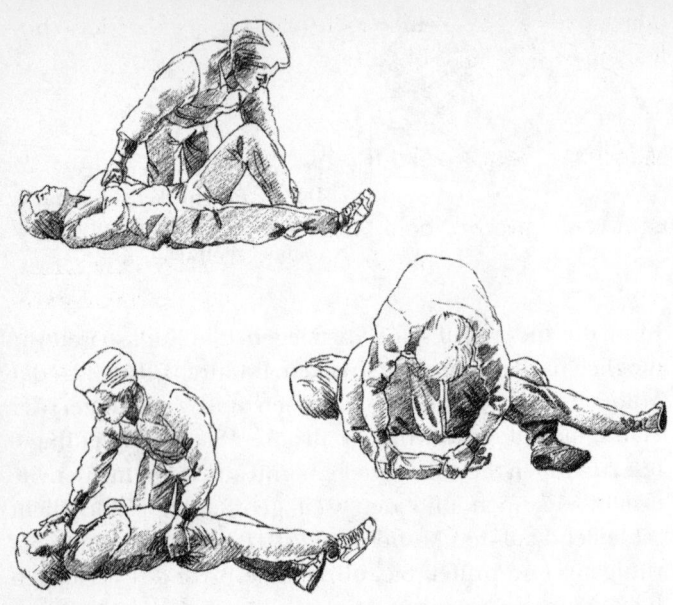

Die stabile Seitenlagerung eines Verletzten (»Nato-Lagerung«): Neben dem Gesicht des Verletzten abknien. Das Bein an der dem Helfenden zugewandten Seite in Hüfte und Knie abwinkeln und den Fuß unter das Knie des anderen Beins schieben. Den Arm an der dem Helfenden zugewandten Seite gestreckt am Körper des Verletzten anlegen, wobei seine Hand mit nach oben weisender Handfläche unter sein Gesäß geschoben wird. Die andere Hand des Verletzten so über seine Brust führen, daß die Hand auf der Schulter ruht. Jetzt den Verletzten an Schulter und Hüfte (Gürtel) fassen und vorsichtig über den gestreckten Arm zu sich herziehen. Wenn man ihn halb gedreht hat, den Kopf mit der Hand auffangen, die erst auf seiner Schulter lag. Den Kopf des Verletzten in den Nacken strecken und auf seinem Handrücken lagern. Dafür sorgen, daß er ungehindert atmen kann, und gegebenenfalls den unter seinem Körper liegenden Arm vorsichtig am Ellenbogen herausziehen.

mung gelehrt. Diese Kurse sollte man regelmäßig wiederholen, am besten alle zwei Jahre.

Mögliche Beschwerden

Bauchbeschwerden beim Sport

Beim Sport können plötzliche Bauchbeschwerden auftreten. Meist handelt es sich um Magen- oder Darmkrämpfe, die durch die ständige Erschütterung des Darminhalts ausgelöst werden, zum Beispiel beim Laufen. Außerdem kann die Magen- oder Darmwand durch schwerverdauliche Nahrungsmittel gereizt werden, die man vor dem Sport zu sich genommen hat oder die noch nicht verdaut sind. Eine weitere Ursache für Bauchbeschwerden beim Sport ist das Eintrocknen des Darminhalts durch Flüssigkeitsverlust. Meist genügt vorübergehende Ruhe, um die Beschwerden abklingen zu lassen. Bei starkem Flüssigkeitsverlust nimmt man am besten etwas flüssige Nahrung zu sich.

Zum Einnehmen
Magnesium phosphoricum D12 Krampflösend; einige Tabletten in warmem Wasser auflösen

Bauchbeschwerden durch
kalte Getränke oder Speisen

Nach großen Anstrengungen oder an einem heißen Tag sind ein großes Glas eines kalten Getränks oder ein kühles Eis sehr verlockend, um sich Kühlung zu verschaffen. Die Aufnahme eisgekühlter Nahrungsmittel kann jedoch Beschwerden verursachen, insbesondere unmittelbar nach Anstrengungen. Warten Sie, bis Sie ein wenig abgekühlt sind. Wenn man etwas Kaltes ißt oder trinkt, sollte man diese

Speisen im Mund ein wenig warm werden lassen und nicht sofort schlucken. Andernfalls muß man damit rechnen, daß Magen und Darm auf diesen Kälteschock sehr heftig reagieren. In solchen Fällen kann Homöopathie die Heilung der Eingeweide beschleunigen.

Zum Einnehmen
Arsenicum album D6 Beschwerden nach dem Genuß von kalten Speisen oder Getränken
Carbo vegetabilis Pentarkan Allgemeinmittel bei Magen- und Darmstörungen
Pulsatilla D6 Darmstörungen nach dem Genuß von Eis

Bauchverletzungen

Verletzungen an den Weichteilen des Bauchs oder der Bauchorgane sind meist eine Folge stumpfer Gewalteinwirkung, zum Beispiel ein wuchtiger Ballschuß, ein Ellenbogenstoß, der Tritt eines Pferdes oder ein Sturz. Bei solchen Verletzungen kann es zu einer Quetschung innerer Organe kommen, wodurch eine starke Schwellung entsteht. In schweren Fällen können auch Organe zerreißen (Nierenriß, Leberriß oder Milzriß). Nierenschäden können durch einen Tritt in die Seite auftreten. Bei einer Leberverletzung bestehen oft Schmerzen oben an der rechten Schulter. Ein Milzriß kann durch einen Tritt gegen die linke Seite unter den Rippen entstehen und ist sehr gefährlich. Ein solcher Riß wird manchmal erst Stunden oder sogar Tage nach dem Unfall erkennbar. Meist bestehen Schmerzen oben an der linken Schulter.
Durch einen Tritt oder Stoß kann es auch zu einer Quetschung der Hoden kommen. Der damit verbundene Schmerz kann so stark sein, daß der Betreffende ohnmächtig wird. Bei Verletzungen der männlichen Geschlechtsor-

gane ist größte Vorsicht geboten. Solche Verletzungen müssen immer einem Arzt vorgestellt werden. Bei rauhen Sportarten muß man immer einen Körperschutz tragen!

Verletzungen der Bauchmuskulatur sind weniger schwerwiegend und heilen nach einigen Tagen Ruhe. Es ist allerdings oft schwierig festzustellen, ob nur die Bauchmuskeln verletzt sind oder ob auch innere Organe betroffen sind. Deshalb muß man bei jeder Bauchverletzung zum Arzt gehen, wenn außer Schmerzen eines oder mehrere der nachfolgend genannten Symptome auftreten: Übelkeit, Erbrechen, Kreislaufstörungen (können auf eine innere Blutung hinweisen) und straffe Spannung der Bauchmuskulatur. In diesen Fällen muß der sofortige Transport ins Krankenhaus veranlaßt werden. Bei Bauchverletzungen ist der Verletzte immer wie in der Abbildung dargestellt zu lagern.

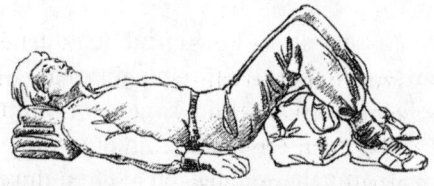

Lagerung bei Bauchverletzungen: den Verletzten auf den Rücken betten, den Kopf auf eine weiche Unterlage legen und die angezogenen Knie unterstützen.

Bis zum Eintreffen ärztlicher Hilfe darf man den Patienten nicht aufstehen lassen und ihm nichts zu essen, zu trinken und keine Arzneimittel geben. Wenn bei leichteren Verletzungen kein Transport ins Krankenhaus notwendig ist, sollte man noch einige Tage Harn und Stuhl auf die Anwesenheit von Blut kontrollieren. In diesem Fall könnte eine

Nieren- oder Darmschädigung vorliegen. Wenn die Beschwerden nicht nach einigen Tagen abgeklungen sind, muß man zum Arzt gehen.

Blasenentzündung

Bei einer Blasenentzündung steht der zunehmende Harndrang im Vordergrund, wobei man jedoch nur wenige Tropfen entleeren kann. Manchmal ist der Harn nicht zu halten. Es kommt manchmal ein ziehender Schmerz im Unterleib hinzu, auch stechende oder brennende Schmerzen beim Wasserlassen. Der Urin ist übelriechend und enthält manchmal etwas Blut. Eine Blasenentzündung wird oft durch Bakterien hervorgerufen, die insbesondere bei herabgesetzter Widerstandskraft durch Abkühlung über die Harnröhre in die Blase aufsteigen können. Blasenentzündungen sind bei Frauen häufiger als bei Männern, weil die Harnröhre der Frau kürzer ist.

Beim Sport kann eine Blasenentzündung entstehen durch Schwimmen in kaltem Wasser, Sport im Freien mit zu leichter Kleidung bei kaltem Wetter oder Wind, längeres Tragen nasser Schuhe, kalte Füße oder Ansteckung im Schwimmbad. Warme Kleidung ist eine der wichtigsten Maßnahmen gegen Blasenentzündungen.

Bei einer Blasenentzündung muß man stets reichlich Wasser oder Fruchtsäfte trinken. Dadurch erreicht man eine Spülung der infizierten Harnwege. Gehen Sie auch sofort zur Toilette, wenn Sie Harndrang verspüren. Achten Sie auf eine einwandfreie Unterleibshygiene, doch waschen Sie sich nicht mit Seife oder Seifenprodukten, da diese Reizungen auslösen können. Gegebenenfalls kann man zusätzliches Vitamin C einnehmen. Wenn die Schmerzen vom Bauch zum Rücken auszustrahlen beginnen, kann dies ein Anzeichen dafür sein, daß auch die Nieren in Mitleidenschaft gezogen sind. Diese Erkrankung eignet sich nicht zur Selbstbehandlung; bei starken Schmerzen oder Fieber oder wenn nach einer Woche Selbstbehandlung noch keine Besserung eingetreten ist, sollten Sie einen homöopathischen Arzt oder Heilpraktiker aufsuchen. In den übrigen Fällen kann Homöopathie den Heilungsprozeß unterstützen.

Zum Einnehmen
Cantharis D6 Bei akuter Blasenentzündung mit starkem Harndrang, wobei nur kleine Mengen Harn entleert werden.
Cantharis Pentarkan D Allgemeinmittel bei gereizter Blase; zur Nachbehandlung einer Blasenentzündung
Dulcamara D3 Wenn die Blasenentzündung die Folge einer Erkältung ist
Sabal Pentarkan S Allgemeinmittel bei chronischer Blasenentzündung; in Absprache mit dem Arzt

Blutarmut

Blutarmut hängt mit einem Mangel an Hämoglobin zusammen, dem eisenhaltigen roten Blutfarbstoff, der in den Lungen Sauerstoff an sich bindet und diesen zum Gewebe transportiert. Bei Blutarmut ist die Menge des im Blut vorhandenen Hämoglobins zu gering, weshalb zuwenig Sauerstoff zu den Geweben transportiert wird. Die Ursache kann in einer Störung der Produktion liegen. Eisen ist ein wichtiger Bestandteil des Hämoglobins; bei Eisenmangel entsteht dementsprechend auch Hämoglobinmangel. Ein Mangel an Vitamin B_{12} und Folsäure, die zum Vitamin-B-Komplex gehört, führt ebenso zu einem Hämoglobinmangel. Hierbei spielt Vitamin C eine Rolle; die Einnahme von einem Gramm Vitamin C über längere Zeit kann zum Abbau von Vitamin B_{12} führen. Eine weitere mögliche Ursache für

Blutarmut ist ein beschleunigter Abbau der roten Blutzellen, etwa durch Blutverlust oder Leber- und Milzstörungen. Symptome einer Blutarmut sind unter anderem Müdigkeit, Schwäche und Kurzatmigkeit. Für einen Sportler bedeutet diese Erkrankung, daß die Leistungsfähigkeit stark zurückgeht. Dies muß beim Training berücksichtigt werden. Blutarmut ist für sich genommen keine schwere Erkrankung, jedoch nimmt die Widerstandsfähigkeit des Körpers gegen Krankheiten und Infektionen deutlich ab. Die Folge ist, daß Infektionskrankheiten wie Grippe, Erkältung oder Halsentzündung ein geregeltes Training erheblich beeinträchtigen können.

Blutarmut durch Eisenmangel läßt sich mittels geeigneter Ernährung gut beeinflussen. Reich an Eisen sind Apfelmus, Kürbis, Petersilie, Bohnen, Erbsen, Mangold, Rindfleisch, Leber, Vollkornbrot, Trockenobst, Linsen, Sonnenblumenkerne und Hirse. Bei starker Müdigkeit und Verdacht auf Blutarmut muß man immer zum Arzt gehen. Mit homöopathischen Mittels kann man die Heilung unterstützen.

Zum Einnehmen
Chininum arsenicosum D4 Bei Mattigkeit und Erschöpfung nach einer Krankheit; zur Nachbehandlung mit Ferrum Pentarkan kombinieren
Ferrum Pentarkan Kräftigendes Mittel zur Nachbehandlung; mit Chininum arsenicosum kombinieren
Ferrum phosphoricum D6 Bei Blutmangel durch Eisenmangel mit Antriebsschwäche

Darmkrämpfe
Siehe Bauchschmerzen beim Sport.

Durchfall

Durchfall (Diarrhöe) ist eine unangenehme Beschwerde, vor allem für Sportler, die an einem Wettkampf teilnehmen. Durchfall kann sehr verschiedene Ursachen haben: Nervosität, Darmreizung, übermäßiges Trinken, Erkältung, Bauchgrippe, Genuß verdorbener Speisen usw. Bei manchen Sportlern tritt vor dem Wettkampf ein nervöser Durchfall auf.

Gelegentlicher dünner Stuhl ist ganz normal und kein Grund zur Beunruhigung. Im allgemeinen stellt Durchfall keine unmittelbare Gefahr für die Gesundheit dar. Bei sehr wäßrigem Durchfall verliert der Körper jedoch viel Flüssigkeit und Nährstoffe; bei anhaltender Diarrhöe kann hierdurch Erschöpfung auftreten. Die wichtigsten Maßnahmen bei Durchfall sind Schonung der Darmwände und Ergänzung der verlorenen Flüssigkeit. Bei starkem Durchfall sollte man keine feste Nahrung zu sich nehmen. Wichtig ist, reichlich zu trinken, zum Beispiel dünnen Tee, Fleischbrühe oder Apfelsaft. Stopfende Nahrungsmittel sind unter anderem geriebene Äpfel, Reis, reife Bananen mit Zimt und Heidelbeersaft.

Einen homöopathischen Arzt oder Heilpraktiker muß man aufsuchen, wenn der Durchfall mit hohem Fieber einhergeht oder länger als drei Tage anhält, ohne daß eine Besserung eintritt. In allen anderen Fällen kann man die Genesung selbst mit homöopathischen Mitteln unterstützen.

Zum Einnehmen

Arsenicum album D6 Wäßriger Durchfall durch eine Infektion; bei Angst und Durst; Verschlimmerung nach Mitternacht

Carbo vegetabilis Pentarkan Allgemeinmittel bei Durchfall und anderen Verdauungsstörungen

Dulcamara D3 Durchfall durch Kälte und Feuchtigkeit; wäß-
riger, gelblicher Stuhl
Ipecacuanha D6 Durchfall mit Übelkeit und Erbrechen;
schaumiger, wäßriger Stuhl
Okoubaka D2 Durchfall nach dem Genuß ungewohnter
Speisen
Plantival-Dragees/-Tropfen Darmstörungen durch Nervosi-
tät
Veratrum album D6 Durchfall mit kaltem Schweiß auf der
Stirn

Erbrechen und Übelkeit

Übelkeit ist ein Gefühl der Unpäßlichkeit, das vom Magen
ausgeht. Starke Übelkeit führt zu Erbrechen; durch eine
rückläufige Bewegung wird die aufgenommene Nahrung
wieder aus dem Magen entleert. Übelkeit und Erbrechen
sind keine eigenständigen Krankheiten, sondern Symptome
anderer Störungen: Reisekrankheit, Grippe, Kopfschmerzen oder einer Magen-Darm-Erkrankung durch den Genuß
verdorbener Speisen. Auch nervöse Anspannung kann
Übelkeit und Erbrechen auslösen.
Erbrechen beim Sport kann ein Anzeichen für Erschöpfung
oder eine Reizung von Magen und Darm sein. Letzteres
kann vor allem bei Läufern durch die beständige Erschütterung der Eingeweide auftreten. Weiterhin kann Essen vor
oder während des Sports Magen- und Darmstörungen auslösen. Man sollte daher nicht später als zwei bis drei Stunden
vor dem Sport eine möglichst leichte Mahlzeit zu sich nehmen.
Anhaltendes Erbrechen kann zu Flüssigkeits- und Salzverlu-
sten führen und dadurch letztlich zu Erschöpfung. Meiden
Sie jede weitere Belastung, und trinken Sie gegebenenfalls
ein wenig angewärmte Flüssigkeit. Gehen Sie zum Arzt,

wenn das Erbrochene Blut enthält, wenn das Erbrechen zu Erschöpfung führt oder wenn Sie wiederholt (mehrmals pro Woche) ohne erkennbare Ursache erbrechen müssen.

Zum Einnehmen

Carbo vegetabilis Pentarkan Erbrechen durch Magen-Darm-Erkrankungen

Cocculus Pentarkan Schwindel und Schwäche mit Übelkeit

Veratrum album D6 Erbrechen durch Müdigkeit; bei kaltem, feuchtem Schweiß und Schwäche

Husten
Siehe Kapitel 9.

Leistenbruch
Bei einem Leistenbruch entsteht eine Ausstülpung (Bruchsack) des Bauchfells durch eine Bruchpforte in der Bauchhöhle. Äußerlich ist dies als deutliche Schwellung in der Leiste erkennbar. Oft ist das einzige Symptom ein Schweregefühl in der Leiste. Bei auftretendem Druck, zum Beispiel bei Krafttraining und Gewichtheben, manchmal aber auch spontan, kann ein Teil des Darms in den Leistenkanal eintreten. Dabei besteht immer die Gefahr einer Brucheinklemmung. Dadurch wird der betreffende Darmabschnitt von der Blutzufuhr abgeschnitten und stirbt ab. Dies ist eine sehr gefährliche Situation, die umgehend einen Aufenthalt in einem Krankenhaus notwendig macht.

Um solche Einklemmungen und lebensgefährlichen Situationen zu verhindern, werden Leistenbrüche meist operativ behandelt. Gehen Sie also zu Ihrem Arzt, wenn Sie Verdacht auf einen Leistenbruch haben, auch wenn weiter keine Beschwerden bestehen. Diese Erkrankung ist nicht für die Selbstmedikation geeignet.

Magenkrämpfe
Siehe Bauchbeschwerden.

Ohnmacht
Unter Ohnmacht versteht man eine kurzzeitige Bewußtlosigkeit, die auf mangelhafter Durchblutung des Gehirns beruht. Die hierbei auftretenden Beschwerden umfassen Gähnen, häufiges Schlucken, Schwindel, Übelkeit, Ohrensausen, Sehstörungen und schließlich Bewußtseinsverlust. Eine Ohnmacht kann unter anderem die Folge sein von Schmerzen, Angst, Erschrecken, dem Anblick von Blut, Mangel an frischer Luft, Hunger, Erschöpfung oder Schwäche nach Krankheit.

Bei Ohnmacht legt man den Patienten am besten flach auf den Boden und lagert eventuell die Beine hoch. Beengende Kleidung muß man lockern und für Zufuhr frischer Luft sorgen.

Prüfen Sie, ob sich der Betreffende beim Sturz zu Boden nicht verletzt hat. Halten Sie den Kranken zu tiefem Atmen an, und versuchen Sie, ihn durch Ansprechen abzulenken. In den meisten Fällen klingt der Anfall rasch wieder ab; trotzdem sollte der Betreffende etwa zehn Minuten liegen bleiben, dann ein wenig Wasser trinken, das jedoch nicht zu kalt sein darf.

Achtung: Schock und Ohnmacht können verwechselt werden. Während jedoch eine Ohnmacht rasch wieder abklingt, wirkt ein Schock länger. In letzterem Fall ist rasche ärztliche Hilfe notwendig.

Siehe auch Schock.

Zum Einnehmen
Cocculus Pentarkan S   Schwindel mit Übelkeit
Glonoinum Pentarkan   Allgemeinmittel bei Schwindel

Veratrum album D30 Ohnmacht mit feuchtkaltem Schweiß
auf der Stirn; der Patient fühlt sich kalt an

Schock

Der Schock ist eine lebensgefährliche Komplikation bei
vielen Verletzungen. Bei einem Schock entsteht Sauerstoff-
mangel in den lebenswichtigen Organen durch eine
Störung der Durchblutung. Es befindet sich zuwenig Blut
im Kreislauf. Dabei kann ein echter Blutverlust vorliegen,
aber auch eine ungleichmäßige Verteilung des Bluts im
Körper.

Beim Sport kann ein Schock infolge einer inneren Blutung
im Bauchraum auftreten, die durch eine Bauchverletzung
(siehe dort) mit Milz- oder Leberriß verursacht ist. Aber
auch eine große oberflächliche Wunde kann zu einem
Schock führen. Daneben gibt es viele weitere Situationen,
die schockauslösend sein können, ohne daß eine Blutung
vorliegt. Ein Beispiel hierfür ist der allergische Schock, bei
dem eine Überempfindlichkeitsreaktion auf ein Arzneimittel, eine Impfung oder einen Insektenstich auftritt. Weiterhin können starke Gefühlsbewegungen oder Angstzustände
zu einem Schock führen. In diesem Fall liegt ein Vasovagal-
Syndrom vor, ein Kollapszustand, der die Folge einer Blut-
gefäßverengung und -erweiterung infolge heftiger Gefühlsbewegungen ist.

Bei allen Schockformen kommt nach der Entstehung der
Verletzung eine Selbstschutzreaktion des Organismus in
Gang. Dabei stellt der Körper sicher, daß in jedem Fall die
wichtigsten Organe (Herz, Lungen und Gehirn) ausrei-
chend durchblutet werden. Für andere Organe wie etwa
Leber, Nieren und Eingeweide bleibt in diesem Fall weniger
Blut verfügbar. Dies führt in diesen Organen zu Funktions-
störungen, weil sich toxische Abbauprodukte ansammeln

bzw. diese Stoffe ungenügend zerlegt werden. Dadurch kommt es im Körper zu einer Art Selbstvergiftung. Das Regulierungszentrum des Kreislaufs registriert eine solche Vergiftung und reagiert hierauf mit einer Erweiterung aller Blutgefäße. Durch die Erweiterung der Blutgefäße verteilt sich das Blut wieder im ganzen Körper. Dadurch ist die Selbstschutzreaktion zunichte gemacht; das Blut ist nicht mehr in Herz, Lungen und Gehirn konzentriert, sondern über den ganzen Körper verteilt, weshalb die lebenswichtigen Organe unterversorgt sind. Dadurch entsteht schließlich eine irreversible Schocksituation, die zum Tod führen kann.

Schocksymptome sind eine kalte, feuchte, blasse Haut und eine bläuliche Verfärbung von Nase, Lippen und Nägeln, ein schneller Puls (über einhundert Schläge pro Minute), der kaum zu tasten ist, Unruhe, Angst, Verwirrung oder Benommenheit und Durst. Ein Schockzustand ist lebensgefährlich! Es ist sofortiges ärztliches Eingreifen erforderlich. Wenn dies nicht möglich ist oder bis der Arzt eintrifft, kann man die folgenden Maßnahmen ergreifen: den Patienten flach hinlegen, Beine und Arme höher lagern als das Herz (sofern nicht gleichzeitig Gliedmaßen gebrochen sind). Man muß den Patienten gegen Witterungseinflüsse schützen, d. h. bei Kälte warm zudecken bzw. bei Wärme in den Schatten verbringen. Versuchen Sie, ihn zu beruhigen, indem Sie mit ihm sprechen, und sorgen Sie dafür, daß er möglichst bequem liegt. Man darf ihm nichts zu trinken, zu essen und keine Arzneimittel geben.

Seitenstechen

Seitenstechen tritt meist nach einem übereilten Start oder bei großen Anstrengungen auf. Als Ursache gilt eine zu geringe Durchblutung von Zwerchfell, Leber, Milz oder

Magen, weil plötzlich zuviel Blut in die Muskulatur strömt. Typische Lokalisationen dieser Schmerzen sind links unter dem Rippenbogen in der Lebergegend. Weitere Ursachen können sein: voller Magen, Luftansammlung im Darm und Anspannung der Bauchmuskeln. Zur Vorbeugung gegen solche Krämpfe nimmt man möglichst zwei Stunden vor einem Wettkampf oder Training keine schweren Mahlzeiten mehr zu sich (siehe auch den Abschnitt »Ernährung und Gesundheit« im Anhang). Auch eine gute Aufwärmgymnastik kann den Beschwerden vorbeugen.

Im allgemeinen verschwinden die Schmerzen nach kurzer Ruhe. Man kann die Genesung mit homöopathischen Mitteln beschleunigen.

Zum Einnehmen
Agaricus D6 Bei Seitenstechen beim Laufen; Besserung durch Ruhe oder langsames Gehen
Bryonia D6 Bei Seitenstechen, wenn man fast nicht mehr gehen kann und der Schmerz bei der geringsten Bewegung schlimmer wird

Trainingsmüdigkeit
Siehe Übertrainieren.

Übelkeit
Siehe Erbrechen und Übelkeit.

Übertrainieren
Es kommt relativ häufig vor, daß man zuviel trainiert. Ein Sportler ist übertrainiert, wenn er seinen Körper über die Belastungsgrenze hinaus beansprucht hat. Die Beanspruchung ist in diesem Fall nicht mehr der Belastbarkeit des

Körpers angemessen. Der Körper ermüdet, und verschiedene Wiederherstellungsmechanismen arbeiten nicht mehr optimal. Der Leistungsdrang ist manchmal so groß, daß man mehr von seinem Körper verlangt, als dieser geben kann. Der Grat zwischen intensivem Training und Übertrainieren ist sehr schmal. Die Belastungsgrenze ist außerdem bei jedem Sporttreibenden anders und hängt unter anderem auch von Alter, Geschlecht, Gewicht und Kondition ab. Auch wenn es schwierig ist, die Grenze zum Übertrainieren anzugeben, steht jedenfalls fest, daß es nicht klug ist, diese Grenze zu überschreiten.

Vor allem Situationen, in denen der Körper etwas geschwächt ist, können bei unverminderter Beanspruchung zur Übertrainiertheit führen. Solche Situationen sind zum Beispiel Infekte (Grippe), psychische Belastungen (Prüfung, private Probleme) oder schlechte Ernährung. In solchen Fällen ist die Widerstandskraft und damit die Belastbarkeit des Körpers vorübergehend verringert. Dadurch kann eine Überlastung entstehen, obwohl man nicht anders trainiert als sonst.

Wenn man übertrainiert ist, kann sich der Körper wegen der Ermüdung nicht optimal regenerieren. Der Körper unternimmt alle Anstrengungen, um diese Heilung trotzdem zu erlangen. Wenn dies nicht gelingt, wird das vegetative Nervensystem chronisch überreizt. Der Zustand des Übertrainiertseins beginnt mit einer Phase, in der der Körper chronisch ermüdet ist und man verletzungsanfälliger wird. Zu den Symptomen, die in dieser Phase auftreten können, zählen:

— Schmerzen (meist in einem Gelenk),
— Steifigkeit eines Gelenks, meist mit leichter Bewegungseinschränkung,

- unerklärliche Schwellungen,
- Stagnieren der sportlichen Leistungen,
- brennende oder prickelnde Empfindung in einem Körperteil,
- Rötung der Haut oder spontane Entstehung blauer Flecken.

Wenn mehrere solcher Symptome auftreten, ist Ruhe ein gutes Mittel. Man muß die Belastung des Körpers vorübergehend zurücknehmen. Andernfalls kann es zu einer echten Übertrainiertheit kommen. Die dann auftretenden Erscheinungen sind:

- rasche Ermüdung, Muskelsteifigkeit,
- keine Lust mehr auf Training und Wettkämpfe,
- erhöhter Puls, auch in Ruhe, manchmal Herzklopfen und erhöhter Blutdruck,
- geringer Appetit, dadurch Gewichtsverlust,
- Schlafstörungen,
- Schwindel,
- Schweißausbrüche,
- negative und gereizte Einstellung. Der Patient ärgert sich über alles und jeden.

Bei Übertrainiertsein muß man eine längere Pause einlegen. Nehmen Sie das Training erst wieder auf, wenn Sie wirklich Lust dazu verspüren und auch das Gefühl haben, daß Sie es schaffen. Mit homöopathischen Mitteln kann man die Genesung unterstützen.

Zum Einnehmen
Chininum arsenicosum D4 Zur Kräftigung bei Schwächezuständen, Erschöpfung und Müdigkeit

Damiana Pentarkan S Kräftigendes Mittel bei verminderter geistiger und/oder körperlicher Leistungsfähigkeit
Echinacea Pentarkan S Allgemeinmittel zur Steigerung der Widerstandskraft
Passiflora Pentarkan S Komplexmittel bei Schlafstörungen

8 Die psychische Seite des Sports

In diesem Kapitel geht es nicht um schwere seelische Störungen. Erkrankungen dieser Art sind für die Selbstmedikation ungeeignet und können nur vom Arzt wirkungsvoll therapiert werden. Besprochen werden vielmehr Störungen, denen ein vorübergehender Verlust des seelischen Gleichgewichts durch äußere Einflüsse zugrunde liegt. Dies können allgemeine Beschwerden sein, die das gesamte alltägliche Leben beeinflussen und damit auch die sportlichen Leistungen, zum Beispiel Nervosität oder Konzentrationsschwierigkeiten. Es können aber auch psychische Beschwerden sein, die spezifisch mit dem Sport zu tun haben, etwa Versagens- und Wettkampfangst.

Seelische Probleme können durch Streß, Kummer oder emotionelle Belastungen entstehen. Dabei ist die individuelle Empfindlichkeit unterschiedlich. Ein passend ausgewähltes homöopathisches Mittel kann die Selbstheilungskräfte des Körpers unterstützen, so daß die psychische Spannkraft zurückkehrt und man mit seinen Problemen fertig wird. In sehr vielen Fällen sind menschliche Zuwendung und ein aufmerksamer Zuhörer ebenso wichtig oder sogar wichtiger als ein Arzneimittel. Wenn in der Familie oder im Freundeskreis kein geeigneter Ansprechpartner zur Verfügung stehen sollte, kann man sich je nach der Art der Beschwerde vielleicht auch an den Trainer, den Hausarzt, einen Psychologen oder eine psychologische Beratungsstelle wenden.

Körperliche Reaktionen

Vor dem Beginn eines Wettkampfs schickt das Gehirn Signale an die Nebennieren, so daß diese die Hormone Adrenalin und Noradrenalin in das Blut ausschütten. Diese beiden Hormone versetzen den Körper in einen allgemeinen Bereitschaftszustand. Durch die Anwesenheit von Adrenalin und Noradrenalin wird aus dem in der Leber gespeicherten Glykogen Glukose freigesetzt; die Freisetzung und Verbrennung von Glukose in den Muskeln nimmt zu, Puls und Atemfrequenz steigen, und die Muskeln werden stärker durchblutet. Gleichzeitig wird die Funktion der Ausscheidungsorgane wie Blase und Eingeweide verlangsamt, und die Durchblutung der Haut nimmt ab. Alle diese Reaktionen dienen dem Zweck, die Leistungsfähigkeit zu steigern. Wenn jedoch der Hormonspiegel zu stark ansteigt, werden die Glukosevorräte zu rasch aufgezehrt, und man kann vor Angst »wie gelähmt« sein. Darüber hinaus kann das Nervensystem überreizt werden, wodurch die Bewegungen unkoordiniert werden, was eine verringerte Leistung zur Folge hat. Bei einem Sportler, der sich schon Tage oder sogar Wochen vor einem Wettkampf Sorgen macht, kommt es zu einer ähnlichen Überreizung des Nervensystems. Dadurch kann unter anderem Schlaflosigkeit auftreten.

Die mentale Vorbereitung

Beim Sport kommt viel auf die richtige mentale Verfassung an. Hier liegt eine wichtige Aufgabe für den Trainer. Er muß seine Schützlinge gut kennen und in der richtigen Weise unterstützen und stimulieren. Für den einen Sportler ist ein beruhigendes Schulterklopfen die beste Anregung, während der andere eine kräftigere verbale Aufmunterung braucht. Oft haben auch bestimmte immer wiederkehrende Handlungen im Umkleideraum unmittelbar vor dem Wettkampf eine günstige Wirkung auf die mentale Verfassung des Sportlers. Manche haben eine festgelegte Reihenfolge beim Ankleiden oder eine Handlung, die sie vor einem Wettkampf ausführen müssen, weil es dann »gutgeht«. Der eine bezieht sein Selbstvertrauen daraus, daß er ein paar alte »Glücksschuhe« trägt, während ein anderer unbedingt immer dieselbe Rückennummer tragen muß. Welche Gewohnheit oder welcher Aberglaube es auch immer ist – wenn einem dies Selbstvertrauen gibt, sollte man nicht darauf verzichten.

Optimismus vor dem Wettkampf wirkt ebenfalls leistungsfördernd. Jede Maßnahme, die in einem Sportler diesen Optimismus weckt, ist wertvoll. So ist auch das Erzeugen von Optimismus eine wichtige Aufgabe des Trainers. Er kann dem Sportler das Selbstvertrauen geben, das ihn zuversichtlich in den Wettkampf gehen läßt.

Mögliche Beschwerden

Angst
Siehe Versagensangst.

Konzentrationsprobleme
Der Zustand der Leistungsbereitschaft, der vor einer Höchstleistung notwendig ist, kann durch die vorzeitige Ausschüttung der Hormone Adrenalin und Noradrenalin zu lange andauern. Körper und Geist sind dann schon ermüdet, bevor die Leistung erbracht werden muß. Der Sportler spürt dann, daß sein Körper nicht »voll da« ist. Die

213

seelische Müdigkeit kann sich in Konzentrationsproblemen äußern.

Zum Einnehmen
Avena sativa Ø   Bei einer Empfindung von Schwäche, Appetitmangel und Reizbarkeit
Chininum arsenicosum D4 Kräftigend bei Müdigkeitssymptomen durch Überarbeitung oder Krankheit
Damiana Pentarkan S Bei geistiger und körperlicher Erschöpfung mit Konzentrationsschwierigkeiten
Gelsemium D6   Bei einem Gefühl der Mattigkeit und Dumpfheit, Trägheit der Bewegungen, Kopfschmerzen durch Anspannung

Nervosität

Anspannung vor einem Wettkampf kann sich in Nervosität und aufgeregtem Verhalten äußern. Symptome können Zittern, Unruhe, Reizbarkeit, Schlaflosigkeit, nervöse Zuckungen und Herzklopfen sein. Bei dem einen beginnt dies schon Tage zuvor, beim anderen erst kurz vor dem Wettkampf. Übergroße Nervosität wirkt sich ungünstig auf die sportlichen Leistungen aus. Wie bei der Versagensangst (siehe unten) gilt, daß man mit zunehmender Wettkampferfahrung ruhiger wird. Beruhigend wirkt es auch, wenn man mit Teamkameraden oder dem Trainer über seine Nervosität spricht oder wenn man für Zerstreuung sorgt.

Bei einer Neigung zu Nervosität empfiehlt es sich, ein kritisches Auge auf seinen täglichen Kaffeekonsum zu haben. Das im Kaffee enthaltene Koffein ruft nämlich nervöse Symptome hervor wie Herzklopfen, Blutdrucksteigerung und Schlaflosigkeit. Indem man den Kaffeegenuß einschränkt und koffeinfreien Kaffee trinkt, kommt das Nervensystem eher zur Ruhe, und die nervösen Erscheinungen klingen ab.

Homöopathische Mittel können dem Körper helfen, zur Ruhe zu kommen. Auch Entspannungsübungen wirken in diesem Sinne.

Zum Einnehmen
Argentum nitricum D6 Nervosität mit einem gehetzten Gefühl, innerem Zittern und Angst
Avena sativa Ø Nervosität mit einem Gefühl der Schlappheit; bei Schlaflosigkeit, Appetitmangel und Reizbarkeit
Plantival-Dragees/-Tropfen Beruhigungsmittel
Passiflora Pentarkan S Bei Schlafstörungen durch Anspannung
Stramonium Pentarkan Bei Nervosität mit Angst
Zincum valerianicum D3 Nervosität mit Krampf in den Gliedmaßen (vor allem nachts), nervöse Magenschmerzen und Unruhe

Schlafstörungen

Schlaf ist ein wesentlicher Bestandteil unseres Lebens. Nicht nur der Körper kann sich dabei ausruhen und neue Energie schöpfen, sondern auch der Geist kommt zur Ruhe und bekommt die Zeit, um die Eindrücke des Tages zu verarbeiten. Nach einer ausgiebigen Nachtruhe sind Körper und Geist bereit zu neuen Anstrengungen und Leistungen. Schlechter Schlaf dagegen rächt sich tagsüber mit Müdigkeit, Reizbarkeit und Konzentrationsschwierigkeiten. Man kann drei Formen von Schlaflosigkeit unterscheiden: Probleme mit dem Einschlafen, Unterbrechung der Nachtruhe, weil man nachts aufwacht, und Aufwachen am frühen Morgen, ohne wieder einschlafen zu können. Echte Schlaflosigkeit in dem Sinne, daß man die ganze Nacht wach liegt, ist sehr selten. Diese Erkrankung ist so schwerwiegend, daß man zum Arzt gehen muß.

Die häufigsten psychischen Ursachen für Schlafstörungen sind Anspannung, Aufregung und Angst. Daneben können bestimmte äußere Einflüsse die Schlaflosigkeit hervorrufen oder andauern lassen, zum Beispiel Schlafen in einem schlecht belüfteten, lauten oder zu warmen Zimmer, zu wenige oder zu viele Decken, eine schlechte Matratze oder ein schlechter Lattenrost, zuviel Kaffee oder Alkohol, eine schwere Abendmahlzeit oder Übermüdung.

Ein normaler, gesunder Schlaf ist eine Wohltat und zugleich eine Notwendigkeit für den Aufbau und die Erhaltung des Körpers. Jeder Mensch hat seinen eigenen Schlafrhythmus. Abendmenschen bleiben am liebsten lange auf und können bis tief in die Nacht aktiv sein, doch wachen sie morgens später auf und haben Schwierigkeiten beim Aufstehen. Umgekehrt gibt es Menschen, die abends schon früh zu Bett gehen, weil sie umfallen vor Müdigkeit, während sie am Morgen früh wach und voller Energie sind. Zwischen diesen beiden Extremen gibt es viele Abstufungen. Auch die individuell erforderliche Schlafmenge ist unterschiedlich. Die meisten Menschen schlafen zwischen sechs und neun Stunden, doch gibt es auch Menschen, die mit fünf Stunden auskommen, während andere noch nach zehn Stunden nicht wirklich ausgeschlafen sind. Im Durchschnitt nimmt man für Erwachsene meist acht Stunden an; Kinder brauchen im allgemeinen mehr Schlaf.

Schlaf bedeutet Ruhen, und dies gilt auch für die Verdauung. Man sollte daher vor dem Zubettgehen keine schweren Mahlzeiten mehr zu sich nehmen, da dann die Verdauungsorgane nicht zur Ruhe kommen. Wenn man Einschlafbeschwerden hat, sollte man abends keinen Kaffee und keine koffeinhaltigen Limonaden trinken. Diese Getränke enthalten Substanzen, die das Nervensystem reizen und dadurch den Schlaf stören. Ein kurzer Spaziergang, Entspannungsübungen, ein warmes Bad oder ein entspannendes Buch vor dem Zubettgehen können bei Schlafstörungen günstige Wirkung haben.

Die Homöopathie kennt einige Mittel, die man bei Schlafstörungen einsetzen kann. Sie wirken spezifisch bei bestimmten Symptomen. Bei langwierigen Schlafstörungen sollte man sich an einen homöopathischen Arzt oder Heilpraktiker wenden.

Zum Einnehmen

Avena sativa Ø   Schwierigkeiten beim Einschlafen; Gefühl der Mattigkeit; Appetitmangel und Reizbarkeit

Coffea D3   Schlaflosigkeit durch Aufregung; man ist unruhig und überaktiv

Passiflora Pentarkan S   Mittel bei Schlafstörungen

Plantival-Dragees/-Tropfen   Beruhigungsmittel für Erwachsene; Störung der Nachtruhe durch Anspannung; auch am Tage nervös

Pulsatilla D6   Schlafstörungen durch kreisende Gedanken

Zincum valerianicum D3   Krämpfe in den Gliedmaßen, vor allem nachts; unruhige Beine

Versagensangst

Manche Sportler machen sich schon Wochen vor einem wichtigen Wettkampf Sorgen: Wird das Training Früchte tragen, wird auch nichts schiefgehen? Wenn man solche Besorgnisse nicht abschütteln kann, gerät man in einen Teufelskreis. Durch die Angst schläft man schlecht, wird reizbar und fühlt sich nicht gut; durch diese Symptome sinkt das Vertrauen in einen guten Ausgang, was wiederum neue Angst weckt.

Man muß einen solchen Teufelskreis unbedingt durchbrechen, weil Angst den Körper erschöpft und dadurch die Leistung tatsächlich negativ beeinflußt. Ausreichend Schlaf ist für die körperliche wie die seelische Ruhe sehr wichtig. Ein Glas warme Milch, ein warmes Bad oder ein kurzer Spaziergang vor dem Zubettgehen können beruhigend wirken. Viel hängt vom Trainer ab, ob der Sportler lernt, mit seiner Angst vor einem Wettkampf umzugehen. Bei jüngeren, noch unerfahrenen Sportlern kann ein erfahrener älterer Teamkollege ebenfalls einen beruhigenden Einfluß ausüben. Es empfiehlt sich, über seine Ängste mit anderen Sportlern oder mit dem Trainer zu sprechen, denn dies hilft, die Proportionen wieder zurechtzurücken.

Manchmal kann sich die Versagensangst vor einem Wettkampf so sehr steigern, daß der betreffende Sportler nicht einmal mehr die Energie aufbringt, es zu versuchen; er wagt nicht mehr, am Wettkampf teilzunehmen. Die Erwartung, daß man scheitern wird, führt zu verschiedenen negativen Gedanken: Man hat Angst, seinem Gegner in keiner Weise gewachsen zu sein oder daß man ausgelacht wird, wenn man scheitert. Man braucht eine optimistische Einstellung und Selbstvertrauen, um eine solche Versagensangst unter Kontrolle zu bekommen. Leider ist dies nicht einfach ein Willensentschluß vor dem Wettkampf, sondern der betroffene Sportler muß sich Zeit nehmen, um mit dieser Versagensangst fertig zu werden.

Meist nimmt jedoch die Wettkampfangst mit zunehmender Erfahrung von selbst ab. Wenn dies nicht der Fall ist oder wenn sogar das alltägliche Leben darunter leidet, muß man Hilfe in Anspruch nehmen. Man kann versuchen, mit Hilfe eines homöopathischen Arztes oder Heilpraktikers das Problem zu bewältigen. Homöopathische Mittel können hierbei unterstützende Wirkung haben.

Siehe auch Wettkampfangst.

Zum Einnehmen
Argentum nitricum D6 Versagensangst, die schon Tage vor dem Wettkampf beginnt; ein Gefühl der Gehetztheit und nervöses Zittern morgens beim Aufwachen
Passiflora Pentarkan S Bei Schlaflosigkeit durch Angst und Anspannung
Plantival-Dragees/-Tropfen Bei Unruhe, anhaltender Anspannung und Wettkampfangst
Silicea D6 Bei Versagensangst durch allgemeinen Mangel an Selbstvertrauen; paßt vor allem bei leicht frierenden Menschen mit brüchigen Nägeln
Stramonium Pentarkan Allgemeinmittel bei Angst

Wettkampfangst

Für manche ist ein Wettkampf ein Ereignis, das sie kaum erwarten können: Endlich dürfen sie ihr Können zeigen, endlich können sie einen bedeutenden Gegner schlagen. Andere dagegen haben schon Tage davor schlaflose Nächte, und sie sehen dem Ereignis mit immer größerer Bangigkeit entgegen. Sie können vor Anspannung richtiggehend krank werden. Wie bei Nervosität nimmt auch hier die Anspannung mit zunehmender Erfahrung ab. Beruhigend wirkt ein Gespräch mit Teamkameraden oder dem Trainer über die Ängste, ebenso Ablenkung.
Siehe auch Versagensangst.

Zum Einnehmen
Argentum nitricum D6 Wettkampfangst, die schon Tage vorher einsetzt; mit einem Gefühl des Gehetztseins und Zittrigkeit morgens beim Aufstehen
Cocculus D4 Wenn einem das Ereignis »auf den Magen

schlägt«; mit Neigung zum Erbrechen oder Schwindel mit Übelkeit; bei reizbaren Menschen

Gelsemium D6 Bei einem schweren und matten Gefühl; Bewegungen sind verzögert; stechende Kopfschmerzen im Hinterkopf; schwere Augenlider

Passiflora Pentarkan S Bei Schlaflosigkeit durch Angst und Anspannung

Plantival-Dragees/-Tropfen Bei Unruhe, anhaltender Spannung und Wettkampfangst

Silicea D6 Allgemeiner Mangel an Selbstvertrauen, paßt vor allem bei leicht frierenden Menschen mit brüchigen Nägeln

Stramonium Pentarkan Allgemeinmittel bei Angst

9 Äußere Einflüsse

Wieviel Spaß man bei der Ausübung »seines« Sports hat, kann ganz wesentlich vom Wetter abhängen. Ein Marathonlauf in strömendem Regen oder bei 33 Grad im Schatten ist sicher kein reines Vergnügen. Ebenso macht Schlittschuhlaufen keinen Spaß, wenn bei Tauwetter das Eis stumpf geworden ist. Beim Schlittschuhlaufen braucht man Frostwetter.

Vorbeugung

Viele der in diesem Kapitel behandelten Erkrankungen und Beschwerden lassen sich durch geeignete Maßnahmen verhüten. Angemessene Kleidung ist bei allen Witterungsbedingungen oberstes Gebot. Sonnenstich, Sonnenbrand und Erfrierungen lassen sich sämtlich durch eine der Witterung entsprechende Kleidung verhüten. Achten Sie bei warmem Wetter auf ausreichende Flüssigkeitszufuhr, um eine Austrocknung und die damit verbundenen Beschwerden zu verhindern.
Eine sorgfältige Aufwärmgymnastik ist immer wichtig, besonders aber bei kühler Witterung. Die Körperfunktionen müssen auf die zu erbringenden Leistungen eingestimmt werden. Mit der Aufwärmgymnastik bringt man die Muskeln auf Temperatur und lockert sie; dann »wissen« sie, daß eine Anstrengung bevorsteht. Dies ist eine absolute Notwendigkeit, denn kalte Muskeln können bei plötzlicher Belastung

reißen. Im günstigsten Fall bekommt man erhebliche Muskelschmerzen; im ungünstigsten Fall entsteht eine Verletzung, durch die man längere Zeit außer Gefecht gesetzt ist. Bei sehr warmer Witterung sollten Freizeitsportler ihre Aktivitäten entsprechend anpassen. Bei feuchtwarmem Wetter sind Ausdauer, Kraft und Leistungsfähigkeit herabgesetzt. Dies muß man berücksichtigen, d. h., man darf sich bei solchen Witterungsbedingungen nicht völlig verausgaben. Achten Sie auf Ihren Körper; wenn Sie seine Signale mißachten und unbekümmert weitere Leistung von ihm verlangen, können gesundheitliche Probleme nicht ausbleiben. Für Wettkampfsportler liegt hier ein gewisses Problem. Sie sollten sich bereits beim Training darauf einstellen, daß Sie auch bei hohen Temperaturen Leistungen erbringen müssen. Dies wird ein guter Trainer jedoch von Anfang an berücksichtigen.

Mögliche Beschwerden

Austrocknung

Überhitzung (siehe dort) kann dadurch auftreten, daß der Körper durch Schwitzen nicht genügend Wärme abtransportieren kann. Zu starkes Schwitzen kann jedoch ebenso ungünstig sein wie zuwenig. Die größten Gefahren einer übermäßigen Transpiration liegen in der Austrocknung und dem Verlust von Mineralstoffen. Vor allem Körpersalze gehen bei übermäßigem Schwitzen in großen Mengen verloren. Salzmangel führt unter anderem zu Muskelzuckungen und -krämpfen.

Die Ursache einer Austrocknung ist das Ausschwitzen von Körperflüssigkeit, die nicht durch Trinken wieder ergänzt wird. Wenn man also an einem warmen Tag aktiv ist, sollte man immer auf ausreichende Flüssigkeitszufuhr achten. Im Anhang findet sich ein Kapitel über Ernährung, in dem angegeben ist, welche Flüssigkeitsmengen als normal gelten. Die Vorbeugung gegen Austrocknung ist ganz einfach: Trinken Sie ausreichend, bevor Sie mit dem Sport beginnen, und trinken Sie beim Sport genauso viel Wasser, wie Sie brauchen, um ihren Durst zu stillen. Wenn man eine Veranlagung zu starkem Schwitzen hat, sollte man zur Sicherheit ein oder zwei Gläser zusätzlich trinken.

Austrocknungserscheinungen entstehen bereits bei einem Verlust von einem bis fünf Prozent des Körpergewichts. Dieser Prozentsatz scheint auf den ersten Blick reichlich Spielraum zu geben, doch zeigt eine einfache Rechnung, daß man die entsprechenden Flüssigkeitsmengen sehr schnell verliert. Bei einem siebzig Kilogramm schweren Menschen entspricht ein Prozent gut einem halben Liter, fünf Prozent 3,5 Liter. Bei intensiver Sportausübung (zum Beispiel Marathon, Triathlon, Radrennen) schwitzt man pro Stunde 2,5 Liter Flüssigkeit aus. Wenn man nichts trinkt, können daher schon nach eineinhalb Stunden die ersten Austrocknungssymptome auftreten. Ein Verlust von etwa zehn Prozent der Körperflüssigkeit führt bereits zu schweren Symptomen. Diese Menge verliert man innerhalb von drei bis vier Stunden, wenn man nicht genügend trinkt. Wer eine Menge Körperflüssigkeit verliert, die einem bis fünf Prozent des gesamten Körpergewichts entspricht, hat Durst, einen schnellen Puls, fühlt sich unwohl, bewegt sich unbeholfen, will nichts essen, hat eine rote Hautfarbe, ist erregt, bekommt aber gleichzeitig Schlafbedürfnis und hat meist leichtes Fieber. Wer sechs bis zehn Prozent des gesamten Körpergewichts an Flüssigkeit verloren hat, bekommt Schwindel, Kopfschmerzen, Atembeschwerden, ein Kribbeln in Armen und Beinen, einen sehr trockenen Mund ohne Speichelabsonderung, spricht undeutlich und geht unkoordiniert oder fällt regelmäßig.

Da alle diese Erscheinungen durch Flüssigkeits- oder Salzmangel ausgelöst sind, liegt die Abhilfe auf der Hand. Wenn der Patient bei Bewußtsein ist, gibt man ihm *kleine Schlückchen* einer kochsalzhaltigen Lösung (ein Teelöffel Salz auf ein großes Glas) oder Fruchtsaft zu trinken. Man muß darauf achten, daß die Getränke nicht zu kalt sind, den Betroffenen in eine kühle Umgebung bringen – zum Beispiel in den Schatten oder in einen kühlen Umkleideraum – und beengende Kleidung lockern, die Beine hochlagern und dem Patienten eventuell kühle Luft zufächeln. Rufen Sie stets einen Arzt, vor allem bei Ohnmacht des Patienten.

Diese Erkrankung eignet sich nicht zur Selbstbehandlung.

Erfrierungen

Die Gefahr von Erfrierungen besteht vor allem bei Wintersportarten wie Schlittschuhlauf, Skifahren, Langlauf und beim Bergsteigen. Sie treten jedoch nicht erst bei Frost auf. Auch bei Temperaturen über 0 Grad Celsius kann es zu Erfrierungen kommen, wenn ein kalter Wind weht und Körperteile so stark unterkühlt werden, daß ihre Funktion beeinträchtigt ist. Alkoholgenuß erhöht das Risiko einer Erfrierung, weil die Blutgefäße sich erweitern und die Kälte dadurch schneller in den Körper eindringen kann. Auch durchnäßte oder zu enge Kleidung und beengende Schuhe können Erfrierungen begünstigen.

Die am meisten gefährdeten Körperteile sind Finger, Zehen, Ohren und Nase. Das erste Anzeichen einer zu starken Abkühlung ist ein kribbelndes oder taubes Gefühl in dem betroffenen Körperteil. Bei fortgesetzter Einwirkung der Kälte beginnt die Haut zu schmerzen und wird rot oder violett. Anschließend folgen ein brennendes, juckendes Gefühl und Schwellung. Wenn der betroffene Körperteil empfindungslos und weiß geworden ist, spricht man von einer Erfrierung. Der Schmerz kehrt bei Erwärmung zurück. Wer bereits einmal eine Erfrierung hatte, ist stärker gefährdet.

Bei starker Unterkühlung wärmt man sich am besten in einem Raum bei Zimmertemperatur auf (18 bis 20 Grad Celsius). Auf erfrorene Gliedmaßen darf man keine Wärmflaschen oder ähnliches auflegen, halb erfrorene Hände auch niemals über den Ofen halten. Das Erwärmen muß immer möglichst langsam erfolgen. Auf keinen Fall darf man massieren und reiben, und wenden Sie keine erwärmenden Salben oder ähnliches an.

Warme Getränke eignen sich sehr gut, um die Temperatur wieder zu normalisieren, doch sollte man sich dabei auf heiße Schokolade oder Tee beschränken, keinen Glühwein oder andere alkoholische Getränke zu sich nehmen. Alkohol erweitert die Blutgefäße in der Haut, wodurch Wärme verlorengeht. Die Erwärmung muß aus dem Körperinneren kommen! Nach dem allmählichen Erwärmen muß man umgehend zum Arzt.

Beim Skilanglauf und anderen Ausdauersportarten, die bei Frostwetter betrieben werden, kann es zu einer Erfrierung der Hornhaut des Auges kommen. Eine solche Erkrankung tritt vor allem bei Schlittschuhläufern auf, die längere Zeit ohne eine geeignete Schutzbrille in gebeugter Haltung laufen.

Man erkennt sie an einer liegenden halbmondförmigen grauen Trübung am unteren Rand der Hornhaut. Die Sehfähigkeit nimmt ab, und in sehr schweren Fällen kann die Hornhaut auch abfallen. Als Erste-Hilfe-Maßnahme legt man eine lauwarme Kompresse auf. Anschließend muß man selbstverständlich sofort zum Arzt!

Die nachfolgend genannten Mittel können die Untersuchung und Behandlung durch den Arzt nicht ersetzen; man kann sie jedoch zur Nachbehandlung oder in Absprache mit seinem Arzt bzw. Heilpraktiker anwenden.

Zum Einnehmen
Abrotanum Pentarkan Allgemeinmittel bei Durchblutungsstörungen in Armen, Beinen und Haut und nach Erfrierungen

Äußere Anwendung
Abrotanum-Salbe DHU Verbessert die Durchblutung; kann vorbeugend gegen Frostbeulen oder zur Nachbehandlung nach Erfrierungen angewandt werden

Erkältung

Die Erkältung ist eine Infektionskrankheit, die durch ein Virus ausgelöst wird. Deshalb ist sie höchst ansteckend. Besonders anfällig sind Menschen mit (vorübergehend) herabgesetzter Widerstandskraft. Dies kann zum Beispiel der Fall sein bei Ermüdung (etwa durch zuviel Sport oder Training) oder bei längerer Einwirkung kalter Witterung und/oder Abkühlung (beispielsweise bei Sport im Freien). Eine Erkältung ist bei Erwachsenen, die ansonsten gesund sind, harmlos. Beim Sport kann sie jedoch sehr lästig sein. Betroffen sind vor allem Hals, Nase und Bronchien. Eine verstopfte Nase, ein gereizter Rachen und gereizte Bronchien erschweren die Atmung. Die häufig auftretenden Kopfschmerzen, Halsschmerzen und die allgemeine Mattigkeit beeinträchtigen die sportliche Leistung ebenfalls.
Zur Vorbeugung gegen Erkältungskrankheiten kann man verschiedene Maßnahmen ergreifen, die die Abwehrkräfte stärken. Ernähren Sie sich gesund (d. h. vollwertig, abwechslungsreich und ausreichend), und gönnen Sie sich genü-

gend Ruhe und Entspannung. Meiden Sie möglichst Situationen, die die Widerstandskraft beeinträchtigen können. Wechseln Sie feuchte Sportkleidung unverzüglich, vor allem bei Durchnässung nach Regen. Auch eine warme Dusche nach längerer Abkühlung ist zu empfehlen.

Wenn man trotz aller Vorbeugung erkältet wird, sollte man dem Körper Zeit zur Genesung lassen und es einige Tage ruhiger angehen lassen. Trinken Sie ausreichend, am besten ungesüßte Fruchtsäfte. Daneben kann Homöopathie helfen, die Erkältung zu überwinden und schneller wieder gesund zu werden.

Siehe auch Grippe, Husten.

Zum Einnehmen

Cinnabaris Pentarkan S Zur Vorbeugung gegen Nebenhöhlenentzündungen

Echinacea Pentarkan S Komplexmittel, das die allgemeine Widerstandskraft steigert

Nisylen Allgemeinmittel bei Grippe und Erkältung

Äußere Anwendung

Luffa Nasentropfen Bei Nasenkatarrh

Grippe

Die Grippe ist eine akute Infektionskrankheit, die durch Viren ausgelöst wird. Es gibt viele verschiedene Varianten von Grippeviren, die darüber hinaus die Fähigkeit haben, sich immer wieder zu verändern. Durch diese Veränderung gelingt es dem Körper nicht, eine dauerhafte Immunität aufzubauen.

Grippe ist eine sehr ansteckende Krankheit. Die Ansteckung entsteht durch sogenannte Tröpfcheninfektion; d. h., ausgehustete oder ausgeniste Tröpfchen mit dem Erreger schweben in der Luft und werden von anderen Menschen eingeatmet. Die Inkubationszeit (die Zeit von der Ansteckung bis zum Auftreten der ersten Krankheitssymptome) liegt zwischen einem und vier Tagen. Wenn die Grippe »umgeht«, ist das Ansteckungsrisiko besonders groß, wenn man immer wieder mit großen Menschengruppen Kontakt hat. Steht man in den Vorbereitungen zu einem wichtigen Wettkampf oder muß man demnächst eine sportliche Höchstleistung erbringen, könnte es in solchen Zeiten ratsam sein, die sozialen Kontakte einzuschränken.

Wie bei einer Erkältung können die Beschwerden individuell und je nach Grippevirus sehr unterschiedlich sein. Manchmal läßt sich kaum unterscheiden, ob nur eine starke Erkältung oder schon eine leichte Grippe vorliegt. Die ersten Beschwerden bei Grippe sind oft eine laufende oder verstopfte Nase, ein dumpfes Druckgefühl im Kopf und Blässe. Auch Kopfschmerzen, Schmerzen in Rücken, Gliedmaßen und Muskeln sowie Müdigkeit können auftreten. Im nächsten Stadium kommt es in vielen Fällen zu hohem Fieber mit Schüttelfrost. Weitere wichtige Grippebeschwerden sind Appetitmangel, gerötete Augen und Halsschmerzen.

Solange die akuten Beschwerden bestehen, muß der Patient im Bett bleiben und viel trinken. Wenn die Grippe ohne Komplikationen verläuft, klingen die Symptome nach fünf bis zehn Tagen allmählich ab. Nachdem die akuten Symptome verschwunden sind, fühlt man sich manchmal noch einige Zeit schlapp, müde und lustlos.

Sport während einer Grippe kommt nicht in Frage, doch dürfte man dafür ohnehin zu schwach sein. Man sollte jedoch auch nach einer überstandenen Grippe vorsichtig sein. Beginnen Sie ganz allmählich wieder mit dem Sport,

wenn Sie sich wirklich wieder gut fühlen, und steigern Sie
die Trainingsbelastung allmählich.
Siehe auch Husten, Erkältung.

Zum Einnehmen
Chininum arsenicosum D4 Zur Stärkung nach einer Krank-
heit wie zum Beispiel Grippe
Echinacea Pentarkan S Zur allgemeinen Widerstandssteige-
rung; insbesondere zur Vorbeugung gegen Infektions-
krankheiten
Nisylen Allgemeines Komplexmittel zur Vorbeugung und
Behandlung von Grippe und Erkältung

Halsschmerzen

Halsschmerzen sind ein Symptom für eine Reizung des
Rachens oder eine Halsentzündung, manchmal auch für
eine Mandelentzündung. Eine Irritation des Rachenraums
kann unter anderem entstehen durch Aufenthalt in einem
rauchigen Raum oder wenn man bei verstopfter Nase lange
durch den Mund atmet. Die Halsentzündung tritt als eigenständige Beschwerde auf, aber auch als hinzukommende
Erkrankung bei Erkältung und Grippe. Der Rachen sieht
gerötet und geschwollen aus. Es können Schmerzen nur
beim Schlucken oder aber ein beständiger ziehender oder
stechender Schmerz bestehen. In schweren Fällen bekommt der Patient Fieber.
Man muß dann den Hals schonen, indem man flüssige oder
weiche Nahrung zu sich nimmt und nicht (mit)raucht. Bei
langwieriger Halsentzündung mit Schwellung von Rachen
und Mandeln sowie bei eitrigem Belag der Mandeln und bei
hohem Fieber muß man zum Arzt gehen. Bei einfachen
Halsschmerzen kann Homöopathie die Heilung beschleunigen.

Siehe auch Husten, Erkältung.

Zum Einnehmen
Belladonna D6 Der Rachen ist hochrot und trocken, die Mandeln sind geschwollen; ein Gefühl der Zusammenschnürung und Schluckschmerzen; Durst
Mercurius solubilis D6 Entzündung mit weißen Pünktchen oder Belag; Schwellung von Rachen und Mandeln, oft chronisch
Phytolacca D6 Starke Halsschmerzen, tiefroter Rachen; der Schmerz zieht zu den Ohren; Besserung durch leichten Druck auf den Hals
Tonsiotren S Allgemeines Komplexmittel bei Halsschmerzen

Heuschnupfen

Heuschnupfen ist eine Allergie, die durch eingeatmete Substanzen verursacht wird. Heuschnupfen oder Heufieber ist keine Überempfindlichkeit gegen Heu. Vermutlich hat die Erkrankung ihren Namen daher, daß sie vor allem im Frühjahr und Sommer auftritt, zu den Jahreszeiten also, in denen Heu gemacht wird.

Bei Heuschnupfen handelt es sich um eine Überempfindlichkeit gegen Blütenpollen. Wenn Gräser, Blütenpflanzen und Bäume ihre Samen bilden, werden die Pollen vom Wind übertragen. Die Erscheinungen des Heuschnupfens ähneln denjenigen einer Erkältung: Niesen und wäßriger Ausfluß aus der Nase, häufig verbunden mit einem Gefühl, als ob die Nase verstopft sei. Die Augen können jucken, sich röten, tränen und lichtempfindlich sein, auch der Gaumen kann jucken. Nachts tritt oft ein lästiger Reizhusten auf, der den Schlaf stört. Infolge der Schwellung der Schleimhäute können Kopfschmerzen und Halsschmerzen hinzukommen. Durch alle diese Symptome fühlt sich ein Heuschnupfenpatient häufig müde, reizbar und unfähig, sich zu konzentrieren.

Für den Sportbegeisterten kann Heuschnupfen eine wahre Plage sein. Genau dann, wenn alle Sportarten im Freien wieder möglich sind, beginnt auch die Heuschnupfenzeit. Eine der naheliegendsten Maßnahmen bei einer Allergie besteht darin, Kontakt mit dem allergieauslösenden Stoff zu meiden. Bei Heuschnupfen ist dies jedoch nicht möglich. Die Pollen befinden sich zu bestimmten Zeiten in der Luft und sind überall vorhanden. Im Haus zu bleiben löst das Problem oft auch nicht und ist auch kaum durchführbar. Wenn man stark unter Heuschnupfen leidet, kann der behandelnde Arzt eine Desensibilisierung (Herabsetzung der Empfindlichkeit) mittels Injektionen durchführen. Eine solche Kur kann Linderung bringen, versagt jedoch in vielen Fällen.

Manchmal hilft es, während der Heuschnupfenzeit eine Salbe auf die Nase aufzutragen. Auf diese Weise gelangen die Pollen nicht mehr ungehindert in den Körper. Am besten beginnt man rechtzeitig (d. h. einige Zeit vor Beginn der Saison) mit einem homöopathischen Mittel, das den Beschwerden vorbeugt.

Wenn in Ihrer Nähe ein Imker wohnt, sollten Sie sich bei ihm Honig besorgen und diesen regelmäßig essen. Die Bienen erzeugen aus denselben Stoffen, gegen die man allergisch ist, ihren Honig. Indem Sie den Honig essen, wird Ihr Körper möglicherweise weniger empfindlich gegen die Pollen. Daneben kann man reichlich Rohkost, Obst und Gemüse essen und den Genuß von tierischen Eiweißen und Molkereiprodukten einschränken.

Zum Einnehmen

Allium cepa D6 Heuschnupfen mit tränenden Augen und laufender Nase; Niesen, Halsschmerzen und Kopfschmerzen; die Beschwerden verschlimmern sich in einem warmen Raum und durch Einatmen kalter Luft

Arsenicum album D12 Bei dünnem, wäßrigem Ausfluß aus der Nase, krampfartigen Niesanfällen und Ruhelosigkeit; die Beschwerden bessern sich im Haus

Heuschnupfenmittel DHU Allgemeinmittel bei akuten Heuschnupfenanfällen und zur Vorbeugung

Äußere Anwendung

Calendumed-Salbe DHU Zum Auftragen auf die Nasenschleimhaut

Luffa Nasentropfen Bei verstopfter oder laufender Nase

Hitzekrämpfe

Hitzekrämpfe sind Muskelspasmen, die infolge des Verlustes von Körpersalzen durch starkes Schwitzen auftreten. Solche Muskelkrämpfe beginnen meist sehr plötzlich. Im allgemeinen treten die schmerzhaften Zusammenziehungen der Muskeln von allem an Armen und Beinen auf, gelegentlich jedoch auch an den Bauchmuskeln. Die Körpertemperatur bleibt normal, während die Haut blaß und feucht ist.

Diese Erscheinungen beobachtet man besonders bei warmem Wetter bei Sportlern, die ungenügend auf solche Bedingungen vorbereitet sind. Zur Vorbeugung gegen Hitzekrämpfe genügen einige einfache Maßnahmen. Tragen Sie lockere und luftige Sportkleidung, bei warmem Wetter am besten Baumwolle, keine Synthetiks. Die wichtigste vorbeugende Maßnahme ist jedoch das Trinken. Wenn man normalerweise mit der Nahrung genügend Salz aufnimmt, braucht man keine zusätzlichen Minerale zuführen. Der Genuß von Wasser oder isotonischen Getränken genügt, um Flüssigkeitsverluste auszugleichen.

Die allgemeinen Erste-Hilfe-Maßnahmen bei Hitzekrämpfen sind dieselben wie bei Austrocknung: in *kleinen Schlucken* eine Kochsalzlösung (ein Teelöffel Salz auf ein großes Glas) oder Fruchtsaft trinken. Das Getränk darf jedoch nicht zu kalt sein. Suchen Sie einen kühlen Ort auf, gehen Sie zum Beispiel in den Schatten oder die Umkleidekabine. Beengende Kleidung müssen Sie lockern, eventuell die Beine hochlagern und sich kühle Luft zufächeln lassen. Konsultieren Sie einen homöopathischen Arzt oder Heilpraktiker. Die nachfolgend angegebenen Mittel sind kein Ersatz für die Behandlung, können aber in Absprache mit dem Arzt gegeben werden.

Zum Einnehmen
Cuprum aceticum D4 Spezifisch bei Krämpfen in den Waden
Cuprum Pentarkan Allgemeines Komplexmittel bei Krämpfen
Magnesium phosphoricum D12 Rasch wirkendes Mittel bei Muskelkrämpfen, wenn der Schmerz durch leichten Druck geringer wird

Husten

Husten ist ein Schutzreflex der Luftröhre, durch den reizende Stoffe oder Fremdkörper ausgetrieben werden sollen. Dies kann eingeatmeter Staub sein, aber auch Schleim aus Lungen oder Nase, der die Atemwege reizt. Husten ist daher keine eigenständige Krankheit, sondern ein Symptom für eine andere Erkrankung, etwa Erkältung oder Grippe.
Daneben gibt es den Raucherhusten. Daß Rauchen und Sport nicht zusammenpassen, ist offensichtlich, denn man

kann nicht durch Rauchen seiner Gesundheit und Kondition schaden, während man andererseits mit Sport seine Gesundheit und Ausdauer verbessern möchte. Raucher halten ihren morgendlichen Husten oft für eine normale Erscheinung, doch ist er zumindest ein Symptom für eine Reizung und möglicherweise bereits das erste Anzeichen einer chronischen Bronchitis.

Ein kurzer, trockener Husten kann dadurch entstehen, daß man sich bei kaltem Wetter zu leicht bekleidet im Freien aufhält. Auch Durchnässung von Regen kann Erkältung und Husten zur Folge haben. Wer eine Sportart im Freien ausübt, sollte daher seine Kleidung an die Witterungsumstände und die Temperatur anpassen.

Bei lockerem Husten, bei dem man Schleim aushustet, sollte man keine süßen Milchprodukte zu sich nehmen (Milch, Pudding, Eis), da diese die Schleimbildung zusätzlich anregen. Saure Milchprodukte (Buttermilch, Joghurt) sind jedoch erlaubt.

Wenn der Husten mit hohem Fieber einhergeht und sich Blut im ausgehusteten Schleim befindet, muß man zum Arzt gehen.

Siehe auch Grippe, Erkältung.

Zum Einnehmen
Drosera Pentarkan Bei trockenem Reizhusten oder Keuchhusten mit schweren Hustenanfällen, bei denen kein Schleim ausgehustet wird
Ipecacuanha Starker Husten mit Neigung zum Erbrechen
Tussistin Allgemeinmittel bei Husten (Lösung)
Tussistin N Allgemeinmittel bei Husten (Tabletten)

Muskelerkältung
Siehe Muskelsteifigkeit.

Muskelkrämpfe
Siehe Hitzekrämpfe.

Muskelsteifigkeit
Muskelsteifigkeit entsteht zum Beispiel, wenn man bei einer (Rad-)Wanderung von einem Regenschauer überrascht wird oder wenn man sich bei kälter werdender Witterung nicht ausreichend warm angezogen hat. Die Kälte kann erhebliche Muskelschmerzen und -steifigkeit auslösen. Man muß dann warm duschen, damit die Muskeln sich wieder erwärmen. Daneben kann Homöopathie die Folgen lindern.

Zum Einnehmen
Bryorheum Bei Muskel- und Gelenkschmerzen durch Überlastung oder Kälte; zusammen mit Rhus-Rheuma-Gel anwenden
Calendumed-Salbe DHU Muskelpflegendes Mittel; beim Aufwärmen und nach dem Abkühlen einmassieren
Rhus toxicodendron D6 Muskelschmerzen mit Steifigkeit nach Ruhe, die bei fortgesetzter Bewegung besser werden
Rhus-Rheuma-Gel N Bei Muskel- und Gelenkschmerzen durch Überlastung oder Kälte

Sonnenbrand
Sport im Freien an einem sonnigen Sommertag birgt das Risiko eines Sonnenbrandes. Dieser läßt sich meist dadurch vermeiden, daß man den Körper rechtzeitig an die Sonnenstrahlung gewöhnt. Als Faustregel gilt, daß man die Dauer des Sonnenbadens von Tag zu Tag verdoppeln kann. Am ersten Tag kann man die Haut eine Viertelstunde der Sonne aussetzen, am zweiten eine halbe Stunde, am dritten eine,

am vierten zwei usw. Natürlich ist es in sehr vielen Fällen nicht möglich, sich in dieser Weise langsam zu steigern. Ein Training oder Wettkampf an einem der ersten schönen Frühlings- oder Sommertage führt bei Sportlern immer wieder zu einem Sonnenbrand.

Jeder Mensch reagiert anders auf Sonnenstrahlung. Die Haut von dunkelhaarigen Menschen enthält mehr Pigment, das die Haut schützt. Blonde oder Rothaarige mit heller Haut sind empfindlicher. Allerdings bietet auch eine dunkle Haut oder eine, die schon gut gebräunt ist, keinen vollständigen Schutz gegen die Sonne. Vor allem Wasser- und Wintersportler holen sich oft unerwartet einen Sonnenbrand. Wasser und Schnee reflektieren die Sonnenstrahlung, weshalb bei diesen Sportarten das Risiko erheblich höher ist. Beim Skifahren und Bergsteigen kommt noch hinzu, daß die Sonne in Höhenlagen viel intensiver ist.

Sonnenbrand ist meist eine Verbrennung ersten Grades, d. h. die Haut ist gerötet, und es treten brennende Schmerzen auf. Manche Menschen bleiben trotz der Alarmsignale ihrer Haut so lange in der Sonne, bis der Sonnenbrand in eine Verbrennung zweiten Grades übergeht. Dabei entstehen Blasen auf der Haut. Wenn man an einem sonnigen Tag im Freien Sport treiben will, sollte man eine Sonnenschutzcreme auftragen und ein Hemd mit langen Ärmeln und eine lange Hose mitnehmen. Am besten beugt man Verbrennungen durch eine Sonnencreme mit hohem Lichtschutzfaktor vor. Je nach Empfindlichkeit der Haut und der bereits bestehenden Bräunung sind Cremes mit unterschiedlichen Lichtschutzfaktoren zu empfehlen. Bei empfindlicher Gesichtshaut sollte man eine breitkrempige Kopfbedeckung tragen und eine Sonnencreme mit Totalschutz anwenden. Die Haut ist rechtzeitig wieder zu bedecken, und man sollte in den Schatten gehen, wenn man ein Ziehen auf der Haut verspürt oder die Haut sich zu röten beginnt.

Zum Einnehmen
Cantharis D6 Bei geröteter Haut mit brennendem Gefühl
Urtica D6 Bei Sonnenreizung; Ausschlag mit Schwellung und einer stechenden oder brennenden Empfindung

Äußere Anwendung
Calendula extern DHU »After-sun«; bei Sonnenbrand

Sonnenstich

Das Risiko eines Sonnenstichs entsteht zum Beispiel bei einem Wettkampf, Triathlon, Turnier oder einer anderen Aktivität, bei der man den ganzen Tag im Freien ist, wenn es besonders heiß und sonnig ist. Bei Älteren und Menschen mit sehr heller Haut besteht meist eine höhere Empfindlichkeit. Einem Sonnenstich kann man vorbeugen, indem man unter heißer Sonne keine Höchstleistungen anstrebt, sondern sich etwas zurückhält. Ziehen Sie sich zwischendurch in den Schatten zurück und nehmen Sie ausreichend Flüssigkeit zu sich. In Absprache mit einem Trainer oder Sanitäter Salztabletten einnehmen. Den Kopf bedecken.

Symptome, die auf einen Sonnenstich hinweisen, sind Kopfschmerzen, Übelkeit, Schwindel und Sehstörungen. Die Haut ist gerötet und fühlt sich heiß und trocken an, der Puls ist sehr schnell, und die Atmung ist beschleunigt. Bei solchen Symptomen ist unverzügliches ärztliches Eingreifen notwendig. Bis zu dessen Eintreffen den Betroffenen in den Schatten bringen, Kleidung entfernen und mit Wasser besprengen. Diese Erkrankung eignet sich nicht zur Selbstbehandlung, man muß einen homöopathischen Arzt oder Heilpraktiker aufsuchen.

Überhitzung

Bei intensiver und/oder längerfristiger Anstrengung bei warmer und feuchter Witterung besteht die Gefahr einer Überhitzung. Durch die chemischen Abläufe in den Muskeln und Organen wird Wärme erzeugt. Der Körper muß diese Wärme abführen, damit die Körpertemperatur nicht gefährlich ansteigt. Die meiste Wärme wird durch Schwitzen und Abstrahlung der Haut abgegeben. Der Mensch verliert auch bei normaler Tätigkeit im Laufe des Tages etwa einen halben Liter Flüssigkeit. Bei gesteigerter Transpiration während Anstrengungen erzeugen die Schweißdrüsen in der Haut eine Flüssigkeit, die Salz und Schlackenstoffe enthält, den Schweiß. Beim Sport können in dieser Weise pro Stunde zwei bis zweieinhalb Liter Flüssigkeit ausgeschieden werden.

Bei starken Anstrengungen bei warmer Witterung ist es wichtig, daß man gut schwitzen kann. Bei warmer und gleichzeitig feuchter Witterung ist die Kühlung durch Schweißabsonderung weniger wirksam. An solchen Tagen besteht daher ein erhöhtes Risiko einer Überhitzung. Wenn man zu warme Kleider trägt, die keine Luftzirkulation erlauben und den Schweiß nicht aufsaugen, ist die Kühlwirkung ebenfalls herabgesetzt. Synthetische Kleidung saugt keine Flüssigkeit auf; tragen Sie lieber Baumwolle, Leinen oder andere Naturfasern.

Bei einer Überhitzung ist ein Wärmestau entstanden, durch den die Körpertemperatur gefährlich ansteigen kann. Die wichtigsten Merkmale einer Überhitzung sind schneller Puls, feuchtkalte Haut, Fieber, Auftreten einer Hyperventilation, Muskelspannung, Ohnmacht und manchmal Mus-

kelkrämpfe oder -zuckungen. In solchen Fällen muß man stets den Notarzt rufen.
Siehe auch Austrocknung.

Wärmestauung
Siehe Überhitzung, Austrocknung.

10 Sport bei besonderen Gruppen

Menschen mit Übergewicht

Zu hohes Körpergewicht kann die Gesundheit gefährden. Statistisch läßt sich nachweisen, daß Übergewicht häufig mit einigen gefährlichen Erkrankungen einhergeht. Es besteht ein erhöhtes Risiko von hohem Blutdruck, Zuckerkrankheit, Schlaganfall, Erkrankungen der Herzkranzgefäße, Nieren- und Gallenbeschwerden und einigen Formen von Krebs. Bei starkem Übergewicht kann es zu einer Überlastung von Gelenken und Gelenkbändern kommen, wodurch Arthrose, Rückenschmerzen und Plattfüße entstehen können. Weitere Gesundheitsrisiken sind Krampfadern, Atembeschwerden und Komplikationen bei Operationen oder einer Geburt.

Bei Übergewicht muß man also versuchen abzunehmen. Dies kann vernünftigerweise nur dadurch geschehen, daß man den Energieverbrauch in ein Gleichgewicht mit der über die Nahrung aufgenommenen Energiemenge bringt. Dies kann auf zweierlei Art geschehen: die Energieaufnahme verringern, indem man weniger ißt, oder den Energieverbrauch erhöhen, indem man sich mehr bewegt. In vielen Fällen ist eine Kombination von beidem ein guter Mittelweg.

Abnehmen und Sport

Der Körper braucht Nahrung für die Wärmeerzeugung, für Gewebeaufbau und -erneuerung, für die Energiebereitstellung und die Aufrechterhaltung lebenswichtiger chemi-

Alter	7–9	12–15	15–18	18–35	35–50	50 und älter	Jahre
Frau	2100	2300	2300	2200	2100	2000	kcal
Mann	2100	2800	3000	2700	2500	2200	kcal

Tabelle 15: Der tägliche Energiebedarf bei Männern und Frauen

scher Abläufe und Körperfunktionen. Der Energiebedarf richtet sich weitgehend nach der Schwere der körperlichen Tätigkeit. Der Grundbedarf liegt bei 2000 kcal pro Tag; bei schwerer körperlicher Arbeit oder Sportlern mit hartem Training kann dieser Bedarf leicht auf 4000 kcal ansteigen. Aus der Tabelle 15 ist auch ersichtlich, daß Männer mehr Energie verbrauchen als Frauen. Dies liegt unter anderem daran, daß Frauen durchschnittlich ein geringeres Körpergewicht haben und außerdem über mehr Körperfett verfügen. Durch die isolierende Wirkung dieses Fetts brauchen sie weniger Energie, um die Körpertemperatur aufrechtzuerhalten. Wenn man mehr ißt, als für den Energieverbrauch und die Körperfunktionen notwendig ist, speichert der Körper den Überschuß in Form von Fett bei Männern und Frauen gleichermaßen. Menschen im mittleren Alter sind meist vier bis acht Kilogramm schwerer, als in der Grafik angegeben ist. Auch Sportler mit gut entwickelter Muskulatur wiegen oft mehr, weil Muskelgewebe schwerer ist als Fettgewebe.

Es ist schwierig, Übergewicht wieder abzubauen. Deshalb ist es wichtig, schon beim ersten Kilo zuviel Maßnahmen zu ergreifen.

Wann ist man übergewichtig?

Anhand der nachfolgenden Abbildung kann man prüfen, ob man zu leicht oder zu schwer ist oder ob das Gewicht im

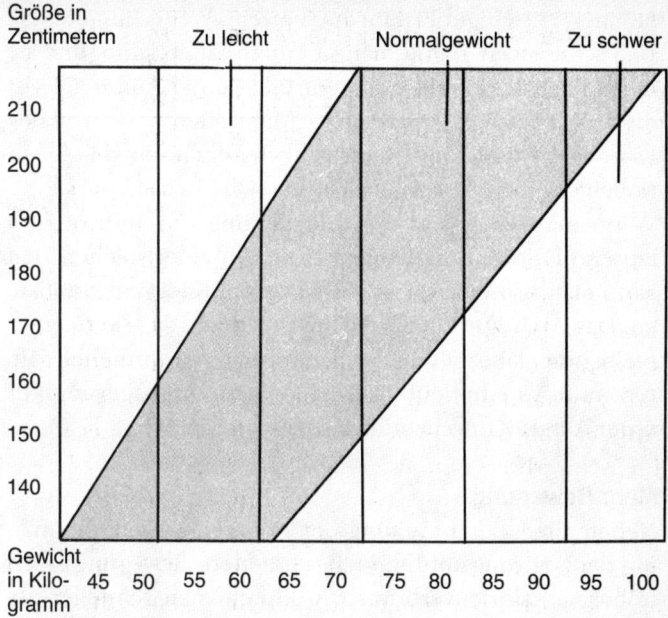

normalen Rahmen liegt. Solche Gewichtsdiagramme können aber immer nur eine allgemeine Richtlinie sein.

Es gibt einen einfachen Test, um festzustellen, ob man zuviel
Unterhautfett besitzt. Kneifen Sie in Ihren Oberarm, Oberschenkel oder Ihre Hüfte, und prüfen Sie, ob die Hautfalte
zwischen Ihren Fingern länger als 2,5 Zentimeter ist. Wenn
dies zutrifft, hat man zuviel Unterhautfett.

Richtige Ernährung

Ein wichtiges Kriterium bei einer geeigneten Abmagerungs-
diät besteht darin, daß sie alle erforderlichen Nährstoffe
enthalten muß. Es genügt also nicht, nur die Kalorien zu
zählen, weil dann die Gefahr besteht, daß man sie aus

falscher, einseitiger Ernährung bezieht. Weiterhin muß die Diät schmecken, damit man sie durchhalten kann, und sie muß in den Tagesablauf eingeordnet werden können. Es ist oft sehr schwierig, verschiedene Mahlzeiten für »normale« Esser und Familienmitglieder zuzubereiten, die diät leben wollen.

Wenn man eine Diät ohne Begleitung durchführt, sind tausend Kalorien die Untergrenze. Mit einer solchen Diät kann man pro Woche ein halbes bis ein Kilogramm abbauen. Das Wichtigste an einer Diät ist jedoch, daß sie zu einer bleibenden Umstellung der Ernährungsgewohnheiten führen muß. Es empfiehlt sich daher, eine Abmagerungskur unter Aufsicht durchzuführen.

Mehr Bewegung

Neben einer Beschränkung der Energiemengen, die man mit der Nahrung aufnimmt, bewirkt mehr Bewegung einen höheren Kalorienverbrauch, wodurch man schneller abnimmt. Tabelle 16 gibt eine Übersicht über die Energiemengen, die bei verschiedenen Aktivitäten pro Stunde verbraucht werden.

Aktivität	kcl/h
Liegen oder Schlafen	80
Sitzen	100
Autofahren	120
Stehen	140
Leichte Arbeiten im Haushalt	180
Radfahren	210
Spazierengehen (3,5 Km/h)	210
Gartenarbeit	220
Kanufahren	230
Golfspielen	250
Kegeln	270
Mähen (von Hand)	270
Fechten	300
Rudern (3,5 km/h)	300
Wandern (5 km/h)	300
Federball	350
Reiten	350
Volleyball	350
Rollschuhfahren	350
Tischtennis	360
Garten umgraben	400
Schlittschuhlaufen (15 km/h)	400
Holzhacken	400
Tennis	420
Fußball	450
Langlauf (15 km /h)	600
Squash	600
Handball	600
Aerobics	650
Radrennfahren	660
Wettkampfrudern	840
Laufen	900

Tabelle 16: Energiemengen, die pro Stunde bei verschiedenen Aktivitäten verbraucht werden

Gewichtsreduzierung bei Sportlern

Daß mehr Bewegung sehr hilfreich ist, wenn man schlanker werden will, ist klar. Aber wie verhält es sich mit Sportlern, die abmagern wollen? Sie bewegen sich ja ohnehin schon regelmäßig. Im Prinzip gelten für sie dieselben Forderungen wie für Nichtsportler: weniger essen und mehr trainieren. Sportler sind ja in der Regel nicht stark übergewichtig; meist geht es um geringfügige Abweichungen gegenüber dem Idealgewicht oder um den Anteil an Körperfett. Fett liefert keinen funktionellen Beitrag zur Leistungsfähigkeit. Dies gilt allerdings nicht generell für alle Sportarten. So liegt der Anteil von Körperfett bei Leichtathleten zehn Prozent unter dem Durchschnitt, weil Fett für sie nur eine zusätzliche Last wäre. Bei Schwimmern dagegen ist etwas mehr Fett der Leistung durchaus förderlich, weil Fett wärmeisolierend wirkt und den Auftrieb verbessert. Sportler, die abnehmen wollen, sollten daher zusammen mit einem Fachmann das ideale Körpergewicht und den idealen Fettanteil ermitteln. Ein Ernährungsfachmann oder der Trainer kann mit Hilfe eines Hautfaltenmeßgeräts die Fettmasse schätzen. Beim Abmagern durch Körperbewegung darf man allerdings auch nicht zu intensiv Sport treiben. Dann werden nämlich Kohlehydrate verbrannt statt Fett.

Wenn man drei Kilogramm abnehmen muß, dann wird dies etwa drei bis vier Wochen dauern. Die verschiedenen Wunderdiäten oder Roßkuren, um in kürzester Zeit mehrere Kilogramm zu verlieren, wirken sich negativ auf die sportlichen Leistungen aus, weshalb hiervon abzuraten ist. Viele dieser Diäten, die schnellen Gewichtsabbau versprechen, erreichen dies hauptsächlich durch Wasserverlust und Muskelabbau; Fett kann man in so kurzer Zeit nicht abbauen. Sportler, die häufig an Wettkämpfen teilnehmen, sollten genügend lange Zeit davor über das Idealgewicht nachdenken. Je länger man weiß, daß man einige Kilogramm verlieren muß, desto leichter ist das Abmagern zu verwirklichen. Hierzu genügt es meist, einfach pro Mahlzeit etwas weniger zu essen. Wenn man von allem, was man normalerweise ißt, ein Drittel wegläßt, dann verliert man beinahe unbemerkt einige Kilogramm. Außerdem kann man etwas mehr Obst, Gemüse und fettarme Nahrungsmittel essen. Es ist nicht nötig, Mahlzeiten auszulassen; essen Sie wie immer zu den gewohnten Zeiten, aber eben nur von allem etwas weniger. Eine andere, relative einfache Art, um täglich einige Kalorien einzusparen, besteht darin, nach dem Training den Durst nicht mit Limonaden oder Fruchtsaft, sondern mit Mineralwasser zu löschen. Es ergänzt die verlorene Körperflüssigkeit hervorragend und enthält keine unnötigen Kalorien.

Älter werden und Bewegung

Ältere Menschen glauben oft, daß sie nicht mehr soviel Bewegung brauchen. Dies stimmt jedoch in keiner Weise. Der Körper akzeptiert dies nicht; er weigert sich, nach einem aktiven Leben in Untätigkeit überzugehen. Zudem hat Sport im Alter noch viele weitere Vorteile. Sport verbessert nicht nur die physische Gesundheit, sondern auch das seelische Wohlbefinden. Indem man die Koordination trainiert, wird auch das Gehirn zur Aktivität angespornt. Wenn man sich entschließt, Mitglied in einem Verein zu werden, kommt außerdem das Element der sozialen Kontakte hinzu. Unternehmen Sie jede Woche mit einigen Freunden eine längere Wanderung. So können Sie Bewegung und Geselligkeit miteinander kombinieren.

Sportlich aktiv werden

Natürlich ist nicht jede Sportart für den älteren Menschen geeignet. Manche treiben schon ihr ganzes Leben eine bestimmte Sportart und möchten dies so lange wie möglich fortsetzen. Oft findet sich bei Volkssportereignissen am nächsten Tag ein Bild des ältesten Teilnehmers in der Zeitung. Das hohe Alter des Betreffenden weckt dann immer wieder Erstaunen. Vielleicht denkt man dann für sich: Ich bin zehn Jahre jünger, müßte ich das nicht auch schaffen? Das Geheimnis heißt in diesem Fall Training. Alle diese rüstigen Alten hängen »ihrer« Sportart schon ein ganzes Leben lang mit unermüdlicher Begeisterung an, und ein solcher Vorsprung ist nicht mehr einzuholen.

Besprechen Sie sich mit ihrem Hausarzt, bevor Sie sportlich aktiv werden. Eine Sportuntersuchung ist sehr zu empfehlen, wenn man einige Zeit nichts mehr getan hat und wieder Sport treiben will. Natürlich braucht man keine solche Untersuchung, wenn man nur ein wenig (Rad-)Wandern will. Beginnen Sie in jedem Fall langsam mit einer neuen Sportart, und steigern Sie die Belastung allmählich. Mehr körperliche Anstrengung erzeugt mehr Stoffwechselschlacken im Blut, und der Körper braucht einige Zeit, um sich hierauf einzustellen. Ermüdung ist ein Symptom, auf das man unbedingt achten sollte. Tun Sie beim Sport nichts, was auch normalerweise Ihre Kräfte übersteigen würde. Der Sport muß an die eigene Leistungsfähigkeit angepaßt sein, auch wenn man eine Gruppensportart treibt. Sobald man durch Ermüdung den Spaß am Sport verliert, legt man am besten eine Pause ein.

Sport ist meist schweißtreibend, und dies ist an sich gesund. Achten Sie jedoch darauf, daß Sie den dadurch entstehenden Flüssigkeitsverlust mit Mineralwasser und Obstsäften wieder ausgleichen. Hüten Sie sich vor Kälte und Zugluft.

Ein schweißbedeckter Körper ist besonders anfällig für Erkältungen. Streifen Sie bei Pausen immer die Trainingsjacke oder einen Pullover über.

Welche Möglichkeiten gibt es?

Man kann sich natürlich bei den vielen Sportvereinen in seiner Umgebung umsehen. Vielleicht hat man schon eine ganz bestimmte Vorstellung, was man tun möchte: Gymnastik, Tennis, Golf, Radfahren, Volleyball oder Reiten. Wir möchten hier jedoch noch auf einige andere Möglichkeiten aufmerksam machen.

Manche *Schwimmbäder* gleichen heute mit ihren zahllosen Rutschbahnen, Wasserspeiern und Spielgeräten eher Kinderspielplätzen. Zum Glück gibt es in vielen Schwimmbädern außerhalb der normalen Öffnungszeiten auch spezielle Zeiten für Gruppen, zum Beispiel für Senioren, wo es dann ruhiger zugeht. Jeder geht aus anderen Gründen schwimmen. Dem einen geht es vor allem um seine wöchentlichen »Pflichtbahnen«, während der andere es ruhiger liebt oder hauptsächlich die Geselligkeit sucht. Die Vorteile sind jedoch für jeden dieselben: Das Wasser hat meist eine angenehme Temperatur, wodurch sich die Muskeln entspannen, und darüber hinaus ist Schwimmen eine Sportart, bei der praktisch alle Muskeln beansprucht werden.

Beim *Tanzen* spielt die Geselligkeit mehr noch als bei den anderen Bewegungsformen eine große Rolle. Außerdem gibt es hier eine unendliche Fülle von Variationen. Man kann zum Beispiel Mitglied in einer Volkstanzgruppe werden, man kann sein Tanzrepertoire um die lateinamerikanischen Tänze wie Samba und Rumba erweitern oder seine in der Tanzschule gelernten klassischen Schritte wieder einüben. Gehen Sie wenn möglich in eine Tanzschule mit rauchfreiem Saal, denn Rauchen und Training passen nicht zusammen. Wenn man vor allem etwas für seine Kondition tun will, kann man auch einen Kurs in Jazztanz besuchen.

Beim *Yoga* stehen Atmung und Entspannung im Mittelpunkt. Man lernt bei einem Yogakurs Übungen, die man nach seinen eigenen Fähigkeiten ausführen kann. Man muß nicht unbedingt alle Übungen perfekt beherrschen, doch profitiert man am meisten von ihnen, wenn man sie möglichst gut ausführt.

Einige *Ballspiele*, an die man vielleicht nicht sofort denkt, die aber bis ins hohe Alter Spaß machen können, sind Boccia, Bowling und Kegeln. Der große Vorteil dieser Sportarten ist, daß ein sehr ausgewogenes Verhältnis zwischen Anstrengung und Entspannung besteht. Dasselbe gilt für *Billard*. Man kann natürlich ab und zu mit Freunden oder Bekannten »einfach so« Billard spielen gehen, aber auch Mitglied in einem Club werden. Wenn einem der Leistungsdruck in einem solchen Club zu groß wird, kann man selbst einen Senioren-Billardclub gründen, in dem mehr die Freude am Spiel als das Gewinnen im Vordergrund steht.

Ein ausgiebiger täglicher Spaziergang ist eine ganz besonders gute Form der Bewegung und zudem die billigste Sportart, für die man sich entscheiden kann. Man braucht letztlich nichts weiter als ein paar feste Wanderschuhe, warme Kleidung und einen Regenschutz, um das ganze Jahr wandern zu können. Auch hier gilt wiederum, daß man allein wandern, sich aber auch bei einem Wanderverein in der Nähe anmelden kann.

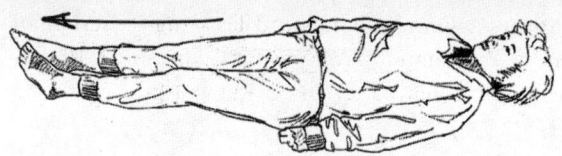

Ein Bein so weit wie möglich strecken, als ob es länger wäre als das andere. Man muß die Dehnung in Kniekehle, Knöchel und Zehen spüren. Anschließend mit dem anderen Bein ebenso verfahren und die Übung vier- bis fünfmal wiederholen.

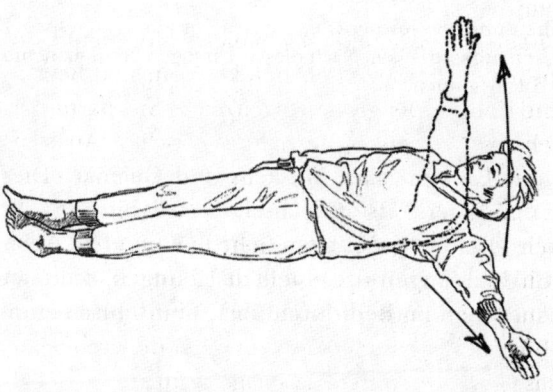

Einen Arm so weit wie möglich ausstrecken, so daß man die Dehnung in Schulter, Handgelenk und Fingern spürt. Dann den Arm am Kopf nach oben strecken. Anschließend in derselben Weise den anderen Arm strecken und die Übung vier- bis fünfmal wiederholen.

Übungen

Man kann natürlich auch ganz allein etwas für seine Fitneß tun, zum Beispiel am Morgen ausgiebige Dehnungsübungen durchführen, am Nachmittag einen weiten Spaziergang unternehmen und am Abend vor dem Zubettgehen einige Entspannungs- oder Yogaübungen durchführen. Man kann den Tag nicht besser beginnen als mit einem kräftigen

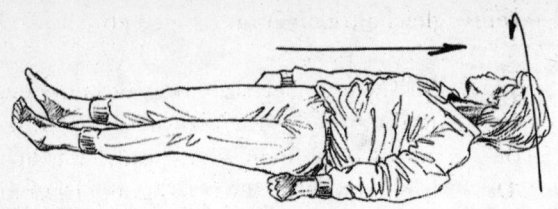

Den Hals so weit wie möglich strecken, als ob man über etwas hinüberblicken wollte, und dabei den Kopf langsam nach links und rechts zur Seite rollen lassen. Anschließend so weit wie möglich ein Hohlkreuz machen.

Jetzt aufstehen und alle Körperteile, die sich ein wenig angespannt anfühlen, ganz ruhig strecken. Nach diesen Übungen kann man entspannt den Tag beginnen.

Dehnen und Lockern aller Muskeln und Gelenke. Dies verbessert den Sauerstoffstoffwechsel und hält die Muskeln geschmeidig (Dehnungsübungen siehe in Kapitel 2). Auch die in den Abbildungen dargestellten Übungen, die man vor dem Aufstehen im Bett durchführt, sind sehr zu empfehlen.

Osteoporose

Osteoporose (Knochenschwund) ist die Verminderung von Knochengewebe. Dadurch verlieren die Knochen ihre Elastizität und werden brüchiger. Etwa bis zum 35. Lebensjahr wird das Knochengewebe beständig erneuert (d. h. abgebaut und neu aufgebaut). Danach kann der Knochenaufbau nicht mehr ganz mit dem Knochenabbau Schritt halten. Osteoporose ist daher eine Altersbeschwerde. Besonders betroffen sind Frauen. Zum Vergleich: Bei einem achtzigjährigen Mann fehlen etwa fünfzehn Prozent des Knochengewebes, bei einer gleichaltrigen Frau dagegen etwa fünfzig Prozent.

Besonders anfällig für Osteoporose sind die Hüftknochen, das Handgelenk und die unteren Rückenwirbel. Die Rükkenwirbel können auch »zusammenfallen«, ohne wirklich zu brechen. Dies führt nicht zu Nervenschädigungen, kann aber Rückenschmerzen verursachen. Es besteht ein erhöhtes Risiko einer Osteoporose:

- bei eher leichten Menschen,
- bei Frauen,
- wenn bei Frauen vor dem 45. Lebensjahr die Wechseljahre beginnen,
- bei kinderlosen Frauen,
- bei Rauchern,
- wenn man zuwenig Bewegung hat,
- wenn man kaum in die Sonne kommt und
- bei einer Kost, die reich ist an Eiweiß (Fleisch, Fisch, Käse), Zucker, Kaffee und Alkohol und arm an kalkhaltigen Nahrungsmitteln (unter anderem Milchgetränke).

Einige der Krankheitsfaktoren kann man also selbst beeinflussen. Das Allerwichtigste ist mehr Bewegung! Weiterhin kann man versuchen, das Rauchen aufzugeben oder wenigstens einzuschränken, etwas häufiger in die Sonne zu gehen und die Ernährung zu korrigieren. Nehmen Sie weniger Zucker (wobei zu beachten ist, daß viele Nahrungsmittel bereits Zucker enthalten), trinken Sie jeden Tag Buttermilch, essen Sie Joghurt und/oder Käse. Verzehren Sie weniger Fleisch und Wurst (überhaupt kein Fleisch ist noch gesünder). Dagegen kann man ein- bis zweimal wöchentlich hundert Gramm fetten Fisch essen; dies ist gut für das Herz und die Blutgefäße und versorgt den Körper auch mit Vit-

amin D. Gute Kalkspender für Menschen, die keine Milchprodukte vertragen (Kuhmilchallergie), sind Grünkohl,
Spinat, Chinakohl, Kohlrüben, Sesamsamen, Mandeln, Ha-
selnüsse, Kresse, Sojabohnen und Kichererbsen.

Das Ausmaß einer Osteoporose kann nur vom Arzt mittels
Röntgenaufnahmen festgestellt werden. Eine Krümmung
des Rückens, Knochenschmerzen und Verkürzung der Körpergröße können Hinweise auf eine Osteoporose sein. Nur
in schweren Fällen mit starken Knochenschmerzen ist eine
Behandlung durch einen homöopathischen Arzt notwendig. In allen übrigen Fällen genügt oft eine Umstellung der
Lebensweise (Ernährung und Bewegung).

Kinder und Sport

Die meisten Kinder brauchen nicht zum Sport angehalten
zu werden. Sie sind so voller Energie und Lebenslust, daß
sie nichts lieber tun, als zu rennen und zu laufen. Ruhigere
Kinder brauchen das Rennen nicht unbedingt; sie sitzen
lieber zu Hause im Sessel vor dem Fernseher oder lesen ein
Buch. Für sie ist Sport in der Gruppe notwendig, damit sie
genügend Bewegung bekommen. Während der Haupt-
schulzeit können die Eltern sie meist wenigstens noch dazu
bewegen, Mitglied im Fußball-, Schwimm- oder Judoverein
zu werden, und daneben gibt es auch das Turnen in der
Schule. Auf dem Gymnasium dagegen hören viele junge
Menschen mit dem Sport auf. Oft ist es gar nicht so sehr die
Abneigung gegen körperliche Betätigung; viel öfter spielt
der Gedanke eine Rolle, daß sie Minderwertigkeitsgefühle
entwickeln, falls sie in einer Sportart nicht wirklich »gut«
sind. Alles wird an den Gruppennormen und -trends gemessen, weshalb manche Sportarten vorübergehend »in« sind

(man denke etwa an Surfen oder Aerobics) und andere »out« oder zumindest nicht mehr so interessant. Daneben ist in dieser Altersgruppe das Äußerliche sehr wichtig, und mit einer geröteten und verschwitzten Stirn empfinden sich viele Jugendliche als nicht besonders vorteilhaft aussehend. Bei ihnen könnte eine individuelle Sportart, bei der man sich nicht unmittelbar mit anderen messen muß, die Freude an der Bewegung zurückbringen.

Sportverletzungen sind bei Kindern und Jugendlichen relativ häufig. Bei den jüngsten klappt die Koordination noch nicht optimal. Bei älteren Kindern können überschäumende Begeisterung und Übermut die Ursache von Verletzungen sein. Zum Glück sind sie bei Kindern oft weniger schwerwiegend als bei Erwachsenen. Zum einen treten geringere Kräfte auf: Die dreißig Kilo eines Fußballknirpses, der auf sein Knie stürzt, wirken sich weniger schwerwiegend aus als die achtzig Kilo, die das Knie eines erwachsenen Fußballspielers aushalten muß. Zweitens sind die Körpergewebe bei Kindern noch viel elastischer. Stöße werden federnd abgefangen, wodurch weniger schnell schwere Verletzungen wie Knochenbrüche oder Bänderrisse entstehen. Manche Verletzungen kommen jedoch fast nur oder viel häufiger bei Kindern vor. Diese werden am Ende dieses Kapitels besprochen.

Training bei Kindern

Beim Training von Kindern muß auf ihr Wachstum und ihre Entwicklung Rücksicht genommen werden. Für diese Altersgruppe ist es sehr wichtig, das Training gut abzustimmen und harmonisch aufzubauen. Dabei muß unter anderem berücksichtigt werden, daß die Energie, die für die sportliche Leistung aufgewandt wird, eventuell für das Wachstum fehlt. Außerdem verbrauchen Kinder mehr Energie für bestimmte Verrichtungen, weil die Koordination noch nicht optimal ist.

Generell kann man sagen, daß bei einem abwechslungsreichen Training das geringste Risiko für Verletzungen und Entwicklungsstörungen besteht. Anhaltende einseitige Belastungen dagegen können schwere Schäden verursachen. Das Skelett ist bei Kindern an manchen Stellen noch nicht ganz verknöchert, und dort ist der Körper für zu große Belastungen besonders anfällig, zum Beispiel am Ellenbogen. Um Probleme zu vermeiden, muß das Training des Kindes an sein Entwicklungsstadium angepaßt werden. Diese Entwicklungsstadien beziehen sich immer auf ein biologisches Alter des Kindes, das nicht mit seinem wirklichen Alter übereinzustimmen braucht. Manche Kinder sind für ihr Alter größer und kräftiger, während andere sich etwas langsamer entwickeln.

Kinder bis zum fünften Lebensjahr können zum Erlernen einfacher motorischer und Koordinationsfertigkeiten angehalten werden, zum Beispiel schnell laufen, ohne zu fallen, oder das Fangen eines Balls.

In der Phase vom fünften bis zum neunten Lebensjahr wachsen vor allem die Arme und Beine. Das wachsende Knochengewebe und die knorpelige Epiphysenfuge sind sehr empfindlich gegen Belastungen. In dieser Zeit sollte daher der Schwerpunkt des Trainings auf der Verbesserung der Flexibilität und Koordination liegen. Auch die Ausdauer kann gesteigert werden, da in dieser Zeit Herz und Lungen wachsen und dadurch die Sauerstoffaufnahme verbessert wird.

In der vorpubertären Phase zwischen neun und elf Jahren ist das Längenwachstum verringert. In dieser Zeit kann man Kraft, Schnelligkeit und Koordination trainieren. Mädchen sind in diesem Alter den Jungen oft voraus. Mit einsetzender

Pubertät wird der Entwicklungsunterschied zwischen Jungen und Mädchen noch deutlicher.

Bei Mädchen setzt man den Beginn der Pubertät um das zwölfte Lebensjahr an, bei Jungen zwischen dem zwölften und fünfzehnten. In dieser Entwicklungsphase erfolgen hormonell gesteuerte Veränderungen des Körperäußeren und Muskelwachstum. Weil sich die Muskeln so sehr kräftigen, besteht auch hier die Gefahr einer Schädigung von Wachstumszentren. An diesen Stellen ist der Knochen noch nicht verknöchert, und durch übermäßige Anstrengungen und auftretende Kräfte, die die Muskeln auf die Knochen übertragen, können Risse oder sogar Brüche an den Knochen entstehen. Es empfiehlt sich daher, das Krafttraining etwas zurückzunehmen und mehr die Entwicklung von Koordination, Schnelligkeit und Ausdauer zu fördern. Gegen Ende der Pubertät, wenn die Wachstumsphase vorüber ist, kann man wieder mit dem Krafttraining beginnen.

Mögliche Beschwerden bei sporttreibenden Kindern

Epiphysenfuge, Beschädigung der

Das gesamte Skelett wird im Embryonalstadium angelegt. Manche Teile verknöchern sehr früh, etwa die Schädelknochen und das Schulterblatt, während bei anderen Knochen embryonaler Knorpel angelegt wird, der später verknöchert. Das Wachstum der Röhrenknochen der Arme und Beine erfolgt an den Knochenenden. Dort befinden sich die sogenannten Epiphysenfugen, die aus knorpeligen Zellen bestehen. Diese Zellen vermehren sich, verhärten und bilden so Knochengewebe.

Da die Epiphysenfugen selbst noch nicht verknöchert sind, sind sie viel empfindlicher als der eigentliche Knochen. Wenn bei einem Kind große Kräfte auf einen Knochen auftreten, kommt es daher leicht zu einer Beschädigung der Epiphysenfuge. Dies kann zum Beispiel bei einem Sturz der Fall sein. Die Wachstumszellen können beschädigt werden oder absterben, weil sie nicht mehr durchblutet werden. Eine Schädigung der Epiphysenfugen wird festgestellt, indem bei einem Knochenbruch oder einer schweren Gelenkverletzung eine Röntgenaufnahme gemacht wird. Bei leichteren Verletzungen fällt eine solche Schädigung oft erst auf, wenn der Knochen schief zu wachsen beginnt.

Eine Schädigung der Epiphysenfugen kann ohne bleibende Folgen abheilen, jedoch können auch Wachstumsstörungen auftreten. Wenn nach einer Schädigung das Knochenwachstum völlig aufhört, können erhebliche Längenunterschiede zwischen dem verletzten und dem unversehrten Körperteil entstehen. Wird bei einem zwölfjährigen Kind eine der Epiphysenfugen des Oberschenkelknochens beschädigt, kann ohne weiteres ein Längenunterschied von fünf Zentimetern zwischen beiden Beinen entstehen.

Eine Schädigung einer Epiphysenfuge ist eine schwere Verletzung, die oft operativ behandelt werden muß. Es besteht auch die Möglichkeit, das Wachstum des unversehrten Knochens vorübergehend zu hemmen, bis die Epiphysenfuge wieder geheilt ist und beide Knochen gleichzeitig weiterwachsen können. Wenn die Schädigung nicht rechtzeitig festgestellt wird und bereits ein Längenunterschied in den Knochen entstanden ist, kann man den gegenüberliegenden Knochen nach Abschluß der Wachstumsphase operativ kürzen.

Knochenbruch

Kinderknochen sind noch sehr elastisch und brechen daher weniger leicht als die Knochen von Erwachsenen, die viel starrer und härter sind. Typisch für Knochenbrüche bei Kindern ist der sogenannte Grünholzbruch. Dessen Entstehung kann man sich anhand eines Vergleichs mit dem Brechen eines dicken Astes (Knochen eines Erwachsenen) und eines dünnen, grünen Zweiges (Kinderknochen) verdeutlichen. Der Ast bricht bei großen Kräften vollständig durch, während man einen grünen Zweig sehr stark biegen kann, bis er an einer Stelle reißt, während die andere Seite unversehrt bleibt. Letzteres geschieht bei Kinderknochen. Der Grünholzbruch ist also kein vollständiger Bruch; der Knochenverband bleibt auf einer Seite erhalten.

Brüche bei kleinen Kindern heilen schnell und meist ohne sichtbare Bruchlinie. Abgeheilte Brüche eines der langen Knochen führen manchmal zu Problemen, weil der gebrochene Knochen relativ schneller gewachsen ist als der unverletzte Knochen. Eine Erklärung hierfür hat man bisher nicht gefunden. In manchen Fällen gleicht sich der Längenunterschied bis zum Ende der Wachstumsphase wieder aus. In anderen bleibt er bestehen und muß operativ korrigiert werden.

Selbstverständlich muß man bei Verdacht auf einen Knochenbruch immer sofort zum Arzt. Nach der Notfallbehandlung können homöopathische Mittel die Heilung unterstützen.

Zum Einnehmen

Arnica D6   So schnell wie möglich, um Schwellungen und Blutergüsse zu begrenzen

Calcium phosphoricum D6   Bei langsam heilenden Knochen

Symphytum D6   Fördert die Bildung neuen Knochengewebes

Symphytum Pentarkan D   Zur Unterstützung der Heilung

Äußere Anwendung
Calendumed-Salbe DHU   Wenn der Gips abgenommen ist; macht die Muskeln wieder geschmeidig
Rhus-Rheuma-Gel N   Zur Nachbehandlung, wenn noch eine Steifigkeit zurückgeblieben ist

Werferellenbogen bei Kindern

Der Werferellenbogen ist eine Folge von Überlastung. Diese Verletzung hat ihren Namen daher, daß sie häufig bei Werfern auftritt, zum Beispiel beim Baseball. Ursache ist die häufige Wiederholung einer einseitigen Wurfbewegung. Dabei werden besonders die Unterarmmuskeln belastet, die innen am Ellenbogen ansetzen. Dort liegt auch das Wachstumszentrum, das weniger stabil ist als der Knochen. Durch die Kräfte, die beim Werfen eintreten, entsteht beim Erwachsenen ein kleiner Riß am Ansatz des Muskels.

Bei Kindern ist der Muskel oft stärker als die Epiphysenfuge, an der er ansetzt; daher kommt es eher zu einer Schädigung des Wachstumszentrums als des Muskels. In schweren Fällen sieht man auf dem Röntgenbild einen Spalt zwischen Knochen und Wachstumszentrum. Wenn dieser Spalt zu breit ist, muß ein operativer Eingriff durchgeführt werden, durch den das Wachstumszentrum wieder am Knochen befestigt wird. Andernfalls würde der Knochen nicht mehr wachsen.

Bei Kindern muß bei einem Werferellenbogen eine viel längere Ruhepause verordnet werden als beim Erwachsenen. Während der Muskelriß beim Erwachsenen oft schon innerhalb von zwei Wochen heilt, beträgt die Ruhezeit bei Kindern sechs bis neun Wochen. Sie dürfen erst wieder mit dem Werfen beginnen, wenn der Schmerz völlig abgeklungen ist. Meist wird nach sechs bis acht Wochen nochmals eine Röntgenaufnahme gemacht, um zu kontrollieren, ob der Spalt zwischen Knochen und Wachstumszentrum verschwunden ist.

Zum Einnehmen
Arnica D6 Im Anfangsstadium, verbessert die Durchblutung
Rhus toxicodendron D6 Steifigkeit und Anfangsschmerz nach Ruhe, der bei fortgesetzter Bewegung besser wird; bei Aufnahme der Rehabilitationsübungen
Ruta D6 Bei Beschwerden nach häufigem Drehen eines Gelenks; mit Rhus toxicodendron kombinieren

Äußere Anwendung
Calendumed-Salbe DHU Bei einem lahmen oder schwachen Gefühl im Muskel
Rhus-Rheuma-Gel N Bei Steifigkeit, mehrmals täglich einmassieren

11 Erste Hilfe und Nachbehandlung

Nach den sportspezifischen Verletzungen oder Beschwerden und ihrer Behandlung, die in den bisherigen Kapiteln dargestellt wurden, sollen nun kurz die allgemeinen Erste-Hilfe-Maßnahmen besprochen werden. Ein weiteres Thema ist die Nachbehandlung von Sportverletzungen: Wie lange muß man pausieren, damit eine Verletzung heilen kann, und was ist bei der Wiederaufnahme des Trainings zu beachten. Schließlich enthält dieses Kapitel einige Hinweise zum Inhalt des Verbandkastens und nennt die wichtigsten homöopathischen Erste-Hilfe-Mittel.

Erste-Hilfe-Richtlinien

Für die Erste Hilfe bei Unfällen gelten grundsätzlich die folgenden Richtlinien:

– auf Gefahren achten (für sich selbst, für den Verletzten, für andere),
– feststellen, was geschehen ist und was dem Verletzten fehlt,
– den Verletzten beruhigen,
– ärztliche Hilfe holen und
– den Patienten nicht bewegen.

Von letzterer Regel kann man gelegentlich abweichen, wenn es der Zustand des Betroffenen erlaubt. So kann man einen verletzten Fußballspieler vom Platz tragen, damit er außerhalb des Feldes behandelt und das Spiel fortgesetzt werden kann. In anderen Fällen kann es die Sicherheit des Patienten notwendig machen, ihn von der Unglücksstelle zu entfernen, zum Beispiel auf öffentlichen Straßen.

Bei jeder Verletzung kommt es darauf an, ihre Schwere unverzüglich festzustellen. Dabei sind zuerst die lebenswichtigen Körperfunktionen zu prüfen, unter anderem Atmung, Puls, Bewußtsein bzw. Bewußtlosigkeit. Die Erste Hilfe bei Störungen dieser lebenswichtigen Funktionen ist in Kapitel 7 beschrieben.

Als nächstes sind die lokalen Verletzungen zu beurteilen. Sportverletzungen können so schwerwiegend sein, daß ärztliche Hilfe notwendig ist. Rufen Sie in diesem Fall den Notarzt, bzw. sorgen Sie für umgehenden Transport in ein Krankenhaus.

Behandlung lokaler Verletzungen

Richtig angewandte Erste Hilfe kann für das Opfer von entscheidender Wichtigkeit sein. Man kann hierdurch die unmittelbaren Folgen einer Sportverletzung begrenzen, die Genesungszeit verkürzen und die langfristigen Schäden beschränken. Die Erste Hilfe bei Sportverletzungen beruht auf den nachfolgenden vier wichtigen Maßnahmen:

– Ruhigstellung,
– Hochlagerung,
– Kühlung,
– Druckverband.

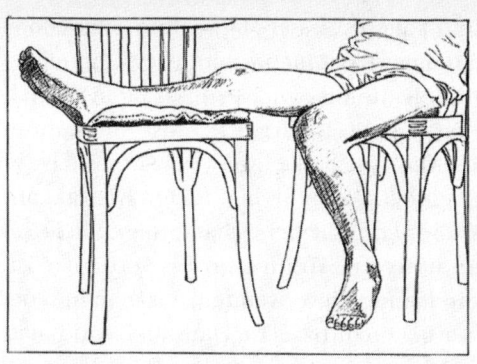

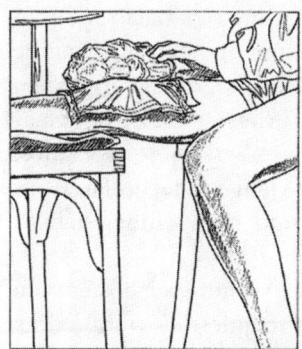
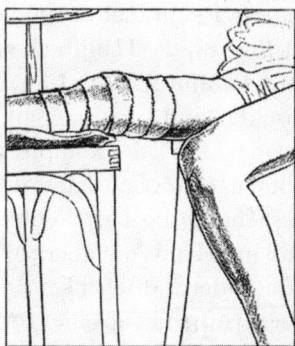

Die vier Säulen der Ersten Hilfe bei Sportverletzungen: das betroffene
Gebiet nicht mehr belasten (Ruhigstellung), Hochlagern der Verlet-
zung, Kühlen mit kaltem Wasser, einer kalten Kompresse oder einem
Eisbeutel, Anlegen eines Druckverbandes

Bei jeder Verletzung ist es sehr wichtig, die sportliche Betätigung sofort zu beenden, da jede weitere Bewegung die
Verletzung verschlimmern kann. Weiterhin muß der betroffene Körperteil hochgelagert werden, um die Schwellung
auf ein Mindestmaß zu begrenzen.
Eine der bekanntesten Maßnahmen bei Sportverletzungen

ist die Kühlung mit kaltem Wasser, Eisbeuteln oder Kälte-spray. Kälte bewirkt eine Zusammenziehung der Blutgefäße, wodurch Schwellungen und möglichen Blutungen Einhalt geboten wird: zuerst ein Geschirrtuch oder ein dünnes Handtuch über die verletzte Stelle legen, bevor man Eis (in einer Plastiktüte) auflegt. Wenn Eis in direkten Kontakt mit der Haut kommt, können zusätzlich Schädigungen in Form von Erfrierungen auftreten. Wenn kein Eis verfügbar ist, kann man auch ein Handtuch verwenden, das man in mög-lichst kaltes Wasser getaucht hat. Das Handtuch muß man durch loses Umwickeln mit einer elastischen Binde fixieren und etwa eine halbe Stunde an seinem Platz lassen, dann das Eis bzw. das Handtuch entfernen und der Haut mindes-tens 45 Minuten Zeit lassen, um sich wieder zu erwärmen. Anschließend kann man an der verletzten Stelle nochmals Eis oder eine kalte Kompresse anwenden. Dieses Verfahren sollte man möglichst drei Stunden lang wiederholen. Wenn die Schwellung bestehenbleibt und sehr schmerzhaft ist, muß man zum Arzt gehen.

Eine andere Möglichkeit, die Schwellung zu bekämpfen, besteht im Anlegen eines Druckverbandes. Dies muß jedoch durch einen Sanitäter oder Arzt geschehen. Ein zu straff oder falsch angelegter Druckverband kann mehr schaden als nützen.

Natürlich muß man immer zum Arzt gehen, wenn eine Verletzung sehr schmerzhaft ist. Der Schmerz ist ein nach-drückliches Signal des Körpers, daß etwas nicht stimmt. Auch bei Verletzungen an einem Gelenk geht man sicher-heitshalber am besten zum Arzt. Es ist oft sehr schwierig, selbst festzustellen, was genau beschädigt und wie schwer-wiegend die Verletzung ist. Wenn man eine Gelenkverlet-zung zu lange unbehandelt läßt, kann dies bleibende Be-schwerden zur Folge haben. Funktionsverlust eines Gelenks oder einer Gliedmaße, so daß diese nicht mehr ohne weiteres bewegt werden kann, ist immer ein Grund, einen Arzt aufzusuchen.

Nach der ersten Behandlung kann es nach einiger Zeit erforderlich sein, nochmals zum Arzt zu gehen. Dies ist zum Beispiel der Fall, wenn eine Verletzung nicht innerhalb von drei Wochen (oder des vom Arzt genannten Zeitraums) heilt. Auch dann, wenn Schmerzen länger als zwei Wochen in Gelenken oder Knochen bestehenbleiben, empfiehlt sich ein Besuch beim Arzt. In manchen Fällen kommt zu einer

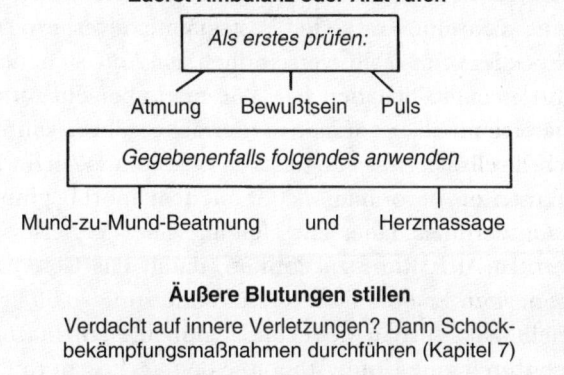

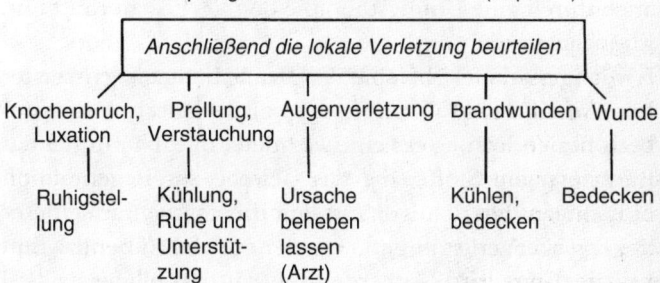

Tabelle 17: Das Erste-Hilfe-Schema

Verletzung noch eine Entzündung hinzu. Dies äußert sich in Rötung, Schwellung, Wärme und einem pochenden Gefühl an der betroffenen Stelle; gelegentlich kann sogar Fieber auftreten. Auch in diesen Fällen muß man unbedingt zum Arzt, denn unbehandelte Entzündungen können schwere Folgen nach sich ziehen.

Heilung durch Ruhe

Das Wichtigste für die Heilung einer jeden Verletzung ist Ruhe. Manche Sportler glauben noch immer, daß es gut ist, während der Genesungszeit vorsichtig weiterzutrainieren, damit man seine Kraft oder Elastizität nicht verliert. Derselbe Sportler würde selbstverständlich sein Auto stehenlassen, wenn es einen Schaden hat. Wie man aber ein Auto erst reparieren muß, bevor man wieder sicher fahren kann, muß auch der Körper die Möglichkeit bekommen, sich wiederherzustellen, bevor man wieder mit dem Sport beginnt. Das Beste, was man daher zur Heilung einer Verletzung tun kann, ist, sich Ruhe zu gönnen, damit das Gewebe sich regeneriert. Erst dann, wenn die Verletzung zu 95 Prozent geheilt ist, kann man wieder Sport treiben. Dann macht man auch durch eine Übungstherapie den Verlust an Kraft und Elastizität wieder wett.

Wie lange es dauert, bis eine Verletzung heilt, hängt in erster Linie von ihrer Art ab. Daneben spielt die Durchblutung des betroffenen Körperteils eine wichtige Rolle. Nur durch das Blut gelangen Stoffe, die das Gewebe zur Regeneration braucht, an den richtigen Ort. Für die Verbrennung dieser Stoffe wird Sauerstoff benötigt, der ebenfalls über das Blut herangeführt wird. Außerdem enthält das Blut rote und weiße Blutzellen, die den Transport von Aufbaustoffen, den

Abtransport von abgestorbenen Zellen und die Bekämpfung von Infektionen sicherstellen. Manche Körperteile sind besser durchblutet als andere; die Dauer der Heilung hängt daher auch vom Ort der Verletzung ab.

In Tabelle 18 sind die Heilungszeiten für verschiedene häufige Verletzungen genannt. Es handelt sich hierbei um Durchschnittswerte, bei denen erhebliche individuelle Abweichungen möglich sind.

Verletzung	Heilungsdauer
Bänderriß	6-8 Wochen
Bänderzerrung	2-4 Wochen
Knochenbruch	3-12 Wochen
Knorpel	–
Sehnenverletzungen	6-8 Wochen
Muskelriß	6 Wochen
Muskelzerrung	1-2 Wochen
Zwischenwirbelscheiben	3 Monate
Verstauchung: leicht	5-7 Tage
Verstauchung: mittel	2-3 Wochen
Verstauchung: schwer	6 Wochen

Tabelle 18: Durchschnittliche Heilungszeiten bei Sportverletzungen

Durchblutung

Bänder und Sehnen sind besonders schlecht durchblutet. Deshalb dauert die Heilung eines Bänderrisses oder einer Sehnenverletzung mindestens doppelt so lang wie eine vergleichbare Muskelverletzung. Muskeln sind gut durchblutet und heilen daher viel schneller. Eine Muskelzerrung etwa heilt innerhalb von ein bis zwei Wochen; eine Bänderzerrung dauert zwei bis vier Wochen. Noch ausgeprägter ist der Unterschied bei einer Bandscheibe, deren Heilung durchschnittlich drei Monate in Anspruch nimmt. Auch hier handelt es sich um schlechtdurchblutetes Gewebe. Knorpel sind überhaupt nicht durchblutet, weshalb bei einer Knorpelverletzung keine Heilungsdauer angegeben ist. Verletzte Knorpel heilen nicht, und dies ist der Grund dafür, warum Sportler so oft wegen einer Meniskusverletzung operiert werden müssen. Ein gerissener Meniskus wächst von selbst nie mehr zusammen, es sei denn, der Riß betrifft nur den äußeren Rand.

Knochengewebe wiederum ist gut durchblutet, weshalb ein einfacher Knochenbruch schon innerhalb von drei bis vier Wochen heilt. Die für Verstauchungen angegebene Heilungsdauer läßt erkennen, daß nicht nur der Ort, sondern auch die Schwere der Verletzung für die Heilungsdauer entscheidend ist. Eine leichte Verstauchung kann schon in fünf bis sieben Tagen heilen, während eine schwere, bei der die Schwellung so stark ist, daß das Gelenk nicht mehr betätigt werden kann, mindestens sechs Wochen in Anspruch nimmt.

Übungen zur Rehabilitation

Für alle Verletzungen gilt, daß die Heilungsdauer länger wird, wenn der verletzte Körperteil zu früh belastet wird. Verletztes Gewebe muß geschont werden, damit es heilen kann; sorgen Sie daher nach Verletzungen stets für ausreichend Ruhe. Ruhe bedeutet natürlich nicht, daß man unbeweglich im Bett liegen oder mit ausgestrecktem Bein auf dem Stuhl vor dem Fenster sitzen muß. Wenn man ein Gelenk zu lange nicht belastet, ist dies ebenso schlecht wie zu frühe Wiederaufnahme des Sports. Man muß daher unter Anleitung des Trainers oder eines Physiotherapeuten zunächst mit ruhigen Übungen beginnen, damit das Gelenk elastisch bleibt.

Der Physiotherapeut kann darüber hinaus ein breites Spektrum an Therapien anbieten, die dazu beitragen, daß die Heilung so rasch wie möglich verläuft. Es ist auch möglich, daß ein Gelenk zum Beispiel nach einer Zerrung nicht mehr schmerzt und nicht mehr geschwollen ist, aber trotzdem noch keineswegs stabil ist und daher leicht erneut verletzt werden kann. Ein solches Gelenk kann man durch Bandagieren unterstützen, damit keine neuen Verletzungen auftreten. Dies ist stets in Absprache mit dem Physiotherapeuten durchzuführen, der hierfür die geeigneten Verfahren kennt.

Wiederaufnahme des Sports

Es ist sehr schwierig, anzugeben, wann man wieder mit dem Sport beginnen kann. Dies hängt nicht nur von der Art und der Schwere der Verletzung ab, sondern auch davon, wie schnell bei einem Menschen individuell Verletzungen heilen. Wichtig ist, daß die Verletzung nach dem eigenen Gefühl fast oder vollständig geheilt ist. In jedem Fall sollte man sich lieber eine Woche zu lang als drei Tage zu kurz schonen.

Solange der verletzte Körperteil noch schmerzt, darf er in keinem Fall belastet werden. Wenn der Schmerz abgeklungen ist, kann man ganz vorsichtig mit Übungen beginnen, doch muß man damit sofort aufhören, wenn die Schmerzen wiederkehren. Wenn das Üben ohne Schmerzen möglich ist, kann man die Dauer und die Intensität der Übungen allmählich steigern. Auch hier gilt wieder, daß man aufhören muß, sobald man Schmerzen verspürt.

Wenn man sich schonen muß, wird auch die Kondition allmählich schlechter. Beginnt man dann wieder mit dem

Sport, kann die fehlende Ausdauer sehr lästig sein. Versuchen Sie deshalb ab dem Zeitpunkt, zu dem die Verletzung beinahe geheilt ist, Sie aber noch nicht mit der eigenen Sportart beginnen können, eine andere Art körperlicher Bewegung zu finden. Bei einer Handgelenkverletzung kann man zum Beispiel mit einem ruhigen Lauftraining beginnen, bei einer genesenden Knöchelverletzung mit Schwimmen. So baut man die Kondition wieder auf, ohne daß der verletzte Körperteil besonders belastet wird.

Der Verbandkasten beim Sport

Erste Hilfe ist ohne einen entsprechend ausgestatteten Verbandkasten nicht möglich. Überall, wo Sport in Gruppen getrieben wird, reicht die Hausapotheke meist nicht mehr aus. Hier sollte ein Bereitschaftskoffer greifbar sein. Verschiedene Firmen bieten einen entsprechenden Koffer an, der zum Beispiel die in Tabelle 19 angegebenen Bestandteile enthält.

Stück	Bezeichnung
2	Heftpflaster DIN 13019-A5 x 2,5
2	Wundschnellverband DIN 13019-E 50 x 6
6	Wundschnellverband DIN 13019-E 10 x 6
5	Fingerkuppenverbände
15	Wundschnellverband DIN 13019-E 18 x 2
3	Verbandpäckchen DIN 13151-K
6	Verbandpäckchen DIN 13151-M
3	Verbandpäckchen DIN 13151-G
12	Kompressen 100 x 100 mm
3	Verbandtuch DIN 13152-A
3	Verbandtuch DIN 13152-BR
2	Rettungsdecke 220 x 140 cm
5	Lederfingerlinge
6	Mullbinde DIN 61631-MB-8 ZW/BW
3	Mullbinde DIN 61631-MB-6 ZW/BW
4	Fixierbinde 4 m x 8 cm elastisch
4	Fixierbinde 4 m x 6 cm elastisch
1	Netzverband für Kopf, 4 m gedehnt
1	Netzverband für Extremitäten, 4 m gedehnt
2	Dreiecktuch DIN 13168-D
1	Schere DIN 58279-B 190
4	Augenkompresse 50 x 70 mm
12	Einmalhandschuh aus PVC
1	Erste-Hilfe-Broschüre
1	Ölkreide weiß
50	Vliesstofftuch 20 x 30 cm
5	verschließbare Folienbeutel 30 x 40 cm
1	Zettelblock, Schreibstift
1	Inhaltsverzeichnis

Tabelle 19: Füllung eines Verbandkastens nach DIN 13169-E. Zusätzlich empfiehlt sich ein Eisspray, das auf Wunsch mitgeliefert wird.

Homöopathische Erste-Hilfe-Mittel

Damit die in diesem Buch genannten Mittel sofort angewandt werden können, ist ein separater homöopathischer
Erste-Hilfe-Kasten empfehlenswert. Dieser sollte mindestens die folgenden Mittel enthalten:

Zum Einnehmen
Arnica D6
Hypericum D6
Rhus toxicodendron D6
Ruta D6
Bryorheum

Äußere Anwendung
Arnica-Salbe DHU
Arnica extern DHU
Calendumed-Salbe DHU
Ledum extern DHU
Rhus-Rheuma-Gel N

Teil II

Alphabetisches Verzeichnis der homöopathischen Heilmittel

Erklärungen zum
Verzeichnis der Heilmittel

In diesem Teil folgt eine Darstellung der Mittel, die in Teil I erwähnt sind, in alphabetischer Reihenfolge. Die Arzneien werden in jeweils unterschiedlicher Weise besprochen – je nach der Art (Einfach- oder Komplexmittel) und der Anwendung (innerlich oder äußerlich). Dies ist nachstehend anhand zweier Beispiele mit Erläuterungen verdeutlicht.

Einfachmittel

Arnica

Arzneimittelbild Aufzählung der wichtigsten Symptome, die die unverdünnte Substanz bei einem gesunden Menschen auslösen kann (bei einer Arzneimittelprüfung).

Indikationen Stichwort(e), unter dem/denen das Mittel in Teil I besprochen wird; man kann anschließend in Teil I nachschlagen, ob dieses Mittel das richtige ist. Die *kursivgedruckten* Zahlen verweisen auf das Kapitel, in dem die Indikation beschrieben ist. (*Aber*: Ein homöopathisches Heilmittel kann von einem homöopathischen Arzt oder Heilpraktiker für völlig andere Symptome verordnet werden!)

Potenz und Dosierung Nennt die empfohlene Potenz und Darreichungsform und gibt an, wie oft und in welcher Menge das Mittel eingenommen werden muß (sofern vom Arzt bzw. Heilpraktiker nicht anders verordnet).

Komplexmittel und Mittel für die äußerliche Anwendung

Asa foetida Pentarkan

Zusammensetzung Bestandteile (Einfachmittel), die im Komplexmittel oder dem Mittel zur äußeren Anwendung verarbeitet sind.

Indikationen Stichwort(e), unter dem/denen das Mittel in Teil I besprochen wird. Die *kursivgedruckten* Zahlen verweisen auf das Kapitel, in dem die Indikation beschrieben ist. (*Aber*: Ein homöopathisches Heilmittel kann von einem homöopathischen Arzt oder Heilpraktiker für völlig andere Symptome verordnet werden!)

Dosierung/Anwendungsform Gibt an, welche Menge des Mittels wie häufig eingenommen werden muß (sofern vom Arzt bzw. Heilpraktiker nicht anders verordnet).

Bei Mitteln zur äußeren Anwendung ist häufig angegeben, wie das Mittel angewandt werden muß.

Warnhinweis Bei manchen Mitteln sind Warnhinweise erforderlich.

Symbole und Abkürzungen

(v/v)	volume per volume (zum Beispiel 50 % v/v = 50 Vol.-%)
Ø	Urtinktur (= die tiefste flüssige Form des Mittels)
HAB 1	Homöopathisches Arzneibuch 1; dies ist in Deutschland die amtliche Pharmakopöe; es enthält Zubereitungsregeln und Vor-

	schriften für das Ausgangsmaterial für die homöopathischen Heilmittel
ad	zu
g	Gramm
mg	Milligramm (= 0,001 oder tausendstel Gramm)
Trit.	Trituration (Verreibung zu Pulver)
D	Tropfen
K	Kügelchen
T	Tabletten

Die homöopathischen Heilmittel

Abrotanum Pentarkan

Zusammensetzung Abrotanum Ø, Aesculus D1, Arnica D2, Secale cornutum D3, Petroleum D3, Alkoholgehalt 68 % (v/v).
Indikation Erfrierungen *(9)*.
Dosierung 3 x täglich 15 Tropfen.

Abrotanum-Salbe DHU

Zusammensetzung Abrotanum Ø, Salbengrundlage gemäß HAB 1 mit Adeps lanae, Vaselinum album, Paraffinum subliquidum und Aqua purificata ad 100 g.
Indikation Erfrierungen *(9)*.
Darreichungsform Nach Bedarf äußerlich anwenden.

Aconitum

Arzneimittelbild Fiebrige Beschwerden; entregeltes Temperaturregulierungssystem, verursacht durch bestimmte Infektionskrankheiten, durch Erkältung bei Wetterumschlag nach trockenem Frostwetter, bei Nordostwind oder heftigem Schreck. Die Symptome sind akut, plötzlich und heftig. Die Körpertemperatur steigt steil an, weil man nicht rechtzeitig schwitzt; die Haut bleibt trocken und heiß. Durst. Blutandrang zum Kopf, Ohrensausen. Dabei entwickelt sich eine starke seelische und körperliche Anspannung, häufig mit Angst. Das Einsetzen der Heilungsreaktion ist am Schweißausbruch erkennbar. Dann mit Belladonna fortfahren.

Indikation Ohrenschmerzen *(3)*.
Potenz und Dosierung **T** D6, 3 x täglich 1-2 Tabletten.

Agaricus

Arzneimittelbild Gerötetes Gesicht mit feuerroter Nase. Das Gefühl eiskalter Nadelstiche in der Haut. Beim geringsten Zug beginnt man zu frösteln. Übermäßige Beweglichkeit und unwillkürliche Kontraktionen verschiedener Muskeln. Starker Hunger, aber auf nichts wirklich Appetit. Verschlimmerung der Beschwerden durch Kälte, Besserung durch Schlaf und ruhiges Auf-und-ab-Gehen.
Indikationen Seitenstechen *(7)*, Tennisellenbogen *(4)*, Golfellenbogen *(4)*.
Potenz und Dosierung **K** D6, 3 x täglich 10-20 Kügelchen.

Allium cepa

Arzneimittelbild Tränende, gerötete Augen, die Tränenflüssigkeit brennt nicht. Brennende Lider. Übermäßig laufende Nase; das Sekret fühlt sich auf der Haut der Oberlippe brennend und beißend an. Niesanfälle, Husten, Heiserkeit, Heuschnupfen. Halsschmerzen, die zu den Ohren ziehen, Stirnkopfschmerz und Durchfall. Verschlechterung in einem warmen Raum, abends und durch Einatmen kalter Luft. Besserung durch frische Luft.
Indikation Heuschnupfen *(9)*.
Potenz und Dosierung **K** D6, 3 x täglich 10-20 Kügelchen.

Antimonium crudum

Arzneimittelbild Juckender Hautausschlag, dicke Hornhautschichten und Hühneraugen unter den Füßen. Hornartige Warzen an den Fußsohlen. Die Fingernägel sind brüchig und zeigen hornartige Stellen. Nagelverformung, brüchige Nägel. Die Zunge weist häufig einen dicken weißen Belag auf. Bekommt nach dem Genuß von fetten Speisen oder zu reichlichen Mahlzeiten Magenbeschwerden. Starkes Verlangen nach sauren Nahrungsmitteln, die aber schlecht vertragen werden. Verschlechterung durch Wärme, Sonnenwärme, Strahlungswärme (zum Beispiel vom Ofen), durch Essen, Alkohol und Waschen mit kaltem Wasser. Besserung durch Ruhe und einen Spaziergang in frischer Luft.

Indikationen Schwielen/Hornhaut *(3)*, Warzen *(3)*.

Potenz und Dosierung **T** D6 3 x täglich 1-2 Tabletten

Apis mellifica

Arzneimittelbild Symptome wie von einem Bienenstich: brennendes oder stechendes Gefühl, Rötung, geschwollene Schleimhäute und Hitze. Meist große Unruhe, manchmal von Kopfschmerzen begleitet, Dunkelangst, Zähneknirschen usw. Es besteht die Neigung zu Vereiterungen. Halsentzündung mit Schwellung des Halses, stechende Schmerzen und ein Gefühl der Zusammenschnürung im Hals. An den Augen treten häufig Beschwerden auf, zum Beispiel geschwollene Augenlider oder Lichtscheu. Augen gerötet und warm, heiße Tränenflüssigkeit. Flüssigkeitsansammlungen in Gelenken und Haut. Wichtige Kennzeichen dieses Mittels sind stechende Schmerzen, Flüssigkeitsansammlungen, Schwellungen und ein Gefühl, wie gerädert zu sein. Die Beschwerden verschlimmern sich durch warme Witterung, Sonne und nachmittags zwischen 15.00 und 17.00 Uhr. Besserung durch Kühle und frische Luft.

Indikationen Blasen *(3)*, Insektenstiche *(3)*, Meniskusschäden *(6)*, Schleimbeutelentzündung *(5)*.

Potenzen und Dosierungen **T** D3, 3 x täglich 1-2 Tabletten. **T** D6, 3 x täglich 1-2 Tabletten.

Argentum nitricum

Arzneimittelbild Ruhelosigkeit und Gehetztheit mit innerlichem Zittern. Nervenschwäche. Starke Ängste. Überhitzte Phantasie. Schwindel, Ohrensausen. Schleimhautentzündungen, die sich anfühlen, als ob ein ganzes Nadelkissen hineingedrückt würde. Schwäche, zittrig beim Aufstehen. Nervöse Magen- und Darmstörungen; Blähungen, Aufstoßen, auffällig geblähter Unterleib. Schleimiger und wäßriger Durchfall bei der geringsten Aufregung. In manchen Fällen erbricht man sich vor lauter Nervosität; der Magen »dreht sich um«. Impulsiv und oft gehetzt. Wenn man von großer Höhe nach unten blickt, wird einem schwindlig; auch Hinaufblicken an hohen Gebäuden erregt Schwindel. In großen Menschenmassen oft Todesangst. Im Kino oder Theater sucht man sich daher einen Platz nahe beim Ausgang, damit man schneller ins Freie kommt. Auffällig ist der unwiderstehliche Drang nach Zucker und Süßigkeiten. Nach deren Genuß entsteht jedoch oft Durchfall, und die übrigen Beschwerden verschlimmern sich. Alle Beschwerden werden schlimmer durch Hitze; in einem warmen Raum hat man das Gefühl, ersticken zu müssen. Besserung an der frischen Luft.

Indikationen Versagensangst *(8)*, Nervosität *(8)*, Wettkampfangst *(8)*.

Potenz und Dosierung **D** D6, 3 x täglich 5-10 Tropfen.

Arnica

Arzneimittelbild Arnica ist ein gutes Mittel bei allen Unfällen, Verletzungen, Prellungen und Verstauchungen und den Folgen von Überanstrengung und Übermüdung. Es begrenzt die Schwellung und den Umfang von blauen Flecken. Typische Arnica-Symptome sind: Berührungsangst, Angst und Schreck infolge eines Unfalls und das

Gefühl, wie gerädert zu sein. Kalte Hände und Füße, jedoch gleichzeitig geröteter, sich heiß anfühlender und pochender Kopf. Spontanes Nasenbluten, leicht blaue Flecken; Mißmutigkeit. Die Beschwerden verschlimmern sich bei jeder Bewegung und durch Berührung. Besserung durch Liegen und Ruhe.

Indikationen Prellungen an Augapfel und Augenhöhle *(3)*, blutunterlaufene Augen *(3)*, Bänderverletzungen *(5)*, blaue Flecken *(3)*, blaues Auge *(3)*, Bluterguß im Gelenk *(5)*, Gehirnerschütterung *(3)*, Golfellenbogen *(4)*, Verstauchung der Halswirbel *(5)*, schmerzende Handfläche *(3)*, Hautwolf (Intertrigo) *(3)*, Knochenbruch *(6, 10)*, Knochenhautentzündung *(6)*, Knochenhautprellung *(6)*, Knochenprellung *(6)*, Meniskusschäden *(6)*, Muskellogen-Syndrom *(4)*, Muskelkrampf *(4)*, Muskelschmerzen *(4)*, Muskelzerreißung *(4)*, Muskelzerrung *(4)*, Nasenverletzung *(3)*, Ohrenverletzung *(3)*, Prellung *(4)*, Rückenschmerzen *(4)*, Schleimbeutelentzündung *(5)*, Sehnenriß *(4)*, Sehnenscheidenentzündung *(4)*, Schmerzen am Steißbein nach einem Sturz *(6)*, Tennisellenbogen *(4)*, Verrenkung *(5)*, Verstauchung *(5)*, Werferellenbogen bei Kindern *(10)*, blauer Zehennagel *(3)*.

Potenz und Dosierung **T** D6, 3 x täglich 1-2 Tabletten; in akuten Fällen halbstündlich bis stündlich 1 Tablette.

Arnica comp. Gel

Zusammensetzung Je 100 g Arnica comp. Tinktur 10 g auf Geleegrundlage ad 100 g.

Indikationen Blaue Flecken *(3)*, Verstauchung der Halswirbel *(5)*, Knochenprellung *(6)*, Meniskusschäden *(6)*, Muskellogen-Syndrom *(4)*, Muskelkrampf *(4)*, Muskelschmerzen *(4)*, Muskelzerreißung *(4)*, Muskelzerrung *(4)*, Prellung *(4)*, Rückenschmerzen *(4)*, Schleimbeutelentzündung *(5)*, Schmerzen am Steißbein nach einem Sturz *(6)*, Verstauchung *(5)*.

Warnhinweis Nicht anwenden auf offenen Wunden, da dies zu Hautreaktionen führen kann. Arnica kann bei empfindlichen Personen eine allergische Reaktion auslösen; bei Allergieverdacht zunächst auf einer kleinen Hautstelle testen.

Anwendungsform Nach Bedarf äußerlich anwenden. Das Gel wird schnell durch die Haut resorbiert und trocknet zügig. Bei einer Prellung auftragen und verreiben, jedoch nicht einmassieren.

Arnica extern DHU

Zusammensetzung Je 100 g: Arnica e planta tota Ø 30 g und Alkohol ad 100 g, Alkoholgehalt 70 % (v/v).

Indikationen Blaue Flecken *(3)*, Knochenprellung *(6)*, Verstauchung *(5)*.

Warnhinweis Nicht anwenden auf offenen Wunden, da dies zu Hautreaktionen führen kann. Arnica kann bei empfindlichen Personen eine allergische Reaktion auslösen; bei Allergieverdacht zunächst auf einer kleinen Hautstelle testen.

Anwendungsform Nach Bedarf äußerlich anwenden als Kompresse: die Tinktur 1:10 mit Wasser verdünnen.

Arnica Pentarkan S

Zusammensetzung Arnica D2, Apis mellifica D2, Kalium chloratum D3, Mercurius bijodatus D8, Sulfur jodatum D4, Alkoholgehalt 86 % (v/v).

Indikation Schleimbeutelentzündung *(5)*.

Dosierung 3 x täglich 10-20 Tropfen.

Arnica-Salbe DHU

Zusammensetzung Arnica Ø in fetter Salbengrundlage mit Adeps lanae, Vaselinum album, Aqua purificata und Chlorophyllum.

Indikationen Bänderverletzungen *(5)*, Verstauchung der Halswirbel *(5)*, Nasenverletzung *(3)*, Prellung *(4)*, Sehnenriß *(4)*, Verstauchung *(5)*.

Warnhinweis Nicht anwenden auf offenen Wunden, da dies zu Hautreaktionen führen kann. Arnica kann bei empfindlichen Personen eine allergische Reaktion auslösen; bei Allergieverdacht zunächst auf einer kleinen Hautstelle testen.

Anwendungsform Nach Bedarf äußerlich anwenden. Bei einer Prellung auftragen und verreiben, jedoch nicht einmassieren.

Arsenicum album

Arzneimittelbild Wichtiges Konstitutionsmittel: Eine Person des Arsenicum-album-Typs ist allgemein unruhig, immer beschäftigt, oft nervös, ängstlich oder depressiv. Der Betreffende kann plötzlich völlig erschöpft sein, blaß und müde aussehen und das Bedürfnis haben, sich hinzulegen. Der Arsenicum-album-Typ ist ein sorgfältiger und genauer Mensch und kann keine Unordnung ausstehen. Virusinfekte des Verdauungstrakts. Unruhe. Erbrechen und Durchfall nach Essen und/oder Trinken. Magenbeschwerden können durch den Genuß von Speiseeis entstehen; vor allem Früchtebecher verträgt ein Mensch dieses Typs schlecht. Im akuten Stadium der Magenbeschwerden sind die Schmerzen meist heftig. Brennende Schmerzen wie von glühenden Kohlen, die sich jedoch durch Wärme bessern, etwa durch ein warmes Getränk oder eine Wärmflasche auf dem Bauch. Der Geruch oder der Anblick von Speisen wird nicht vertragen. Typisch ist der Durst nach kleinen Mengen kalten Wassers bei allgemeinem Wärmebedürfnis. Es besteht eine allgemeine Überempfindlichkeit; der Betreffende ist empfindlich gegen Gerüche, Berührung, Geräusche und Aufregungen. Allergische Veranlagung. Die Ausscheidungen sind dünn und wäßrig. Juckender, brennender Hautausschlag ist bei diesem Typ möglich. Geschwollene Augenlider, weiß und kalt, mit brennenden Tränen. Die meisten Beschwerden verschlimmern sich nachts, nach Mitternacht, durch Anstrengungen, durch kalte Luft, feuchte Witterung, kalte Getränke und kalte Umschläge. Besserung durch Wärme, Bewegung, Gesellschaft und warmes Essen.

Indikationen Bauchbeschwerden durch kalte Getränke oder Speisen *(7)*, Durchfall *(7)*, Heuschnupfen *(9)*.

Potenzen und Dosierungen **T** D6, 3 x täglich 1-2 Tabletten. **T** D12, 2 x täglich 1-2 Tabletten.

Avena sativa

Arzneimittelbild Häufig eingesetztes Mittel bei nervösen Störungen. Das Herz pocht gegen die Rippen, alle Nerven sind zum Zerreißen gespannt. Einschlafschwierigkeiten, Reizbarkeit, Schlappheit und Appetitmangel. Das Mittel wirkt auf das unwillkürliche Nervensystem.

Indikationen Konzentrationsprobleme *(8)*, Nervosität *(8)*, Schlafstörungen *(8)*.

Potenz und Dosierung **D** Ø, 3 x täglich 5-10 Tropfen.

Belladonna

Arzneimittelbild Belladonna ähnelt dem Aconitum-Bild und ist bei Fieber der Nachfolger von Aconitum, wenn der Patient zu schwitzen beginnt, häufig mit Gänsehaut. Akute lokale Entzündungen, die plötzlich entstehen. Hitze, Rötung, Herzklopfen, und ein starkes brennendes Gefühl sind wichtige Merkmale. Der Kopf ist gerötet, und die Haut ist feucht. Starke Empfindlichkeit gegenüber Berührung. Die Schmerzen kommen und gehen unerwartet. Der Rachen ist gerötet und trocken. Die Mandeln sind entzündet. Ein einschnürendes Gefühl führt zu Schluckbeschwerden. Die Halsschmerzen strahlen zu den Ohren aus und sind an der rechten Seite schlimmer. Der Patient hat großen Durst und verlangt nach kaltem Wasser. Das Fieber kann sich in manchen Fällen bis zu Fieberphantasien steigern, und häufig sind die Pupillen erweitert. Die Beschwerden verschlimmern sich durch Kälte, Zugluft, Bücken, gegen Abend und nachts. Besserung durch Ruhe und eine halb sitzende Haltung.

Indikationen Halsschmerzen *(9)*, Ohrenschmerzen *(3)*.

Potenz und Dosierung **K** D6, 3 x täglich 10-20 Kügelchen.

Bryonia

Arzneimittelbild Die Beschwerden entwickeln sich langsam. Stechende Schmerzen, die bei der geringsten Bewegung schlimmer und durch Ruhe besser werden. Seitenstechen beim Laufen, so daß man nicht mehr weiterlaufen kann und der Schmerz durch die geringste Bewegung schlimmer wird. Prellungen, wobei Bewegung die Schmerzen verschlimmert, beispielsweise Rippenprellungen. Muskelschmerzen aufgrund intensiven Trainings oder zu Beginn der Sportsaison. Trockene Schleimhäute; rissige Lippen. Starker Durst, trinkt viel. Trockener Reizhusten, der nachts schlimmer wird, mit Seitenstechen und erschwerter Atmung. Verschlimmerung der Beschwerden durch Wärme und Bewegung. Besserung durch Ruhe, Schwitzen und Kälte, durch Druck auf die schmerzende Stelle und durch Liegen auf der schmerzenden Seite (meist rechts).

Indikationen Knochenprellung *(6)*, Verrenkung *(5)*, Schleimbeutelentzündung *(5)*, Muskelschmerzen *(4)*, Seitenstechen *(7)*.

Potenz und Dosierung **T** D6, 3 x täglich 1-2 Tabletten; bei Seitenstechen halbstündlich 10 Tropfen bis zum Abklingen der Schmerzen.

Bryorheum

Zusammensetzung Bryonia D2, Rhus toxicodendron D4, Dulcamara D1, Phytolocca D1, Gnaphalium D1, Colocynthis D4, Alkoholgehalt 57 % (v/v).

Indikationen Verstauchung der Halswirbel *(5)*, Hausmädchenknie *(5)*, Muskelschmerzen *(4)*, Muskelsteifigkeit *(9)*, steifer Nacken *(4)*, Rückenschmerzen *(4)*, Schulterverletzungen *(5)*, Sehnenscheidenentzündung *(4)*.

Gegenanzeige Überempfindlichkeit gegen Giftsumachgewächse.

Dosierung 3-4 x täglich 10 Tropfen. Es empfiehlt sich, in der ersten Woche 3 x täglich 7 Tropfen einzunehmen.

Calcium carbonicum Hahnemanni

Arzneimittelbild Wichtiges Konstitutionsmittel. Der Calcium-carbonicum-Typ ist schlaff, weich (Haut, Muskeln), oft übergewichtig, ehrlich, leicht frierend und schläfrig. Dieser Typ hat wenig geistige und körperliche Energie und fällt meist durch seine Trägheit auf, obwohl er erstaunlich fit aussieht. Neigung zum Schwitzen. Alles riecht säuerlich: der Schweiß, der Urin und der Stuhl. Friert leicht, doch wird ihm bei der geringsten Anstrengung zu warm. Schwitzt viel, vor allem an Stirn und Hinterkopf, und hat klamme, feuchte Hände und Füße. Nachtschweiß, weshalb die Beine aus dem Bett gesteckt werden; das Kopfkissen kann vom Kopfschweiß völlig durchnäßt sein. Menschen dieses Typs sind oft erkältet. Häufig vergrößerte Mandeln und Halsdrüsen und ein ziemlich dicker Bauch. Im allgemeinen haben diese Menschen einen hellen, weichen Stuhl mit einer Neigung zu Verstopfung. Auffällig ist, daß es ihnen oft bessergeht, wenn sie Verstopfung haben. Sehr empfindlich gegen Kälte und feuchte Witterung; bei Kälte bekommen sie Verstopfung. Wenig Ausdauer und Initiative; sie sitzen einfach herum. Kinder dieses Typs sind oft sehr empfindlich und haben Angst, ausgelacht zu werden. Sie bewegen sich ungeschickt und sind im Turnen nicht sehr gut. Diese Menschen mögen keine zu heißen Speisen, kein Fleisch und keine Milch, aber lieben Eis und Eier. Bei Kindern und Schwangeren besteht oft die Neigung, ungenießbare Dinge wie Kalk, Erde oder rohe Kartoffeln zu essen. Calcium carbonicum Hahnemanni spielt eine Rolle im Kalkstoffwechsel des Körpers und kann daher bei einer Reihe von Verletzungen zur Kräftigung des Gewebes eingesetzt werden. Die Beschwerden verschlimmern sich durch geistige oder körperliche Anstrengungen, durch Kälte und feuchte Witterung und rasche Bewegungen (Reisekrankheit). Besserung bei trockenem, warmem Wetter.

Indikationen Bänderverletzungen *(5)*, Prellung *(4)*, Muskelzerreißung *(4)*, Muskelzerrung *(4)*, Verstauchung *(5)*, Nervenentzündung am Ellenbogen *(4)*.

Potenz und Dosierung **T** D6, 3 x täglich 1-2 Tabletten.

Calcium fluoratum

Arzneimittelbild Dieses Mittel wirkt durch das darin enthaltene Calciumfluorid vor allem auf Sehnen, Knorpel, Gelenkkapseln und Bänder. Es stärkt die elastischen Fasern im Bindegewebe. Durch die spezifische Wirkung auf den Knorpel ist es ein gutes Mittel bei Erkrankungen des Gelenkknorpels oder bei Meniskusverletzungen. Die Beschwerden verschlimmern sich durch Kälte und Feuchtigkeit; Besserung durch Wärme und Bewegung.

Indikationen Verletzung der Gelenkknorpel *(6)*, Kniebeschwerden *(6)*, Meniskusschäden *(6)*.

Potenz und Dosierung T D6, 3 x täglich 1-2 Tabletten.

Calcium phosphoricum

Arzneimittelbild Konstitutionsmittel. Häufig lang aufgeschossene, schlanke oder magere, schlaksige Gestalt. Oft Menschen mit dunklem Haar und braunen Augen. Dieser Typ ist schnell müde und häufig unruhig, hat mangelnden Appetit, ist häufig erkältet und leidet regelmäßig unter Halsentzündungen und/oder vergrößerten Mandeln. Neigung zu Diarrhöe und Gelenkschmerzen. Kopfschmerzen bei Anspannung. Bauchschmerzen um den Nabel. Durch die vorhandenen Minerale Calcium und Phosphor beschleunigt das Mittel die Heilung von Knochenbrüchen. Daneben ist es ein gutes Mittel bei Wachstumsschmerzen. Das Kind hat in die Knochen einschießende Schmerzen, die mit einer Empfindung der Steifigkeit in Hals und Muskeln einhergehen. Der Schmerz wird schlimmer bei Kälte und feuchter Witterung. Das Kind kann keine Treppen steigen, ohne Schmerzen zu bekommen, und es ermüdet rasch. Alle Beschwerden werden besser durch Ruhe. Verschlimmerung durch Anstrengung, kaltes Wetter und wenn man an die Schmerzen denkt.

Indikationen Knochenbruch *(6, 10)*, Ermüdungsbruch *(6)*.

Potenz und Dosierung T D6, 3 x täglich 1-2 Tabletten.

Calendula extern DHU

Zusammensetzung Je 100 g: Calendula Ø 60 g und Alkohol ad 100 g, Alkoholgehalt 70 % (v/v).

Indikationen Bisse *(3)*, Blasen *(3)*, Furunkel *(3)*, Hautwolf

(Intertrigo) *(3)*, rauhe Haut *(3)*, Wunden *(3)*, eingewachsener Zehennagel *(3)*, Sonnenbrand *(9)*.

Anwendungsform Nach Bedarf äußerlich anwenden, unverdünnt auf frische Wunden und 1:10 verdünnt als Mundspülung.

Calendumed-Salbe DHU

Zusammensetzung Je 100 g: Calendula Ø 10 g, Salbengrundlage gemäß HAB 1 mit Adeps lanae, Vaselinum album, Paraffinum subliquidum und Aqua purificata ad 100 g.

Indikationen Bänderverletzungen *(5)*, Blasen *(3)*, blaue Flecken *(3)*, Ermüdungsbruch *(6)*, Fußpilz *(3)*, Golfellenbogen *(4)*, Verstauchung der Halswirbel *(5)*, schmerzende Handfläche *(3)*, Hartspann *(4)*, rauhe Haut *(3)*, Hautwolf (Intertrigo) *(3)*, Heuschnupfen *(9)*, Knochenbruch *(6, 10)*, Knochenhautentzündung *(6)*, Knochenprellung *(6)*, rissige Lippen *(3)*, Muskelkrampf *(4)*, zu hohe Spannung der Muskeln *(4)*, Muskelschmerzen *(4)*, Muskelsteifigkeit *(9)*, Muskelzerreißung *(4)*, Muskelzerrung *(4)*, steifer Nacken *(4)*, Nasenbluten *(3)*, Nasenverletzung *(3)*, Schwielen/Hornhaut *(3)*, Beschwerden am Sehnenansatz *(4)*, Sehnenscheidenentzündung *(4)*, Schmerzen am Steißbein nach einem Sturz *(6)*, Überlastung von Gelenken *(5)*, Verrenkung *(5)*, Verstauchung *(5)*, Werferellenbogen bei Kindern *(10)*, Wunden *(3)*, eingewachsener Zehennagel *(3)*.

Anwendungsform Nach Bedarf äußerlich anwenden.

Cantharis

Arzneimittelbild Brennende Schmerzen. Überempfindlichkeit und Reizbarkeit. Die Haut fühlt sich brennend an und zeigt einen roten Ausschlag mit Bläschen und einem brennenden Gefühl. Magenschmerzen; Durst, jedoch Verschlechterung durch Trinken. Das Mittel der Wahl bei akuten Harnwegsinfekten, wenn man alle 10 Minuten urinieren muß, jedoch nur wenige Tropfen entleeren kann und eine brennende Empfindung hat. Cantharis wirkt vorzüglich bei Blasen. Beim Sport kann dieses Mittel sowohl zur Behandlung brennender Blasen wir auch vorbeugend eingesetzt werden. Verschlechterung durch Trinken von kaltem Wasser. Besserung durch Wärme, Ruhe und Reiben an der schmerzenden Stelle.

Indikationen Blasen *(3)*, Blasenentzündung *(7)*, Sonnenbrand *(9)*.

Potenz und Dosierung K D6, 3 x täglich 10-20 Kügelchen oder vorbeugend 10-20 Kügelchen vor einer langen Wanderung einnehmen.

Cantharis Pentarkan D

Zusammensetzung Cantharis D4, Aristolochia clematitis D10, Eupatorium purpureum D1, Petroselinum D1, Oleum terebinthinae D2, Alkoholgehalt 60 % (v/v).

Indikation Blasenentzündung *(7)*.

Dosierung 3 x täglich 5 Tropfen.

Carbo vegetabilis Pentarkan

Zusammensetzung Carbo vegetabilis D3, Aga foetida D3, Chamomilla D1, Lycopodium D5, Nux vomica D5.

Indikationen Bauchbeschwerden durch kalte Getränke oder Speisen *(7)*, Durchfall *(7)*, Erbrechen und Übelkeit *(7)*.

Dosierung 3 x täglich 1-2 Tabletten.

Cardiospermum-Salbe DHU

Siehe Halicar.

Causticum Hahnemanni

Arzneimittelbild Angespannte Nerven und ängstliche Gedanken. Zittern und Frösteln vor Kälte und Schwäche. Trockener Husten nach kaltem Wind, manchmal mit Harnabgang bei Husten. Verstopfte oder laufende Nase, kratziger Hals und heisere Stimme. Großer Durst. Kribbeln auf der Haut, »wie wenn Ameisen darüber laufen«, hornartige Warzen, vor allem an den Fingerspitzen. Abscheu gegen Süßes und Fleisch, Vorliebe für geräucherte Speisen. Verschlechterung bei trockenem und klarem Wetter (etwa bei trockenem Frostwetter im Winter), bei Temperaturextremen, abends, durch Waschen, Wind und Zugluft. Besserung bei nassem Wetter und durch ein warmes Bett.

Indikationen Blasen *(3)*, Warzen *(3)*.

Potenz und Dosierung **T** D6, 3 x täglich 1-2 Tabletten.

Chamomilla

Arzneimittelbild Im allgemeinen ein Kindermittel. Überempfindlich gegen Gerüche und Schmerzen. Schnell irritiert; Wutanfälle oder hemmungsloses Weinen. Eigensinnig. Gerötetes Gesicht oder eine Wange (Ohr) rot, die (das) andere blaß. Krampfartige Hustenanfälle. Zahnschmerzen. Bauchkrämpfe, grünlicher Durchfall. Ohrenschmerzen. Viel Schwitzen, vor allem unter den Kleidern. Starke Ohrenschmerzen. Verschlechterung durch Wärme, durch warmes Essen und Trinken. Besserung der Beschwerden durch Trinken von kaltem Wasser.

Indikation Ohrenschmerzen *(3)*.

Potenz und Dosierung **T** D6, 3 x täglich 1-2 Tabletten.

Chininum arsenicosum

Arzneimittelbild Wechselfieber. Darmbeschwerden, Appetit-losigkeit, Schwächegefühl. Leiser Kopfschmerz. Schlaflosig-keit durch Nervosität. Kalte Hände, Füße und Knie.
Indikationen Blutarmut *(7)*, Grippe *(8)*, Konzentrationspro-bleme *(8)*, Übertrainieren *(7)*.
Potenz und Dosierung T D4, 3 x täglich 1-2 Tabletten.

Cinnabaris Pentarkan S

Zusammensetzung Cinnabaris Trit. D3, Hydrastis Trit. D3, Kalium bichroimcum Trit. D3, Echinacea Trit. D1, Barium chloratum Trit. D3.
Indikation Zur Vorbeugung gegen und Heilung von akuten Nebenhöhlenentzündungen bei Erkältungen *(9)*.
Dosierung 3 x täglich 1-2 Tabletten; bei akuten Beschwer-den in den ersten 1-2 Tagen stündlich 1-2 Tabletten, danach 3 x täglich 1-2 Tabletten.

Cocculus

Arzneimittelbild Wirkt auf das zentrale Nervensystem. Man wird schwunglos, ängstlich und langsam. Schlechte Muskel-koordination, Schwindel, Kopfschmerzen im Hinterkopf, Verstopfte Nase. Nachts ein lastendes Gefühl auf der Brust und Reizhusten. Widerwillen gegen Essen, vor allem Saures. Aufgeblähter Leib; Aufstoßen bringt Erleichterung. Wett-kampfangst mit Brechneigung. Reisekrankheit und Über-nächtigung, Widerwillen gegen Rauch und Alkohol. Reise-krankheit wird schlimmer durch Autofahren, Schiffsfahrten und Fliegen. Besserung der Beschwerden durch ruhiges Sitzen oder Liegen.
Indikation Wettkampfangst *(8)*.
Potenz und Dosierung T D4, 3 x täglich 1-2 Tabletten.

Cocculus Pentarkan S

Zusammensetzung Cocculus D3, Hyoscyamus D3, Ipecacuanha D3, Apomorphinum hydrochloricum D4, Alkoholgehalt 58 % (v/v).

Indikationen Erbrechen und Übelkeit *(7)*, Ohnmacht *(7)*.

Dosierung 3 x täglich 10-20 Tropfen.

Coffea

Arzneimittelbild Nervös und überaktiv. Kreisende Gedanken, die zu ,Schlaflosigkeit führen. Man schläft ruhig bis Mitternacht und wird plötzlich wach. Wenn man einmal wach ist, kann man nicht mehr einschlafen. Das Mittel ist vor allem dann gut einsetzbar, wenn die Schlaflosigkeit die Folge von Aufregung oder Nervosität ist. Zahnschmerzen, die sich durch das Trinken von kaltem Wasser bessern. Kopfschmerzen verschlimmern sich durch Lärm und Gerüche. Trockenes, heißes Gesicht mit geröteten Wangen. Großer Hunger. Kann enge Kleidung nicht ertragen.

Indikation Schlafstörungen *(8)*.

Potenz und Dosierung **T** D3, 3 x täglich 1-2 Tabletten.

Cuprum aceticum

Arzneimittelbild Krämpfe, bei denen zugleich auch Atemnot auftritt. Neben schweren Koliken in Magen und Darm mit den begleitenden schneidenden Leibschmerzen wird auch Erbrechen beobachtet. Besserung der Magenkrämpfe und Übelkeit durch kalte Getränke.

Indikationen Hitzekrämpfe *(9)*, Muskelkrämpfe *(4)*.

Potenz und Dosierung **T** D4, 3 x täglich 1-2 Tabletten.
T D6, 3 x täglich 1-2 Tabletten.

Cuprum Pentarkan

Zusammensetzung Cuprum cyanatum D5, Zincum cyanatum D5, Cicuta virosa D3, Ignatia D5, Bufo D5.
Indikation Hitzekrämpfe *(9)*.
Dosierung 3 x täglich 1-2 Tabletten.

Curcuma Pentarkan

Zusammensetzung Curcuma D1 = Ø, Berberis D2, Natrium choleinicum D2, Natrium sulfuricum D3, Cynara scolymus D1, Alkoholgehalt 66 % (v/v).
Indikation Furunkel *(3)*.
Dosierung 3 x täglich 10 Tropfen.

Damiana Pentarkan S

Zusammensetzung Damiana D1 = Ø, Panax ginseng D1 = Ø, Acidum phosphoricum D2, Ambra D3, Alkoholgehalt 77 % (v/v).
Indikationen Konzentrationsprobleme *(8)*, Übertrainieren *(7)*.
Dosierung 3 x täglich 15 Tropfen.

Drosera Pentarkan

Zusammensetzung Drosera D1, Mephitis putorius D5, Belladonna D3, Coccus cacti D2, Cuprum aceticum D3, Alkoholgehalt 58 % (v/v).
Indikation Husten *(9)*.
Dosierung 4 x täglich 10 Tropfen. Bei starkem Husten mehrmals stündlich bis zur Besserung des Hustens.

Dulcamara

Arzneimittelbild Gefühl einer starken Erkältung; Zittern, bellender Husten, verstopfte Nase. Schneidende Schmerzen im Unterleib, wäßriger gelber Durchfall. Brennendes

Gefühl beim Wasserlassen. Rauhe, schmerzende Gelenke. Die Haut juckt und weist rote Pünktchen oder Warzen auf den Handflächen auf. Sehr starke Reaktion auf Kälte und Feuchtigkeit. Durchfall, der am Ende des Sommers auftritt, wenn die Tage warm und die Nächte kalt sind, paßt besonders gut zu diesem Mittel. Der Durchfall ist meist mit Erbrechen verbunden und wird nachts schlimmer. Ein kalter Regenschauer nach einem warmen Sommertag, Waten im Wasser und Schlafen in feuchten, kalten Räumen kann die Ursache ständig wiederkehrender Beschwerden sein, die bei jeder Abkühlung schlimmer werden. Verschlechterung aller Beschwerden durch Kälte und Feuchtigkeit.

Indikationen Blasenentzündung *(7)*, Durchfall *(7)*, Warzen *(3)*.

Potenz und Dosierung **T** D3, 3 x täglich 1-2 Tabletten.

Echinacea Pentarkan S

Zusammensetzung Echinacea purpurea Ø, Lachesis D9, Mercurius solubilis Hahnemanni D8, Thuja D1, Phytolacca D1, Alkoholgehalt 65 % (v/v).

Nebenwirkungen Durch die Anregung der Abwehrkräfte des Körpers kann bei Infektionskrankheiten in den ersten Tagen Temperaturerhöhung auftreten.

Indikationen Erkältung *(9)*, Grippe *(9)*, Übertrainieren *(7)*.

Dosierung 3 x täglich 15 Tropfen.

Echinacea-Salbe DHU

Zusammensetzung Je 100 g: Echinacea angustifolia Ø 10 g, Salbengrundlage gemäß HAB 1 mit Adeps lanae, Vaselinum album, Paraffinum subliquidum, Aqua purificata ad 100 g.

Indikation Wunden *(3)*.

Anwendungsform Nach Bedarf äußerlich anwenden.

298

Euphrasia extern DHU

Zusammensetzung Je 100 g: Euphrasia Ø ca. 33 g und Alkohol ad 100 g, Alkoholgehalt 66 % (v/v).
Indikationen Fremdkörper im Auge *(3)*, Bindehautentzündung *(3)*.
Anwendung Nach Bedarf äußerlich anwenden. 20-50 Tropfen auf eine Tasse Wasser oder Fencheltee geben.

Ferrum Pentarkan

Zusammensetzung Je Tablette Ferrum metallicum D2 25 mg, Chininum arsenicosum D5 25 mg, Cobaltum nitricum D5 25 mg, Manganum aceticum D5 25 mg, Acidum phosphoricum D1 = Ø 2,5 mg, Tablettenmasse ad 250 mg.
Indikation Blutarmut *(7)*.
Dosierung 3 x täglich 1 Tablette.

Ferrum phosphoricum

Arzneimittelbild Beginnende Infektionskrankheiten bei mangelnden Selbstheilungskräften, wobei das Fieber höchstens 38,5 Grad Celsius erreicht. Spontanes Nasenbluten, das Blut ist hellrot, fließt in gleichmäßigem Strom und gerinnt leicht. Lustlosigkeit.
Indikationen Blutarmut *(7)*, Nasenbluten *(3)*.
Potenz und Dosierung **T** D6, 3 x täglich 1-2 Tabletten.

Gelsemium

Arzneimittelbild Gefühl der Mattigkeit; schmerzende, schlaffe Muskeln, Zittern, Lähmung. Gefühl, als ob das Herz stehenbleiben würde, jedoch in Wirklichkeit schneller, aber schwacher Puls. Kopfschmerzen aus dem Nacken setzen sich hinter einem der Augen fest. Nervosität; Zittern und Beben, Schlaflosigkeit, tagsüber dumpf und schwindlig. Verschlechterung durch Aufregung, Rauchen (Kopfschmerzen), Sonne. Besserung durch Hochlagerung des Kopfs, durch frische Luft und Wasserlassen.

Indikationen Konzentrationsprobleme *(8)*, Wettkampfangst *(8)*.

Potenz und Dosierung **K** D6, 3 x täglich 10-20 Kügelchen.

Glonoinum Pentarkan

Zusammensetzung Glonoinum D5, Cocculus D3, Conium D3, Arnica D2, Nux vomica D3, Alkoholgehalt 64 % (v/v).

Indikation Ohnmacht *(7)*.

Warnhinweis Nicht in den ersten drei Schwangerschaftsmonaten anwenden.

Dosierung 3 x täglich 15 Tropfen.

Graphites Pentarkan S

Zusammensetzung Je Tablette: Graphites Trit. D3 25 mg, Sulfur Trit. D4 25 mg, Mercurius solubilis 25 mg, Causticum Hahnemanni Trit. D3 25 mg, Arsenicum album Trit.D5 25 mg, Tablettenmasse ad 250 mg.

Indikation Schwielen *(3)*.

Dosierung 3 x täglich 1 Tablette. Es empfiehlt sich, in der ersten Woche 3 x täglich eine halbe Tablette einzunehmen.

Graphites-Salbe DHU

Zusammensetzung Graphites D4 in Vaselinum album.

Indikationen Fußpilz *(3)*, rauhe Haut *(3)*, Schwielen *(3)*.

Anwendung Nach Bedarf äußerlich anwenden, unter einem Mulltuch oder Verband. Bei Fußpilz zuerst die Haut reinigen und sorgfältig abtrocknen. Graphites-Salbe ist eine fette schwarzgraue Salbe, die bei Anwendung unter der Kleidung bedeckt werden sollte, damit keine Fettflecken entstehen.

Halicar

Zusammensetzung Cardiospermum Ø in fetter Salbengrundlage mit Adeps lanae, dickflüssigem Paraffin, Euceri-
num anhydricum, Aqua purificata.
Indikation Insektenstiche *(3)*.
Dosierung Je nach Bedarf mehrmals täglich dünn auftragen
bzw. leicht einmassieren.

Hamamelis

Arzneimittelbild Die unverdünnte Substanz wirkt vor allem
auf die Adern; Stauungen, Hämorrhoiden, Krampfadern,
spontane Blutungen. In den meisten Fällen handelt es sich
um Nasenbluten. Das meistverwendete Mittel, wenn die
Blutung mit einem gespannten Gefühl an der Nasenwurzel
einhergeht. Schmerzhafte Blutung mit hellrotem Blut, das
nicht gerinnt. Oft hat man vorher ein Völlegefühl im Kopf,
das durch die Blutung gebessert wird.
Indikationen blutunterlaufene Augen *(3)*, Nasenbluten *(3)*.
Potenz und Dosierung **T** D6, 3 x täglich 1-2 Tabletten.

Hepar sulfuris

Arzneimittelbild Überempfindlich, reizbar, aufbrausend, ge-
gen alle Eindrücke empfindlich, jede Kleinigkeit irritiert,
wird manchmal wütend. Sehr schmerzempfindlich. Leidet
schnell unter Eiterbildung und eitrigen Entzündungen. Im-
mer kalt und schnell erkältet. Schwitzt bei der geringsten
Anstrengung. Verschlechterung durch kalten, scharfen
Wind, kalte Luft, Zugluft und Berührung. Besserung durch
Wärme, durch warme Kleidung und nach dem Essen.
Indikation eingewachsener Zehennagel *(3)*.
Potenz und Dosierung **T** D3, 3 x täglich 1-2 Tabletten.

Heuschnupfenmittel DHU

Zusammensetzung Luffa operculata D4, Galphimia glauca D3, Cardiospermum D3, Alkoholgehalt 19 % (v/v).

Indikation Erkältung *(9)*.

Dosierung Akut: Bei einem akuten Heuschnupfenanfall sollte man stündlich eine Tablette einnehmen. Vorbeugend: Zur Vorbeugung gegen Anfälle empfiehlt es sich, mindestens einen Monat vor der Heuschnupfenzeit mit der Einnahme zu beginnen, und zwar 2 x täglich eine Tablette.

Hypericum

Arzneimittelbild Die unverdünnte Arznei wirkt vor allem auf Gehirn und Rückenmark sowie auf die dort entspringenden Nerven. Stellen, an denen Nervengewebe beschädigt ist, beispielsweise durch eine Operation, werden besonders schmerzhaft. Die Schmerzen können so stark sein, daß man hysterisch oder panisch reagiert. Hypericum regeneriert beschädigte Nerven und kann Nervenentzündungen vorbeugen. Verschlechterung durch Nebel.

Indikationen Prellungen an Augapfel und Augenhöhle *(3)*, Bisse *(3)*, blaues Auge *(3)*, Furunkel *(3)*, schmerzende Handfläche *(3)*, Nervenentzündung am Ellenbogen *(4)*, Prellung *(4)*, Schmerzen am Steißbein nach einem Sturz *(6)*, Wunden in nervenreichem Gebiet *(3)*, Wunden *(3)*.

Potenz und Dosierung **T** D6, 3 x täglich 1-2 Tabletten.

Hypericum extern DHU

Zusammensetzung Per 100 g: Hypericum perforatum Tinktur Ø 60 g und Alkohol ad 100 g, Alkoholgehalt 70 % (v/v).

Indikationen Fremdkörper im Auge *(3)*, blaues Auge *(3)*, Wunden *(3)*.

Warnhinweis Die mit Hypericum extern behandelte Haut nicht übermäßigem Sonnenlicht aussetzen, da hierdurch

Reizungen entstehen können. Umschläge nicht länger als 24 Stunden auf der Haut belassen. Hypericum extern enthält Alkohol und kann daher reizend wirken.

Anwendungsform Die Tinktur 1:2 mit Wasser verdünnt als Augenkompresse oder unverdünnt auf der Haut anwenden.

Ipecacuanha

Arzneimittelbild Anhaltende Übelkeit mit Erbrechen. Durch die Übelkeit besteht Appetitverlust und ein starker Widerwillen gegen Essen. Die Arme und Beine fühlen sich kalt an, und es kann kalter Schweiß auftreten. Der Patient ist ständig in Bewegung, was jedoch die Beschwerden verschlimmert. Ihm ist zu warm oder zu kalt. Starke Erkältung, heftiges Niesen, trockene Hustenanfälle, bis der Patient blau anläuft oder sich übergibt. Blutiger Schleim, rasselnde Lungen. Der Magen ist schnell irritiert, ebenso die Eingeweide; daher Durchfall. Verschlechterung durch Bewegung und abends.

Indikationen Durchfall *(7)*, Husten *(9)*.

Potenz und Dosierung **T** D6, 3 x täglich 1-2 Tabletten.

Lachesis

Arzneimittelbild Konstitutionsmittel. Eine Person des Lachesis-Typs übertreibt gern, ist aufgeregt und geschwätzig. Dieser Typ ist schnell eifersüchtig, argwöhnisch, selbstmitleidig und spricht gehässig über andere. Linksseitiges Mittel: Die Beschwerden treten fast immer auf der linken Körperseite auf. Verträgt keine Berührung oder beengende Kleidung, vor allem nicht an Hals und Taille. Geschwollenes Zahnfleisch. Reizhusten, empfindlicher Hals, Entzündungen der Mundschleimhaut. Schlucken (außer von festen Speisen) ist schmerzhaft. Schwindel. Tagsüber schläfrig, nachts Schlaflosigkeit. Überempfindliche Haut; Verletzungen und Pusteln zeigen blaurote Ränder. Wichtiges Mittel bei (beginnenden) Entzündungen. Daher eignet es sich gut gegen Stiche und Bisse. Verschlechterung der Beschwerden durch Wärme und Sonne, nasses Wetter, Ruhe und Schlaf, am Morgen. Besserung durch Bewegung und Ausscheidungen (Schwitzen, Wasserlassen, Stuhlgang).

Indikation Bisse *(3)*.

Potenz und Dosierung **T** D6, 3 x täglich 1-2 Tabletten.

Ledum

Arzneimittelbild Wirkt insbesondere auf die Gelenke, die Muskeln, das Bindegewebe und die Haut. Ein gutes Mittel bei Biß- und Stichwunden; beugt Entzündungen im Mund vor. Nach oben kriechender Schmerz. Blutergüsse (blaue Flecken). Heftiger, brennender Juckreiz, vor allem an den Füßen. Verschlechterung durch Wärme, Besserung durch kaltes Wasser.

Indikationen Blutunterlaufene Augen *(3)*, Bisse *(3)*, blaue Flecken *(3)*, blaues Auge *(3)*, Insektenstiche *(3)*, Knochenprellung *(6)*, Wunden *(3)*.

Potenz und Dosierung **T** D6, stündlich eine Tablette bis zum Abklingen der Schmerzen. Bei einem Insektenstich im Halsbereich alle 5 Minuten eine Tablette. Bei Abklingen der Beschwerden 3 x täglich 1-2 Tabletten.

Ledum extern DHU

Zusammensetzung Je 100 g: Ledum D1 = Ø 50 g und Alkohol ad 100 g, Alkoholgehalt 70 % (v/v).

Indikation Insektenstiche *(3)*.

Anwendungsform Nach Bedarf äußerlich anwenden, 1:10 verdünnt mit abgekochtem lauwarmem Wasser.

Magnesium phosphoricum

Arzneimittelbild Krämpfe verschiedener Art. Bei Darm-krämpfen ist der Schmerz kolikartig und meist durch Blä-hungen verursacht. Besserung der Schmerzen durch Druck auf den Bauch und warme Umschläge. Das Mittel wirkt besser, wenn es in warmem Wasser verabreicht wird.

Indikationen Bauchbeschwerden beim Sport *(7)*, Hitze-krämpfe *(9)*, Muskelkrampf *(4)*.

Potenz und Dosierung **K** D12, 10 Kügelchen in einem Glas heißes Wasser auflösen. Die Lösung so heiß wie möglich in kleinen Schlucken trinken. Gegebenenfalls wiederholen.

Mercurius solubilis

Arzneimittelbild Konstitutionsmittel. Eine Person dieses Typs ist unruhig, unzufrieden und friert leicht. Reichlich unangenehm riechender Schweiß, der nicht erleichtert. Vor allem nachts schwitzt dieser Typ viel. Atem und Körperaus-scheidungen riechen unangenehm. Durchfall, der beinahe grünlich und auch schleimig ist. Verschlimmerung nachts. Schmerzen beim Stuhlgang. Häufig sieht der Stuhl auch teigartig aus und riecht sauer. Dieser Typ leidet oft an eitrigen Entzündungen. Das Zahnfleisch ist schwammig und neigt zum Bluten. Die Zunge ist weich und geschwollen mit weißem Belag. Zahnabdrücke auf der Zunge. Bei Erkältung gerötete Nase. Starker Speichelfluß. Starkes Verlangen nach Butter und immer durstig. Besserung durch Ruhe und Trin-ken, jedoch verschlimmert die Bettwärme die Beschwerden. Verschlechterung durch zuviel Wärme wie zuviel Kälte, Be-wegung, abends und durch Liegen auf der rechten Seite.

Indikation Halsschmerzen *(9)*.

Potenz und Dosierung **T** D6, 3 x täglich 1-2 Tabletten.

Millefolium Pentarkan S

Zusammensetzung Millefolium Ø, Sabina D3, Erigeron canadensis D1, Alkoholgehalt 64 % (v/v).

Indikation Nasenbluten *(3)*.

Dosierung 20 Tropfen in einem halben Glas Wasser auflösen und alle 10-15 Minuten einen kleinen Schluck trinken.

Myristica sebifera

Arzneimittelbild Hautinfektionen, Fisteln. Schmerzen in den Fingernägeln mit Schwellungen der Fingerspitzen. Steife Hände, als ob man lange zukneift. Antiseptisch wirkendes Mittel.

Indikation Furunkel *(3)*.

Potenz und Dosierung D D2, 3 x täglich 5-10 Tropfen.

Natrium muriaticum

Arzneimittelbild Konstitutionsmittel. Melancholische, eifersüchtige und reizbare Person. Frißt Ärger in sich hinein, kann nicht weinen, will keinen Trost. Mager und blaß; auffallend ist der magere Hals. Trockene, aufgesprungene Lippen. Schleimhäute sind ausgetrocknet oder produzieren reichlich Schleim. Guter Appetit; Abneigung gegen Brot und Fett, Vorliebe für salzige Speisen. Schmerzen längs der Wirbelsäule. Müde und schläfrig. Schüchtern; kann in Gegenwart anderer kein Wasser lassen. Jucken und Ausschlag. Verschlechterung der Beschwerden durch Wärme und Kälte, in der Sonne, durch Bewegung, durch beengende Kleidung am Hals, in geschlossenen Räumen, durch Musik, Trost, geistige Anstrengungen, morgens um zehn Uhr und nach dem Essen. Besserung durch ruhiges Liegen auf dem Rücken, Schwitzen, an der frischen Luft und durch kalte Kompressen oder kühle Bäder.

Indikation Warzen *(3).*
Potenz und Dosierung **T** D6, 3 x täglich 1-2 Tabletten.

Natrium sulfuricum

Arzneimittelbild Melancholische Person. Zunge ist mit einer graugrünen oder braunen Schicht bedeckt. Frühjahrsekzem. Schmerzen an der rechten Seite des Dickdarms. Blähungen im Bauch, übelriechende Winde, Durchfall mit Krämpfen. Rheumatische Gliederschmerzen. Verschlechterung der Beschwerden durch Feuchtigkeit, Ruhe, Liegen auf der linken Seite. Besserung durch trockenes Wetter und festen Druck auf die schmerzende Stelle.
Indikation Gehirnerschütterung *(3).*
Potenz und Dosierung **T** D6, 3 x täglich 1-2 Tabletten.

Nisylen

Zusammensetzung Aconitum D3, Bryonia D2, Eupatorium perfoliatum D1, Gelsemium D3, Ipecacuanha D3, Phosphorus D5, Alkoholgehalt 45 % (v/v).
Indikationen Grippe *(9),* Erkältung *(9).*
Dosierung Bei den ersten Symptomen einer Grippe oder Erkältung (zum Beispiel Frösteln, Fieber oder Muskelschmerzen) mehrere Male stündlich 10 Tropfen. Bei Besserung der Beschwerden alle 2-3 Stunden 10 Tropfen. Anschließend noch einige Tage 3 x täglich 10 Tropfen.

Nux vomica

Arzneimittelbild Konstitutionsmittel. Eine reizbare Person, schnell wütend, ärgert sich über alles, ehrgeizig; will alles richtig machen, arbeitssüchtig. Typischer Abendmensch; fühlt sich morgens niedergedrückt. Empfindlich gegen Kritik, fühlt sich schnell auf die Zehen getreten. Schlechter Atem durch Magenbeschwerden; Übelkeit und Erbrechen,

307

Völlegefühl und Bauchschmerzen. Unruhiger Schlaf, am Morgen launisch. Neigt zu Verstopfungen. Schwere Arme und Beine, Muskelkrämpfe bei Schreck (erschrickt sehr schnell). Eiskalte Hände und Füße, gerötetes und warmes Gesicht. Friert und fröstelt leicht, kann beinahe nicht warm werden. Verschlimmerung der Beschwerden am Morgen, bei geistiger (Über-)Anstrengung, durch Überessen, kaltes und trockenes Wetter. Besserung durch ein Schläfchen, abends und bei feuchter Witterung.

Indikation Rückenschmerzen *(4)*.

Potenz und Dosierung **T** D6, 3 x täglich 1-2 Tabletten.

Okoubaka

Arzneimittelbild Reizung von Magen und Dünndarm, Überempfindlichkeit gegen den Genuß ungewohnter Speisen.

Indikation Durchfall *(7)*.

Potenz und Dosierung **T** D2, 3 x täglich 1-2 Tabletten.

Passiflora Pentarkan S

Zusammensetzung Passiflora incarnata Ø, Zincum metallicum D6, Lupulus Ø, Eschscholzia californica Ø, Alkoholgehalt 65 % (v/v).

Indikationen Nervosität *(8)*, Schlafstörungen *(8)*, Übertrainieren *(7)*, Versagensangst *(8)*, Wettkampfangst *(8)*.

Dosierung 3 x täglich 10-15 Tropfen. Abends vor dem Zubettgehen nochmals 15-20 Tropfen einnehmen. Falls gewünscht, können die Tropfen in warmem Wasser eingenommen werden.

Phosphorus

Arzneimittelbild Konstitutionsmittel. Einmal voller Energie, fröhlich und freundlich, dann wieder erschöpft, lustlos und

müde. Überreizte Sinne. Brennendes Gefühl, brennende
Schmerzen, vor allem längs der Wirbelsäule. Kleinere Wunden bluten stark. Jede Anstrengung führt zu Herzklopfen.
Reizhusten. Zerfurchte und rauhe Zunge. Sodbrennen,
schleimiger und blutiger Durchfall, blutiges Erbrochenes.
Kopfschmerzen durch Nervosität. Schlaffe oder zitternde
Gliedmaßen. Verschlechterung der Beschwerden durch Gewitter, Schlafen auf der linken Seite, nach Mitternacht,
geistige und körperliche Anspannung. Besserung durch
Schlaf.
Indikation Nasenbluten *(3)*.
Potenz und Dosierung **D** D6, 3 x täglich 5-10 Tropfen.

Phytolacca

Arzneimittelbild Wirkt vor allem auf den Hals, die Drüsen
und das Stütz- und Bindegewebe. Heftige Halsschmerzen,
die zu den Ohren ausstrahlen, Hals sieht violettrot aus,
Schlucken verschlimmert. Schmerzen in Muskeln und Gelenken. Die Haut juckt und ist voller Ausschläge. Verschlechterung durch kaltes und nasses Wetter, Bewegung,
nachts, Druck auf den Hals. Besserung durch Liegen.
Indikation Halsschmerzen *(9)*.
Potenz und Dosierung **T** D6, 3 x täglich 1-2 Tabletten. Danach kann man 2 Tabletten Phytolacca D6 in einer Tasse
abgekochtem lauwarmem Wasser auflösen, um die Heilung
zu beschleunigen.

Plantago major

Arzneimittelbild Der Patient neigt zu heftigem Zahnschmerz
mit Speichelfluß, Gesichtsneuralgien und Kopfschmerzen.
Pollakisurie (häufige Blasenentleerung), Urina spastica
(große Mengen von wasserhellem Harn, der nach einem
pektanginösen oder hysterischen Anfall infolge vorange-

hender Harnsperre entleert wird); Blasensphinkterschwä-
che und nächtliches Einnässen.

Indikationen Bisse *(3)*, Ohrenschmerzen *(3)*.

Anwendung Nach der Reinigung eine mit unverdünnter
Tinktur getränkte Mullauflage auf die Wunde legen; bei
Ohrenschmerzen mehrmals täglich einige Tropfen in das
Ohr einträufeln.

Plantival-Dragees

Zusammensetzung Je Dragee: Extractum Passiflorae 10 mg,
Extractum Avenae 30 mg, Extractum Humuli lupuli 10 mg,
Extractum Valerianae 5 mg.

Indikationen Durchfall *(7)*, Nervosität *(8)*, Schlafstörungen
(8), Versagensangst *(8)*, Wettkampfangst *(8)*.

Dosierung 4 x täglich 1 Dragee, gegebenenfalls auch nachts
1 Dragee.

Pulsatilla

Arzneimittelbild Konstitutionsmittel. Blonde Frauen (oder
weibliche Männer) mit blauen Augen, rundlichen Formen
und hellem Teint. Von weichem, überempfindlichem und
nachgiebigem Charakter. Eine Person dieses Typs weint
schnell, lacht aber auch bald wieder. Die Muskeln fühlen
sich schlaff an. Ekel vor Fettigem; überempfindlich gegen
Fett und Süßes, Völlegefühl nach dem Essen. Sodbrennen.
Diarrhöe im Wechsel mit Verstopfung. Nicht durstig, aber
doch trockener Mund und trockene Lippen. Warm, hat
aber kalte Hände, Füße und eine kalte Stirn. Die Regelblutung kommt zu spät und ist zu schwach, trotz der heftigen
und wechselnden Stimmungen, die der Regelblutung vor-
ausgehen. Cremiger Weißfluß; alle Abscheidungen sind cre-
mig, weiß oder gelbgrün und mild. Die Haut ist rot und
juckt, und man leidet immer wieder unter Flüssigkeitsbläs-

chen, die rasch aufplatzen. Möchte den Kopf hoch lagern; nur ein Kissen genügt nicht. Abends Angst vor dem Alleinsein (Dunkelheit, Geister). Rechtsseitig Kopfschmerzen, Kopfschmerzen durch Überarbeitung. Entzündete Augenlider. Nasenkatarrh; Verstopfung des rechten Nasenlochs. Trockener Husten abends und nachts, lockerer Husten mit reichlich Schleim am Morgen. Verschlechterung der Beschwerden durch Ruhe, im Bett, in einem warmen Zimmer, abends, nachts und nach dem Essen. Besserung durch Bewegung an der frischen Luft und durch Kälte.

Indikationen Bauchbeschwerden durch kalte Getränke oder Speisen *(7)*, Schlafstörungen *(8)*.

Potenz und Dosierung **T** D6, 3 x täglich 1-2 Tabletten.

Rhus toxicodendron

Arzneimittelbild Hautausschlag, Quaddeln und Flüssigkeitsbläschen, juckendes und brennendes Gefühl. Gelenke, Muskeln und Sehnen schmerzen. Rhus toxicodendron wird bei Verletzungen an Muskeln und Sehnen, bei Verstauchungen und Zerrungen viel eingesetzt. Typisch ist das Gefühl, als ob der betroffene Körperteil vom Körper abgetrennt oder die Sehne bzw. der Muskel abgerissen wäre. Zu diesem Mittel gehört auch das Gefühl, als ob ein Messer im Knochen steckt. Unruhe; kann nicht im Bett bleiben, bewegt sich unaufhörlich. Der Körper schwitzt mit einem säuerlichen Gestank. Die Haut schwillt an. Verschlechterung der Beschwerden durch Kälte und feuchtes Wetter und nachts. Besserung durch trockene Wärme.

Indikationen Bänderverletzungen *(5)*, Golfellenbogen *(4)*, Meniskusschäden *(6)*, zu hohe Spannung der Muskeln *(4)*, Muskelschmerzen *(4)*, Muskelsteifigkeit *(9)*, Muskelzerreißung *(4)*, Muskelzerrung *(4)*, steifer Nacken *(4)*, Nervenentzündung am Ellenbogen *(4)*, Prellung *(4)*, Rückenschmer-

zen *(4)*, Schleimbeutelentzündung *(5)*, Sehnenriß *(4)*, Sehnenscheidenentzündung *(4)*, Sehnenzerrung *(4)*, Tennisellenbogen *(4)*, Überlastung von Gelenken *(5)*, Verstauchung *(5)*, Warzen *(3)*, Werferellenbogen bei Kindern *(10)*.
Potenz und Dosierung **T** D6, 3 x täglich 1-2 Tabletten.

Ruta

Arzneimittelbild Zerschlagenheit; schmerzende Sehnen, Gelenke und Muskeln. Dieses Mittel wirkt auf Muskeln, Knochen, Knochenhaut, Gelenke, Nerven, Adern und Augen.
Ruta ist das Mittel der Wahl bei Verletzungen der Knochenhaut (Periost). Zerrungen und Verstauchungen mit einem
Gefühl, steif und eingeklemmt zu sein. Brennende, gerötete, ermüdete Augen, Augenliderkrämpfe. Die Schmerzen
verschlimmern sich durch Feuchtigkeit, Kälte, Ruhe, Stehen, Liegen und nachts. Besserung durch Bewegung, Laufen und Änderung der Schlafhaltung.
Indikationen Bänderverletzungen *(5)*, Golfellenbogen *(4)*,
Verstauchung der Halswirbel *(5)*, Knochenhautentzündung
(6), Knochenhautprellung *(6)*, Knochenprellung *(6)*,
Schleimbeutelentzündung *(5)*, Sehnenriß *(4)*, Sehnenscheidenentzündung *(4)*, Sehnenzerrung *(4)*, Tennisellenbogen *(4)*, Überlastung von Gelenken *(5)*, Verrenkung *(5)*
Verstauchung *(5)*, Warzen *(6)*, Werferellenbogen bei Kindern *(10)*.
Potenz und Dosierung **T** D6, 3 x täglich 1-2 Tabletten.

Sabal Pentarkan S

Zusammensetzung Sabal serrulatum Ø, Echinacea purpurea
Ø, Passiflora incarnata D8, Mercurius bijodatus D8, Cantha-
ris D4, Alkoholgehalt 63 % (v/v).
Indikation Blasenentzündung *(7)*.
Dosierung 3 x täglich 15 Tropfen.

Senega

Arzneimittelbild Beschleunigt die Heilung bei Knochenprellung und Knochenhautverletzungen.

Indikation Knochenprellung *(6)*.

Potenz und Dosierung **D** D6, 3 x täglich 10-15 Tropfen.

Sepia

Arzneimittelbild Wichtiges Konstitutionsmittel. Vor allem bei Frauen und weiblichen Männern mit braunem Haar und schlanker Erscheinung. Traurig und ängstlich, launisch, weint, wenn er/sie über seine/ihre Beschwerden spricht. Gleichgültig gegenüber geliebten Menschen und Tätigkeiten. Alle Absonderungen sind außerordentlich übelriechend. Starke Absonderungen stinkenden Schweißes bringen keine Erleichterung. Ungesund aussehende hellgraue Haut. Hornartige und flache Warzen an den Fingern, juckend. Das auffälligste Merkmal von Sepia-Menschen ist die negative Haltung gegenüber allem. Depressiv, launisch, gleichgültig, nervös, Angst vor dem Alleinsein, oft Dunkelangst. Gehen widerwillig zu einer Party, aber amüsieren sich dann prächtig. Tanzen gerne. Empfindlich gegen Kälte und insbesondere Witterungsumschwünge. Neigung zu Ohnmachtsanfällen in geschlossenen Räumen. Sepia-Menschen haben eine Veranlagung zu übermäßiger Schweißbildung und eine stark juckende Haut ohne Ausschlag; Kratzen lindert nicht. Verschlechterung der Beschwerden morgens und abends, durch Essen, Waschen, Nässe, durch kalte Luft und bei Gewitter. Besserung durch langsames Bewegen, Bettwärme, Schlaf, kalte Bäder und Druck auf die schmerzende Stelle.

Indikation Warzen *(3)*.

Potenz und Dosierung **T** D6, 3 x täglich 1-2 Tabletten.

Silicea

Arzneimittelbild Konstitutionsmittel. Leicht frierende, zarte und blasse Menschen mit einer feinen Hautstruktur. Entschlußschwache Person, überempfindlich gegen Kritik, Versagensangst und erheblicher Mangel an Selbstvertrauen. Dadurch schnell nervös. Überempfindlich gegen Licht und Geräusche. Schwitzt vor allem an der Stirn. Eitrige Entzündungen an der Haut, die mit Narben abheilen. Kleine Wunden heilen schlecht. Nasenkatarrh, verstopfte oder laufende Nase (beißende Flüssigkeit). Abneigung gegen warmes Essen, vor allem Fleisch und gekochte Speisen. Durstig, Schluckbeschwerden. Brüchige Nägel. Säuerlicher Schweiß, vor allem nachts. Die eiskalten Füße schwitzen so stark, daß die Zehen erkranken. Silicea ist das wichtigste Bindegewebsmittel. Daneben spielt es auch eine Rolle für die Immunabwehr. Durch diese Kombination ist es ein gutes Mittel bei langsam heilenden Wunden und chronischen Infekten. Verschlechterung durch Kälte. Besserung durch Wärme.

Indikationen Versagensangst *(8)*, Wettkampfangst *(8)*, Wunden *(3)*, eingewachsener Zehennagel *(3)*.

Potenz und Dosierung **T** D6, 3 x täglich 1-2 Tabletten.

Silicea Pentarkan S

Zusammensetzung je Tablette: Silicea Trit. D5 25 mg, Arnica Trit. D2 25 mg, Calcium fluoratum Trit. D5 25 mg, Thuja Trit. D5 25 mg, Tablettenmasse ad 250 mg.

Indikationen Bänderverletzungen *(5)*, Muskelbruch *(4)*, blauer Zehennagel *(3)*.

Dosierung 3 x täglich 1 Tablette, über längere Zeit einnehmen.

Stramonium Pentarkan

Zusammensetzung Stramonium D5, Ignatia D5, Calcium phosphoricum D6, Zincum valerianicum D5, Passiflora incarnata Ø, Alkoholgehalt 65 % (v/v).

Indikationen Nervosität *(8)*, Versagensangst *(8)*, Wettkampfangst *(8)*.

Dosierung 3 x täglich 10-15 Tropfen.

Sulfur Pentarkan S

Zusammensetzung Je Tablette: Sulfur Trit. D4 25 mg, Belladonna Trit. D3 25 mg, Mercurius solubilis Trit. D12 25 mg, Myristica sebifera D1 = Ø 25 mg, Silicea Trit. D5 25 mg, Tablettenmasse ad 250 mg.

Indikation Furunkel *(3)*.

Dosierung 2 x täglich 1 Tablette.

Symphytum

Arzneimittelbild Schmerzen rings um die Augen wie nach einem Schlag. Beschleunigt die Heilung von Knochengewebe bei Brüchen und schweren Verletzungen.

Indikationen Prellungen an Augapfel und Augenhöhle *(3)*, blaues Auge *(3)*, Ermüdungsbruch *(6)*, Verletzung der Gelenkknorpel *(6)*, Knochenbruch *(6, 10)*, Knochenhautentzündung *(6)*, Knochenhautprellung *(6)*, Knochenprellung *(6)*, Nasenverletzung *(3)*, Ohrenverletzung *(3)*, Beschwerden am Sehnenansatz *(4)*, Wunden *(3)*.

Warnhinweis In den ersten drei Schwangerschaftsmonaten keine Potenzen unter D6 einnehmen.

Potenz und Dosierung **T** D6, 3 x täglich 1-2 Tabletten.

Symphytum Pentarkan D

Zusammensetzung Symphytum Ø, Arnica D2, Calendula D1, Ruta D1, Rhus toxicodendron D3, Alkoholgehalt 62 % (v/v).

Indikationen Ermüdungsbruch *(6)*, Knochenbruch *(6)*.

Gegenanzeige Überempfindlichkeit gegen Giftsumachgewächse.

Dosierung 3 x täglich 5-10 Tropfen.

Thuja

Arzneimittelbild Gewissenhafter, empfindlicher Typ, schnell emotionell verletzt. Spricht sehr stark auf Musik an. Empfindlich gegen Kälte, fühlt sich aber an der frischen Luft besser. Empfindlich gegen Feuchtigkeit. Fühlt sich morgens besonders schlecht. Oft fettige Haut. Wird leicht reisekrank. Spricht oft zögernd, hat Schwierigkeiten, das richtige Wort zu finden oder auszusprechen. Schlechte Verdauung, sehr empfindlich gegen Zwiebeln. Bekommt leicht Durchfall. Eingeweidegeräusche. Schuppen. Kopfschmerzen, als ob ein Nagel in den Kopf geschlagen würde. Typisch sind die Hautprobleme, insbesondere Warzen, Feigwarzen, Polypen usw., wobei vielfach der eklige Geruch auffällt. Viele weiche, nässende und leicht blutende Warzen.

Indikation Warzen *(3)*.

Potenz und Dosierung **T** D6, 3 x täglich 1-2 Tabletten.

Thuja extern DHU

Zusammensetzung Je 100 g: Thuja Ø 60 g und Alkohol ad 100 g, Alkoholgehalt 70 % (v/v).

Indikation Warzen *(3)*.

Anwendungsform Nach Bedarf unverdünnt äußerlich anwenden.

Tonsiotren S

Zusammensetzung Per Lutschtablette: Atropinum sulfuricum Trit. D5 12,5 mg, Hepar sulfuris Trit. D3 10 mg, Kalium bichromicum Trit. D4 50 mg, Silicea Trit. D2 5 mg, Mercurius bijodatus Trit. D8 25 mg, Tablettenmasse ad 250 mg.

Indikation Halsschmerzen *(9)*.

Gegenanzeige Bei Schilddrüsenerkrankungen nur in Absprache mit einem homöopathischen Arzt oder Heilpraktiker anwenden.

Nebenwirkung Bei verstärktem Auftreten von Speichelfluß das Mittel absetzen.

Dosierung 3-4 x täglich. 1 Tablette. Am ersten Tag 6 x 1 Tablette.

Tussistin

Zusammensetzung Aconitum D3, Ipecacuanha D3, Bryonia D2, Eucalyptus D2, Alkoholgehalt 62 % (v/v).

Indikation Husten *(9)*.

Dosierung 3 x täglich 10 Tropfen, bei starkem Husten die gleiche Dosis alle 1-2 Stunden.

Tussistin N

Zusammensetzung Je Tablette: Antimonium sulfuratum aurantiacum Trit. D2 25 mg, Bryonia Trit. D2 25 mg, Droseral Trit. D2 25 mg, Eucalyptus Trit. D2 25 mg, Ipecacuanha Trit. D3 25 mg, Tablettenmasse ad 250 mg

Indikation Husten *(9)*.

Dosierung 3 x täglich 1-2 Tabletten.

Urtica

Arzneimittelbild Hautausschlag, der einer Brennesselreizung ähnelt, mit roten Schwellungen der Haut. Heftiger Juckreiz oder brennendes Gefühl auf der Haut. Verschlechterung durch Wasser, feuchte Luft und Berührung.

Indikation Sonnenbrand *(9)*.

Potenz und Dosierung **T** D6, 3 x täglich 1-2 Tabletten.

Veratrum album

Arzneimittelbild Wutanfälle wechseln mit verdrießlichem Verhalten und Weinen. Arbeitswut, voller Energie, aufgekratzt oder hektisch. Bei Gesundheitsstörungen entstehen kalter Schweiß auf der Stirn, eiskalte Hände und Füße. Trotzdem Verlangen nach großen Gläsern kaltem Wasser, die aber Übelkeit und Erbrechen auslösen. Der Durchfall kann so stark sein, daß es zu Frösteln und Schwäche kommt. Herzklopfen, starker Husten, der Beklemmung auslöst. Trockener Mund. Verschlechterung der Beschwerden durch Kälte, kalte Getränke und Beschwerden. Besserung durch Ruhe und Wärme.

Indikationen Erbrechen und Übelkeit *(7)*, Durchfall *(7)*, Ohnmacht *(7)*.

Potenzen und Dosierungen **T** D6, 3 x täglich 1-2 Tabletten. **K** D30, 10-20 Kügelchen bei Ohnmacht.

Zincum valerianicum

Arzneimittelbild Konstitutionsmittel. Griesgrämiges Verhalten, schnell beleidigt, überempfindlich gegen Geräusche. Geistig überarbeitet, erschöpft, blasses Gesicht, Reaktionsträgheit und Schlafstörungen. Muß unaufhörlich die Beine bewegen. Muskelzuckungen und Grimassenschneiden. Anfallsartiger Hunger, doch bekommt das Essen schlecht. Brennende Schmerzen beim Wasserlassen. Verschlimme-

318

rung der Beschwerden durch Berührung, Wein, nach dem Essen und durch geistige Anspannung. Besserung durch Ruhe, Ausscheidungen (zum Beispiel Wasserlassen) und Bewegung an der frischen Luft.

Indikationen Muskelkrämpfe *(4)*, Nervosität *(8)*, Schlafstörungen *(8)*.

Potenz und Dosierung **T** D6, 3 x täglich 1-2 Tabletten.

Anhang

Was ist Homöopathie

Geschichte

Bei der Homöopathie handelt es sich um ein Heilverfahren, das erheblich älter ist, als allgemein angenommen wird. Schon vor 2500 Jahren vertrat der Grieche Hippokrates (460-377 v. Chr.), der Vater der Heilkunde, die Meinung, daß der Kranke und nicht die Krankheit behandelt werden müsse. Er ging davon aus, daß Krankheitserscheinungen (»Symptome«) Reaktionen des Körpers sind, um schädliche Einflüsse zu überwinden. Von Hippokrates stammt ursprünglich auch der Gedanke, daß Gleiches mit Gleichem bzw. Ähnliches mit Ähnlichem geheilt werden müsse. Ein Kranker sollte also mit einem Mittel behandelt werden, das bei einem gesunden Menschen dieselben Erscheinungen hervorruft wie die Krankheit beim Patienten.

In Zusammenhang mit diesem Gedanken des Hippokrates kann jetzt auch der Ursprung des Worts »Homöopathie« erklärt werden. Es geht auf die altgriechischen Wörter *homoios* (= »ähnlich, gleichartig«) und *páthos* (= »Leid, Schmerz, Krankheit«) zurück.

Der deutsche Arzt Samuel Hahnemann (1755-1843) hat die Homöopathie weiterentwickelt. Er übertrug den Gedanken des Hippokrates, wie in seiner Zeit üblich, mit »Similia similibus curentur« in das Lateinische. Dies kann man am besten übersetzen mit: »Ähnliches werde mit Ähnlichem geheilt.«

Prinzipien und Definition

Hahnemann unternahm Versuche an sich selbst, an seiner Familie und an Schülern, wodurch er umfassende Kenntnisse über die Reaktionen von Menschen auf bestimmte Stoffe erhielt. Dies sind die Arzneimittelprüfungen (siehe Erläuterung der Abbildung).

Die Reaktion eines gesunden Menschen auf einen bestimmten Stoff bezeichnet man als das Arzneimittelbild. Ein solches Arzneimittelbild ist also nichts anderes als eine Sammlung von Daten, die sich aus einer Arzneimittelprüfung ergeben. Es ist eine systematische Beschreibung aller Erscheinungen, die ein bestimmter unverdünnter Stoff auslöst.

Wenn nun jemand ein Krankheitsbild (= die Gesamtsumme aller Krankheitserscheinungen bei einem Kranken) aufweist, das mit einem bestimmten Arzneimittelbild übereinstimmt, kann nach der »Similiaregel« dieses Arzneimittel den Kranken heilen.

Die Ergebnisse dieser Prüfungen wurden von Hahnemann ausführlich beschrieben und bilden noch heute die Grundlage der Homöopathie. Andere haben später seine Arbeit fortgeführt, wodurch das Wissen über die homöopathische Heilweise und die homöopathischen Heilmittel immer mehr erweitert und ausgebaut wurde.

Der Mensch steht im Mittelpunkt

Die Homöopathie ist ein Heilverfahren, bei dem der Mensch als ganzer im Mittelpunkt steht. Die Behandlung richtet sich nach dem individuellen Patienten. Jeder Fall wird für sich betrachtet, weshalb auch die Arzneimittelwahl

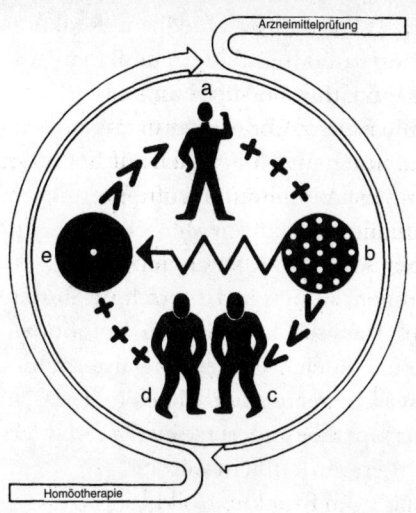

Der rechte Teil des Similiabildes zeigt die Arzneimittelprüfung (= die Untersuchung der Wirkung eines Stoffs auf den gesunden menschlichen Körper). Der gesunde menschliche Körper (a) zeigt nach Einnahme einer bestimmten Dosis des zu untersuchenden Stoffs (b) ein bestimmtes Arzneimittelbild (c). Der linke Teil zeigt anschließend die Homöopathie (= heilkundliche Behandlung mit homöopathischen Heilmitteln). Ein Krankheitsbild (d), bei dem die Symptome dem Arzneimittelbild (c) entsprechen, kann homöopathisch durch Verabreichung dieses Mittels (b) in potenzierter Form (e) behandelt werden. Dies führt zu Heilung und Gesundheit (a). Das stufenweise Verdünnen und Verschütteln (Potenzieren) des homöopathischen Heilmittels ist durch die Zickzacklinie in der Mitte des Bildes angegeben.

von den Symptomen abhängt, die bei einem bestimmten Patienten beobachtet werden.

Dies ist auch der Grund, warum bei den Indikationen in diesem Buch sehr oft verschiedene Heilmittel genannt werden: Jeder Mensch reagiert anders auf eine bestimmte

Krankheit; d. h., er weist unterschiedliche Reaktionen auf. Entsprechend den Krankheitsbildern muß man aber unterschiedliche homöopathische Mittel anwenden.

Ein homöopathischer Arzt bzw. Heilpraktiker wird bei der Behandlung schwerer und/oder chronischer Erkrankungen wie Ekzem, asthmatische Bronchitis, Allergien, Migräne und Rheuma immer vom ganzen Menschen ausgehen, von dessen seelischer wie körperlicher Verfassung. Trotzdem besteht im strengen Sinne ein Unterschied in der Vorgehensweise eines klassisch arbeitenden homöopathischen Arztes und diesem Buch. Das liegt am unterschiedlichen Ansatz der klassischen Homöopathie einerseits und der klinischen Homöopathie andererseits. Diese Unterschiede sollen im folgenden verdeutlicht werden.

Formen der Homöopathie

Innerhalb der Homöopathie gibt es verschiedene Strömungen. Die wichtigsten sind die klassische Homöopathie und die klinische Homöopathie.

Klassische Homöopathie

Die Vertreter der klassischen Homöopathie halten sich strikt an die Vorschriften Hahnemanns, der letztlich der Vater der Homöopathie ist. Sie suchen durch intensives Befragen des Patienten vorzugsweise das Konstitutionsmittel für den Patienten. Konstitution ist die Summe der psychischen und physischen, angeborenen oder erworbenen Eigenschaften eines Menschen. Bestimmte Konstitutionen decken sich sehr stark mit den Bildern bestimmter Arzneimittel, die deshalb Konstitutionsmittel genannt werden. Man spricht zum Beispiel von einem Phosphorus-Typ, wenn dessen Konstitution dem Arzneimittelbild von Phosphorus entspricht.

Untersuchungen haben gezeigt, daß Menschen auf die Verabreichung »ihres« Konstitutionsmittels sehr stark reagieren können. Mit dem genau zum Patienten passenden Konstitutionsmittel sind im Prinzip alle seine Beschwerden oder Leiden zu heilen. Eine solche homöopathische Heilung läuft dann nach bestimmten Gesetzmäßigkeiten ab, den sogenannten Heringschen Regeln:

– »Von oben nach unten« (zuerst werden die Kopfschmerzen heilen, später dann die Blasenentzündung).
– »Von innen nach außen« (wenn der Patient an asthmatischer Bronchitis und Ekzem leidet, wird erst die Lungenerkrankung heilen, bevor eine Besserung des Ekzems eintritt).
– »Zeitlich rückwärts« (erst heilen die jüngst entstandenen Krankheiten, dann die bereits länger bestehenden).

Klinische Homöopathie

Neben Konstitutionsmitteln, die also auf den ganzen Menschen wirken, gibt es auch organotrope Mittel. Dies sind Heilmittel, die vor allem auf ein bestimmtes Organ oder Organsystem wirken, wie Crataegus (Herz), Solidago virga aurea (Nieren) usw. Mittel, die auf mehrere Organe oder Organsysteme wirken, nennt man Polychreste. Sie können verschiedene Beschwerden günstig beeinflussen. Pulsatilla etwa wirkt auf das Nervensystem, die Schleimhäute, Galle und Leber, den Magen-Darm-Kanal und die Gelenke; Nux vomica wirkt auf das Nervensystem, den Magen-Darm-Kanal und die Lungen.

Bei harmlosen Beschwerden, bei denen Selbstbehandlung möglich ist, braucht kein homöopathischer Arzt oder Heilpraktiker aufgesucht zu werden. Unmöglich ist es dagegen, selbst das Konstitutionsmittel zu finden. Bei der Selbstmedikation kommt die klinische Homöopathie in Betracht, eine homöopathische Richtung, die spezifischer das tatsächliche Leiden angeht. Dies ist auch die Form von Homöopathie, die dieses Buch vertritt und die für die Selbstbehandlung leichterer Erkrankungen und Beschwerden am geeignetsten ist. In der klinischen Homöopathie wählt man ein organotropes Mittel oder ein Komplexmittel (ein Präparat, das aus mehreren Einfachmitteln zusammengesetzt ist). Für die Wahl des richtigen Mittels sind hierbei drei Aspekte zu beachten:

– Der Sitz: Wo sitzt der Schmerz, die Empfindung, die Störung?
– Wie fühlt er sich an: klopfend, stechend, brennend, leise ziehend usw.?
– Unter welchen Umständen bessert oder verschlechtert sich die Beschwerde (feuchtes Wetter, Nebel, Kälte oder Wärme, Liegen oder Gehen, Zeitpunkt, während der Regelblutung)?

Vor allem die Umstände sind meist für die Auswahl des richtigen Mittels wichtig. Wenn man Einzelmittel (organotrope Mittel) vorzieht, muß man das Gesamtsymptom kennen. Ein solches Gesamtsymptom besteht aus Sitz, Empfindung und Umständen. Also nicht einfach »Kopfweh«, sondern zum Beispiel »pochender Schmerz an der Stirn, der beim Bücken schlimmer wird«, oder »stechender linksseitiger Kopfschmerz, der durch kalte Kompressen besser wird«. Wenn eine solche genaue Beschreibung der Beschwerde nicht möglich ist, kann ein Komplexmittel einen Ausweg bieten.

Was ist Selbstmedikation?

Selbstmedikation ist die Selbstbehandlung von Beschwerden harmloser und vorübergehender Art mit geeigneten Arzneimitteln. Diese Arzneimittel sind in der Apotheke frei erhältlich. Es braucht also nicht erst ein Arzt eine Diagnose zu stellen und ein Rezept auszustellen.

Homöopathie für Sportler ist ein Handbuch für die homöopathische Selbstmedikation. Dies ist die Selbstbehandlung harmloser Beschwerden und Erkrankungen, um zunächst einmal selbst zu versuchen, eine Heilung herbeizuführen, bevor man zum Arzt geht.

Jede Form der Selbstmedikation ist die logische Fortsetzung der Fürsorge, die man dem eigenen Körper angedeihen läßt. Hierzu zählen zum Beispiel auch

– die Beachtung einer gesunden Ernährung,
– die Vermeidung oder Beschränkung schädlicher Einflüsse auf die Gesundheit durch Genußmittel (Süßigkeiten, Rauchen, Alkohol),
– eine einwandfreie Körperhygiene,
– ausreichend körperliche Bewegung usw.

Selbstmedikation hat mit diesen Maßnahmen gemeinsam, daß es eine persönliche Angelegenheit ist. Man kann sich zwar beim Homöopathen (Arzt, Heilpraktiker, Therapeuten, Apotheker) beraten lassen, doch ist man selbst für die Durchführung verantwortlich.

Die Bekämpfung von Unpäßlichkeiten und harmlosen Erkrankungen und Leiden verbessert die Lebensqualität und kann darüber hinaus der Entstehung ernsthafter Beschwerden vorbeugen.

Es ist daher wichtig, daß man mit den Heilmitteln für die Selbstbehandlung in rechter Weise umzugehen lernt. Weil die Selbstmedikation Eigenverantwortlichkeit beinhaltet, kommt ihr in der modernen Gesundheitsfürsorge große Bedeutung zu.

Verantwortungsvolle Selbstmedikation

Für eine verantwortungsvolle Selbstmedikation müssen mindestens drei Grundvoraussetzungen gegeben sein:

– Es muß eine Beschwerde oder Unpäßlichkeit vorliegen, die sich für die Selbstbehandlung eignet. Da keine ärztliche Diagnose gestellt wird, muß man gelernt haben, selbst zu erkennen, ob es sich um eine harmlose oder nicht harmlose Erkrankung handelt. Verschiedene Befragungen bei Ärzten haben bestätigt, daß der heutige Mensch hierzu sehr wohl in der Lage ist. Eine Untersuchung bei Hausfrauen hat ergeben, daß im allgemeinen das Problem »selbst behandeln oder zum Arzt gehen« richtig gelöst wird.

– Das ausgewählte Mittel muß für die Selbstmedikation geeignet sein. Homöopathische Heilmittel wirken zwar mild und haben grundsätzlich keine Nebenwirkungen, jedoch ist in einigen Fällen (zum Beispiel während der Schwangerschaft oder bei bestehender Herz-, Lungen- oder Zuckerkrankheit) nicht jedes Mittel geeignet. Auch sind hohe Potenzen (über D30) nicht für die Selbstmedikation geeignet.

– Die Behandlung muß vorschriftsgemäß erfolgen. Das Mittel muß in der richtigen Dosierung, in der richtigen Art und nicht länger – aber auch nicht kürzer – als notwendig angewandt werden. Für eine verantwortungsvolle homöopathische Selbstmedikation ist es wichtig, über die richtige Dosierung und darüber Bescheid zu wissen, wie oft und wie lange das Mittel eingenommen werden muß. Die Anweisungen des Beipackzettels sind zu beachten.

Wenn die Beschwerden nicht innerhalb einer angemessenen Zeit (d. h. bei akuten Beschwerden innerhalb weniger Tage) besser werden, sollte man einen homöopathischen Arzt bzw. Heilpraktiker aufsuchen. In Absprache mit diesem kann dann entschieden werden, ob eine weitere homöopathische Selbstmedikation zu verantworten ist. Selbstverständlich muß man auch dann, wenn sich eine Gesundheitsstörung nach einiger Zeit als ernsthafter herausstellt, als man zunächst annahm, sofort einen homöopathischen Arzt oder Heilpraktiker aufsuchen.

Wie benutzt man
homöopathische Heilmittel?

Einzel- und Komplexmittel

Bei den homöopathischen Heilmitteln zum Einnehmen
unterscheidet man zwischen Einzelmitteln, die nur ein ein-
ziges homöopathisches Mittel (die Ausgangssubstanz) enthalten, und den zusammengesetzten oder Komplexmitteln,
die aus mehreren Einzelmitteln bestehen.

Zusammengesetzte Mittel haben ein breites Wirkungsspektrum. So gebraucht man bei Muskelschmerzen im allgemeinen das Komplexmittel Bryorheum. Bei Muskelschmerzen
durch Überbeanspruchung mit Anfangsschmerz und Steifigkeit beim Einleiten einer Bewegung paßt das Einfachmittel Rhus toxicodendron besser. Wenn es sich um Muskelschmerzen durch Unterkühlung, Durchnässung oder
hochziehende Kälte handelt, paßt wiederum das Mittel Dulcamara sehr gut.

Man wählt also ein Einfachmittel, wenn die Arzneimittelbe-
schreibung sehr gut zu den Beschwerden paßt; wenn kein
Einzelmittel paßt, wählt man ein Komplexmittel mit breitem
Wirkungsspektrum. Einzelmittel sind daran zu erkennen,
daß hinter dem Namen stets die Potenzierung angegeben
ist (zum Beispiel D4, D6).

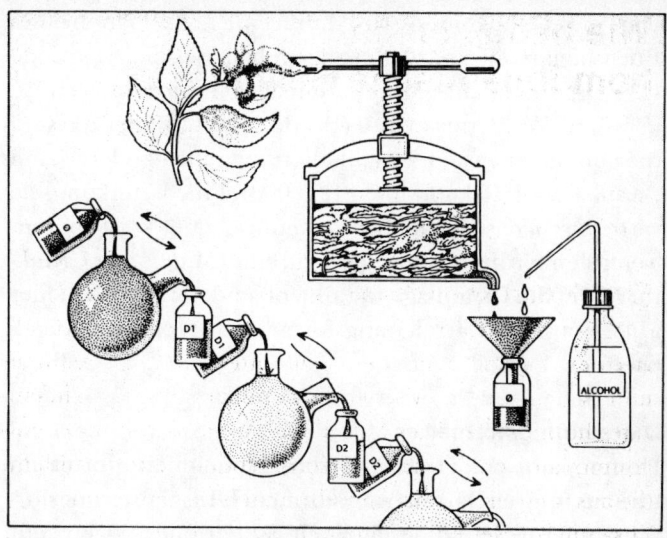

Pflanzen werden mit Alkohol vermahlen und unter hohem Druck ausgepreßt. So entsteht die Urtinktur (Ø), die als Grundlage für die erste dezimale Verdünnung dient (D1). Für D2 wird ein Teil von D1 mit neun Teilen Alkohol zur D2 verdünnt. Auf die gleiche Weise werden höhere Potenzen zubereitet, manchmal bis hin zu D1000. Nichtlösliche Stoffe wie Minerale werden nicht mit Alkohol vermahlen, sondern mit Milchzucker verrieben.

Potenzen

Unter Potenzieren versteht man das schrittweise Verdünnen der Ausgangssubstanz (des »Urstoffs«) in einem Lösungsmittel (beispielsweise Alkohol oder Milchzucker), wobei kräftig geschüttelt oder verrieben wird. Ziel des Potenzierens ist es, die Wirkungskraft eines Mittels zu aktivieren (es »potent zu machen«). Je höher die Potenz, um so zielgerichteter und um so tiefgreifender wirkt das Mittel.

Die Potenz eines Mittels wird durch eine Kombination eines Buchstabens mit einer Ziffer angegeben. Beispiel: Der Code D3 zeigt an, daß das Mittel dreimal potenziert worden ist, jeweils im Verhältnis 1 zu 10 (D = dezimal). D-Potenzen sind die gebräuchlichsten. Es gibt allerdings auch andere (zum Beispiel C = 1:100 und LM = 1:50 000). Eine Urtinktur – sie wird durch das Zeichen Ø gekennzeichnet – ist die am wenigsten verdünnte flüssige Form eines Mittels. Die Urtinktur bildet die Grundlage für alle folgenden Potenzen eines Mittels in den Darreichungsformen Tropfen und Kügelchen.

Darreichungsformen

Homöopathische Heilmittel zum Einnehmen gibt es im Prinzip in drei Darreichungsformen (»Dispensierungsformen«): Tropfen (zubereitet mit 50, 70 oder 90 Prozent Alkohol, in Einzelfällen auch mit Glyzerin), Tabletten (mit Milchzucker zubereitet) und Kügelchen (mit Rohrzucker zubereitet). Einige Komplexmittel und pharmazeutische Spezialitäten werden in Form von Dragees, Lutschtabletten, Sirup usw. geliefert. Die meisten Einfachmittel sind in allen drei Darreichungsformen erhältlich. Die meisten Komplexmittel sind jedoch nur in einer Darreichungsform im Handel.

Für die äußere Anwendung gibt es unter anderem Tinkturen, Salben, Gelees, Emulsionen (milchige Flüssigkeiten).

Wirksamkeit der homöopathischen Mittel in Kombination mit herkömmlichen Arzneimitteln

Homöopathische Heilmittel können im Prinzip immer zusammen mit allopathischen Medikamenten verwendet werden. Manche allopathischen Medikamente wie zum Beispiel Nebennierenhormone (Kortikosteroide) haben allerdings die Nebenwirkung, daß sie die Abwehrreaktionen des Körpers dämpfen. Dadurch behindern sie die Wirkung homöopathischer Mittel, die die körpereigene Abwehrkraft stärken. Bei Einnahme von Kortikosteroiden ist der Gebrauch homöopathischer Mittel also nicht sinnvoll.

Weiterhin ist es empfehlenswert, allopathische und homöopathische Mittel nicht miteinander einzunehmen, sondern in Absprache mit dem Apotheker oder Arzt einen Einnahmeplan aufzustellen. Eine Möglichkeit ist zum Beispiel, das eine Mittel vor, das andere nach dem Essen einzunehmen.

Anmerkung: Stellen Sie nie ohne Rücksprache mit dem betreffenden Arzt die Einnahme eines von ihm verordneten Medikaments ein.

Die Erfahrung hat gezeigt, daß Menschen, die nur selten oder nie zur Allopathie greifen, besser und schneller auf homöopathische Mittel reagieren als Menschen, die regelmäßig allopathische Medikamente einnehmen. Erstere können sich deshalb an die in diesem Buch genannten niedrigeren Dosen halten. Wenn angegeben ist: »3 x täglich 1-2 Tabletten«, dann reicht für sie dreimal täglich eine Tablette. Menschen, die in der Vergangenheit große Mengen allopathischer Medikamente eingenommen haben oder diese noch einnehmen, sollten am besten die maximale Dosen der homöopathischen Heilmittel zu sich nehmen. Wenn also angegeben ist: »2 x täglich 5-10 Tropfen«, sollten sie zweimal täglich 10 Tropfen einnehmen.

Bei Zuckerkranken ist ein normaler Gebrauch homöopathischer Mittel unbedenklich. Die hierbei aufgenommene Menge Zucker oder Alkohol ist minimal. Wer täglich sechs große Tabletten (250 mg) einnimmt, nimmt 600 mg Glukose auf. Bei einer Dosierung von 6 x 20 Kügelchen sind es 750 mg Glukose. Bei einer Dosierung von 6 x 20 Tropfen nimmt man 3 ml reinen Alkohol auf. Dies sind die maximalen Dosierungen; in den meisten Fällen handelt es sich also um kleine Mengen, die für Zuckerpatienten ungefährlich sind.

Haltbarkeit

Im allgemeinen gelten folgende Regeln: Höchstens *drei Jahre* haltbar sind *Komplexmittel* und Mittel zu äußeren Anwendung; höchstens *fünf Jahre* haltbar sind *Einzelmittel*.
Haltbar bedeutet hier, daß die Mittel wirksam bleiben, sofern sie gut verschlossen in der Originalverpackung aufbewahrt werden. Die Erhaltung der Wirksamkeit kann stark von der Art der Aufbewahrung abhängig sein. Am besten lagert man die Mittel dunkel, trocken und bei Zimmertemperatur (also bei 15 bis 25 Grad C).
Eine kleine Anzahl von Mitteln besteht aus instabilen, reaktiven oder flüchtigen Verbindungen (zum Beispiel Hepar sulfuris und Phosphorus). Niedrigere Potenzen (bis einschließlich D6) dieser letztgenannten Mittel sind maximal ein Jahr haltbar. Das Verfallsdatum ist in jedem Fall auf dem Etikett oder auf der Verpackung angegeben.
Übrigens wirken viele homöopathische Mittel auch nach Ablauf des Verfallsdatums und können ohne Gefahr benutzt werden. Wenn Sie im Zweifel sind, fragen Sie Ihren Apotheker oder Homöopathen.

Dosierung und Dosis

Falls vom homöopathischen Arzt oder Heilpraktiker nicht anders verschrieben wurde, sollte man sich an folgende Dosierungen halten:

Potenzen D1 bis D6	3 x täglich 1 Dosis
Potenz D12	2 x täglich 1 Dosis
Potenz D30	1 x täglich 1 Dosis

Unter 1 Dosis wird verstanden:

bei Tropfen (Dilution)	5 bis 10 Tropfen
bei Tabletten	1 bis 2 Tabletten
bei Kügelchen (Globuli)	10 bis 20 Kügelchen

Wie lange einnehmen?

Akute Krankheiten: Je akuter die Krankheit, um so öfter muß man das gewählte homöopathische Mittel einnehmen – von dreimal täglich bis in sehr akuten Fällen mehrmals stündlich oder sogar alle zehn Minuten eine Dosis. Bei Nachlassen der Beschwerden kann man die Dosis halbieren und nach dem Aufhören der Beschwerden die Einnahme beenden.

Chronische Krankheiten: Bei einer chronischen Krankheit ist es nicht zu empfehlen, auf eigene Faust herumzudoktern; vielmehr sollte man in solchen Fällen stets einen homöopathischen Arzt bzw. Heilpraktiker hinzuziehen!

Anmerkung: Wenn nach einigen Tagen keine Besserung eingetreten ist – je akuter die Krankheit, desto schneller muß das (richtig gewählte) homöopathische Mittel helfen! –, sollte die Einnahme des Mittels nicht länger fortgesetzt werden. Möglicherweise paßt es nicht!

Wenden Sie sich auch in solchen Fällen an einen homöopathischen Arzt oder Heilpraktiker.

Besserung und Verschlechterung

Sobald die Beschwerden deutlich nachlassen, kann man die Dosierung halbieren. Werden die Beschwerden nach Einnahme des Mittels stärker (homöopathische »Erstverschlimmerung«), so ist dies meist ein Zeichen dafür, daß das gewählte Mittel richtig ist, jedoch in einer zu hohen Dosierung oder in der falschen Potenz eingenommen wird. Unterbrechen Sie in einem solchen Falle die Einnahme, bis eine Besserung des Zustandes eintritt. Anschließend können Sie erneut mit einer niedrigeren Dosis beginnen. Ziehen Sie eventuell einen homöopathischen Arzt oder Heilpraktiker zu Rate. Wenn man verordnete homöopathische Mittel benutzt, ist natürlich die Anweisung des Arztes zu befolgen.

Einnahme

Homöopathische Heilmittel sollten möglichst auf saubere, »nüchterne« Mundschleimhäute eingenommen werden, d. h. mindestens eine Viertelstunde bis eine halbe Stunde vor oder nach den Mahlzeiten. Damit ist nicht gemeint, daß man eine Viertelstunde vor oder nach der Einnahme etwas essen sollte; vielmehr geht es nur darum, daß das homöopathische Heilmittel von einer sauberen Mundschleimhaut absorbiert wird. Dies geht nur, wenn die Mundschleimhaut nicht mit etwas anderem »beschäftigt« ist (zum Beispiel mit Essen, Trinken oder Rauchen).

Tropfen kann man einfach aus dem Fläschchen in den Mund tropfen lassen oder eventuell mit einem Löffel Wasser einnehmen. Bei Brechreiz sollte man die Tropfen am besten unmittelbar auf die Zunge fallen lassen.

Sowohl Tropfen wie auch Kügelchen und Tabletten sollte man möglichst lange im Mund behalten; dies fördert die Aufnahme über die Mundschleimhaut.

Verwendung homöopathischer Heilmittel während der Schwangerschaft

Obwohl homöopathische Heilmittel im allgemeinen als besonders ungefährlich bekannt sind, ist es immer sinnvoll, mit einem sachkundigen Arzt darüber zu sprechen, ob ein bestimmtes Mittel während der Schwangerschaft risikolos eingenommen werden kann. Vor allem in den ersten drei Monaten der Schwangerschaft raten wir, sowenig Heilmittel wie möglich zu benutzen, weil dies die Entwicklungsphase der Frucht ist.

Von einigen der in der Homöopathie verwendeten Pflanzen wird vermutet, daß sie in stark konzentrierter Form einen möglicherweise nachteiligen Effekt auf Ungeborene haben könnten. Während der Schwangerschaft und beim Stillen wird empfohlen, möglichst die Potenzen D6 oder D12 zu gebrauchen.

Ernährung und Gesundheit

Eine Reihe bekannter Wohlstandskrankheiten oder -beschwerden (wie zum Beispiel Verstopfung, Gallensteine, Hämorrhoiden, Blinddarmentzündung und Dickdarmkrebs) werden zumindest zum Teil durch einen Mangel an unverdaulichen Stoffen (Ballaststoffen) in unserer modernen, raffinierten und denaturierten Nahrung verursacht. Das Weizenmehl für die Bereitung von Weißbrot enthält weder den Keimling, der reichlich Vitamine aus der B-Gruppe enthält, noch die Kleie, die den Dickdarm füllt und dadurch den Stuhlgang erleichtert.

Unsere Nahrung enthält zuviel Eiweiß aus Fleisch und Milchprodukten. Wir essen zuviel Fett: etwa 100 Gramm, während ein Erwachsener nur 30 bis 60 Gramm Fett pro Tag benötigt. Zuviel Fett bedeutet ein erhöhtes Risiko für Brust-, Lungen- und Dickdarmkrebs.

Weiterhin enthält unsere Nahrung zuviel Zucker und damit auch zuviel Kilojoule oder Kalorien. Für den Abbau von Zucker wird Vitamin B_1 benötigt; wer viel Zucker ißt, verbraucht auch viel Vitamin B_1.

Raffinierte Speisen enthalten wenig Vitamine, Minerale und Spurenelemente. Alle diese Stoffe braucht aber unser Körper für die Abwehr von Bakterien, Viren und Krebs und für eine gute Verdauung. Auch Gemüse, bei dessen Anbau viel Kunstdünger verwendet wird, enthält weniger Minerale und Spurenelemente und dafür um so mehr Nitrat.

Wir benutzen auch vielfach zuviel Kochsalz, das Flüssigkeit im Körper bindet, wodurch der Blutdruck steigen kann.

Außerdem wird im allgemeinen zuviel Kaffee getrunken. Das im Kaffee enthaltene Coffein macht nervös, führt zu Herzklopfen, Schlaflosigkeit, Bluthochdruck und beeinträchtigt die Wirkung mancher homöopathischer Heilmittel.

Viele Menschen essen zu schnell, weshalb die Nahrung nicht richtig gekaut und zuwenig Speichel erzeugt wird. Deshalb gelangt zuwenig Amylase in den Speisebrei, ein Enzym, das bereits im Mund die Stärke zerlegt. Dadurch werden Magen und Darm zusätzlich belastet. Trinken Sie beim Essen nicht zuviel; dies verdünnt die Magensäfte, die die Nahrung zerlegen müssen.

Allgemeine Ernährungsratschläge

Eine ausgewogene Ernährung enthält ausreichend Eiweiß, Kohlehydrate, Fette, Vitamine, Minerale und Spurenelemente, so daß das Kind sich zu einem Erwachsenen entwickeln kann und der Körper des Erwachsenen eine gute Verfassung hat. Essen Sie ausreichend frisches Gemüse (im Idealfall vom eigenen Garten), da es zu jeder Jahreszeit genau die Stoffe enthält, die wir gerade brauchen. Im Sommer essen wir vorzugsweise Salat, frischen Spinat und Endivien. Im Winter versorgen wir uns mit den benötigten Stoffen aus Kohl (reich an Vitamin C), Rosenkohl, Zwiebeln, Bohnen und Erbsen. Beginnen Sie Ihre Mahlzeiten regelmäßig mit Rohkost (Salat) oder Obst, zum Beispiel in Form eines Fruchtcocktails.

Geben Sie in Suppen, Salate und zum Gemüse im Sommer frische, im Winter getrocknete Gewürzkräuter. Kräuter wie Schnittlauch, Basilikum, Petersilie, Bohnenkraut, Salbei, Sellerie und Thymian enthalten reichlich Vitamine und

Minerale und fördern die Verdauung. Kochen Sie zum Beispiel bei frischen Erbsen und Bohnen immer ein wenig Bohnenkraut mit, das Blähungen vorbeugt. Gewürzkräuter kann man problemlos selbst an einem sonnigen Plätzchen ziehen, selbst auf dem Balkon oder auf der Fensterbank.

Eiweiße (Proteine) spielen eine wichtige Rolle für den Aufbau der Muskeln, der Abwehrstoffe und des roten Blutfarbstoffs. Der Eiweißbedarf kann aus pflanzlichen wie aus tierischen Proteinen gedeckt werden, deren Zusammensetzung sich in wenigen, aber wichtigen Punkten unterscheidet, insbesondere was die essentiellen Aminosäuren betrifft. Die Eiweiße werden im Darm in kleinere Bestandteile zerlegt, in die Aminosäuren, welche in der Leber wieder zu den Eiweißmolekülen aufgebaut werden, die der Körper braucht (menschliche Eiweiße).

Kohlehydrate sind Stoffe wie Stärke und Zucker, die unser Körper als Brennstoff braucht, um die Muskeln mit Energie zu versorgen. Stärke wird in Mund und Eingeweiden zu einem Zucker zerlegt (Glukose), der in den Muskeln verbrannt oder, wenn ein Überschuß vorhanden ist, in der Leber wieder aufgebaut und in Form von Glykogen als Brennstoffreserve gespeichert wird.

Fette dienen zum Schutz von Organen, als Isolierung in der Haut gegen die Kälte und als Brennstoffreserve. Die Fette in der Nahrung werden im Darm ebenfalls in kleinere Bestandteile zerlegt, die in der Leber wieder zu menschlichen Fetten aufgebaut werden. Man unterscheidet *tierische* Fette, wie sie Butter, Milch oder Fleisch enthalten. Diese Produkte sind reich an gesättigten Fetten, die den Cholesterinspiegel erhöhen können. Daneben gibt es *pflanzliche* Fette wie in Sonnenblumen-, Oliven- oder Maiskeimöl, die mehrfach ungesättigte Fette enthalten und den Cholesterinspiegel senken können. Verwenden Sie sowohl pflanzliche als auch tierische Fette, d. h. Butter auf das Brot und Sonnenblumen- oder Maiskeimöl in Salaten und zum Fritieren.

Vitamine spielen eine wichtige Rolle für den Stoffwechsel, d. h. für Zerlegung und Aufbau der Eiweiße, Kohlehydrate und Fette. (Weiteres hierzu siehe im Abschnitt »Vitamine«).

Minerale sind beispielsweise Calcium (Kalk), das in die Knochen eingebaut wird, und Eisen, das sich im roten Blutfarbstoff findet. Spurenelemente sind beispielsweise Selen, Zink, Gold, Silber, Brom, Aluminium, Strontium, Nickel, Zinn und Arsen. Spurenelemente kommen in sehr geringen Mengen in unserem Körper vor. (Weiteres hierzu siehe im Abschnitt »Minerale«).

Vitamine

In unserem Jahrhundert hat man entdeckt, welche Rolle die Vitamine in der Ernährung spielen. Sie haben eine wichtige Funktion für viele chemische Abläufe in unserem Körper. Daher sind sie wesentlich für den Schutz gegen Krankheiten und für ein gesundes Wachstum und eine gesunde Entwicklung. Die meisten Vitamine kann der Körper nicht selbst herstellen, weshalb sie über die Nahrung zugeführt werden müssen. Eine vollwertige und ausgeglichene Ernährung ist daher für unsere Gesundheit von großer Bedeutung, da andernfalls Mangelzustände auftreten können. Andererseits sind Vitamine in Mengen, die über unseren durchschnittlichen Tagesbedarf hinausgehen, nicht sinnvoll. In hohen Dosen können sie sogar schädlich sein. Die Einnahme zusätzlicher Vitaminpräparate muß daher immer sorgfältig geprüft werden.

Man kennt heute etwa vierzig verschiedene Vitamine. Diese

brauchen nicht sämtlich in unserer täglichen Nahrung enthalten sein; nur etwa fünfzehn Vitamine werden jeden Tag benötigt. Da die Vitamine zufällig entdeckt wurden, bekamen sie zunächst eine komplizierte alphabetische Bezeichnung (A, B$_1$, B$_2$, C usw.). Heute wird immer häufiger die chemische Bezeichnung benutzt, und sie sind auch synthetisch herstellbar. Die täglich benötigten Vitamine lassen sich in zwei Gruppen gliedern: die fettlöslichen Vitamine (A, D, E und K) und die wasserlöslichen Vitamine (C und der Vitamin-B-Komplex).

Vitamin A (Retinol) ist wichtig für die Bildung von Knochensubstanz und für den Zahnschmelz und das Dentin unseres Gebisses; es spielt eine Rolle für die Fähigkeit, bei Dämmerlicht zu sehen, und für die Krebsabwehr, insbesondere Schleimhautkrebs. Dieses Vitamin ist für Kinder im ersten Lebensjahr besonders wichtig. Vitamin A ist enthalten in Butter, Milch, Eiern, Karotten, Grünkohl, Lebertran und Heilbutt.

Der *Vitamin-B-Komplex* besteht aus Vitamin B$_1$ (Thiamin), B$_2$ (Riboflavin), Nikotinamid, Folsäure, Pantothensäure, Vitamin B$_6$ (Pyridoxin), Biotin (Vitamin H) und Vitamin B$_{12}$ (Cobalaminen). Da dieser Komplex wasserlöslicher Vitamine meist gemeinsam vorkommt, sind seine Vitamine in der Wirkung sehr ähnlich. Umstritten ist die Existenz der Vitamine B$_3$, B$_4$, B$_5$, B$_{13}$ und B$_{14}$.

Vitamin C (Ascorbinsäure) regelt die Bildung von Knorpel, Knochensubstanz und Dentin, ist an der Erzeugung roter Blutkörperchen und an der Heilung von Wunden oder Knochenbrüchen beteiligt. Ob Vitamin C auch vorbeugend gegen Erkältungen wirkt, ist bis heute nicht wissenschaftlich bewiesen. Vitamin C ist enthalten in frischem Obst (Kiwis, Erdbeeren, Zitrusfrüchte, Tomaten), frischem Gemüse (Kresse, Paprika, Grünkohl) und Muttermilch. Länger dauerndes Kochen zerstört dieses Vitamin. Wer viel raucht oder viel Alkohol trinkt, braucht mehr Vitamin C. Jede Zigarette entzieht dem Körper 2,5 Milligramm Vitamin C.

Vitamin D (Calciferol) unterstützt die Verdauung durch die Aufnahme bestimmter Minerale, unter anderem Kalk und Phosphor. Weiterhin ist dieses Vitamin wichtig für die Mineralisation der Knochen sowie für die Krebsabwehr. Vitamin D ist enthalten in Milch, Eiern, Butter und Lebertran. Außerdem wird es bei Sonnenbestrahlung in der Haut erzeugt.

Vitamin E (Tokopherol) ist an der Heilung von Hautverletzungen beteiligt und spielt eine Rolle für die Fruchtbarkeit, die Steuerung der Menstruation und den Blutdruck. Es kräftigt die Muskeln, senkt den Sauerstoffbedarf und steigert die Energie. Vitamin E befindet sich in Getreidekeimlingen, kaltgepreßten Ölen, Salat, Spinat, Kresse, Nüssen, Eiern und Vollkornbrot.

Vitamin K (Phyllochinon) wird für die Blutgerinnung benötigt. Dieses Vitamin ist enthalten in grünem Gemüse (Spinat, Kohl, Grünkohl), wird aber auch von den Darmbakterien gebildet.

Minerale und Spurenelemente

Einige Minerale und Spurenelemente haben eine physiologische Bedeutung (man nennt sie essentielle Spurenelemente bzw. unentbehrliche Mineralstoffe); ein Entzug würde Mangelerscheinungen hervorrufen. Im folgenden ist eine Auswahl an Stoffen zusammengestellt, in der die jeweilige Aufgabe und das Vorkommen des Minerals aufgezählt sind.

Eisen ist ein wichtiger Bestandteil der roten Blutkörperchen, über die der Körper Sauerstoff aus den Lungen aufnimmt und zu den Körperzellen transportiert. Eisen ist enthalten in Apfelkraut, Fisch, Fleisch, Tee, Eier, Leber, Bohnen, Hafermehl und grünem Gemüse.

Fluor findet sich in unseren Knochen, unserem Gebiß, in der Haut und in der Schilddrüse. Es beugt Zahnkaries vor. Fluor ist enthalten in Seefisch und chinesischem Tee. Wenn Ihr Kind eine Veranlagung zu einem schlechten Gebiß hat, kann man – in Absprache mit dem Arzt – gegebenenfalls zeitweilig Fluortabletten geben (neben Kinderzahnpasta mit Fluor). Fluortabletten sollten jedoch immer mit Vorsicht eingesetzt werden, da Natriumfluorid giftig ist und eine Rolle bei der Entstehung von Krebs spielen kann!

Jod brauchen wir für eine einwandfreie Funktion unserer Schilddrüse. Jod ist enthalten in Schaltieren, Seefisch, bestimmten Sorten von Tafelsalz und in Gemüse, das von jodhaltigem Boden stammt.

Kalium steht hinsichtlich seiner Funktion in einem Zusammenhang mit den Muskelwirkungen von Natrium und Chlor. Kalium ist enthalten in Bohnen, Nüssen, Aprikosen und Apfelkraut.

Kalk (Kalzium) spielt eine Rolle für die Bildung von Knochen und des Gebisses, die einwandfreie Funktion der Muskeln und die Blutgerinnung. Der Körper eines erwachsenen Menschen enthält etwa 1 bis 1,5 Kilogramm Kalzium, das sich praktisch insgesamt in den Knochen befindet. Kalzium ist enthalten in Käse, Milch, Fleisch, Nüssen, einigem grünem Gemüse (Grünkohl) und in hartem Leitungswasser.

Magnesium hat ähnliche Funktionen wie Kalzium und wirkt entspannend. Magnesium ist enthalten in Kleie und Getreidekeimen, in Vollkornbrot, Milchprodukten, Bohnen, Nüssen, einigen Gemüsesorten, Fisch, Schaltieren und Schokolade.

Natrium und *Chlor* regulieren den Flüssigkeitshaushalt, das Säure-Basen-Gleichgewicht und die Muskelfunktion. Diese Minerale treten gemeinsam in Form von Kochsalz auf und sind auch in tierischem Eiweiß enthalten. Unsere normale tägliche Ernährung stellt die Versorgung ohne weiteres sicher; lediglich bei warmem Wetter wird viel Salz ausgeschieden. Achtung: Zuviel Natrium (in Form von Salz) ist pures Gift.

Phosphor ist für den Energietransport in unserem Körper wichtig. Die Funktion des Phosphors hängt eng mit derjenigen des Kalziums zusammen. Phosphor ist enthalten in Getreide, Milchprodukten, Käse, Nüssen, Fleisch und Bohnen.

Schwefel wirkt auf das Hormon Insulin, das den Blutzuckerspiegel regelt, und auf unser Haar. Die wichtigsten Quellen für Schwefel sind tierische Eiweiße, jedoch ist er auch in Grünkohl, Rosenkohl, allen Kohlarten, Lauch, Salat und Spargel enthalten.

Selen spielt möglicherweise eine Rolle bei der Abwehr von Brustkrebs, von Bedingungen, die die Entstehung eines Herzinfarkts begünstigen, von Rheuma und grauem Star. Selen ist enthalten in Getreideprodukten, Nüssen, Spargel, Knoblauch, Fisch, Schaltieren und Eiern.

Zink ist einer der wichtigsten Stoffe für unsere Abwehr gegen Bakterien, Viren und Krebs. Zink brauchen wir für unser Wachstum, für unser Gedächtnis und unsere Lernfähigkeit. Gute Zinkquellen sind Muttermilch, Milch, Käse, Quark, Fisch, Fleisch, Nüsse, Getreide und Gewürze.

Mineralien, die wir in noch geringeren Mengen benötigen, sind Kupfer, Chrom (wichtig für den Zuckerstoffwechsel), Kobalt, Mangan und Molybdän.

Die Mahlzeitenscheibe

Für die Zusammenstellung einer richtigen Ernährung kann die nebenstehend abgebildete »Mahlzeitenscheibe« dienen. Diese teilt den »Warenkorb« in vier Fächer, wobei folgende Grundregel gilt: »Eine Mahlzeit ist erst vollständig, wenn sie aus jedem Fach etwas enthält.«

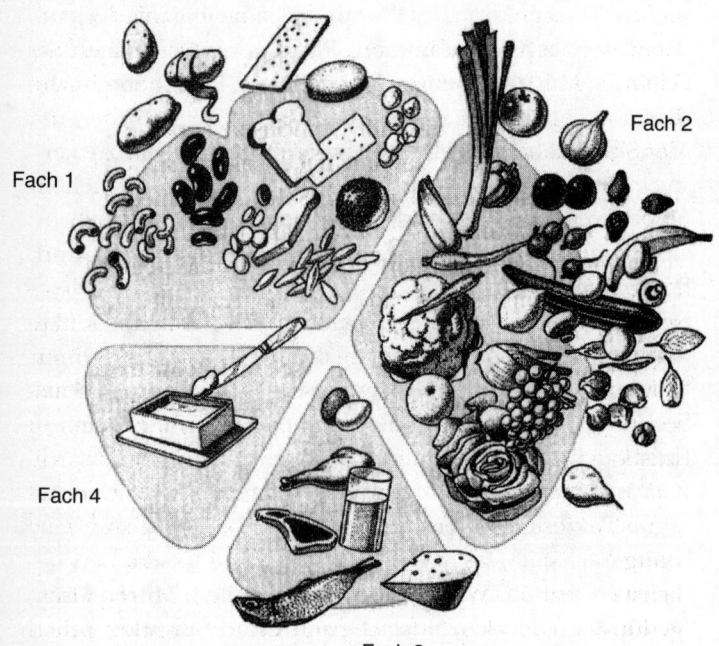

Die Mahlzeitenscheibe teilt den »Warenkorb« in vier Fächer

Fach 1: Kartoffeln, Getreideprodukte und Hülsenfrüchte

Vollkornbrot und Vollkornteigwaren, Naturreis, Hirse, Müsli, Buchweizen, Kartoffeln, Erbsen und Bohnen. Diese Gruppe enthält vor allem Kohlehydrate, pflanzliche Eiweiße und Vitamine aus der B-Gruppe.

Fach 2: Obst und Gemüse

Diese Nahrungsmittel spenden vor allem Vitamine, Minerale und Spurenelemente. Essen Sie möglichst viel *frisches* Gemüse, das man kurz in wenig Wasser gart, damit die Vitamine erhalten bleiben. Fügen Sie sehr wenig Salz hinzu. Essen Sie gut gewaschenes Obst wie Äpfel und Birnen mit der Schale zwischendurch oder vor einer Mahlzeit.

Fach 3: Fleisch, Eier und Molkereiprodukte

Fleisch, Fisch, Geflügel, Eier, Milch, Buttermilch, Joghurt, Pudding und Quark. Diese Nahrungsmittel enthalten tierische Eiweiße. Fleisch liefert daneben Eisen. Milchprodukte enthalten Kalzium (Kalk). Innerhalb dieses Fachs muß für Abwechslung gesorgt werden. Diese Nahrungsmittel enthalten tierische Eiweiße und Fette mit gesättigten Fettsäuren (insbesondere Schweinefleisch). Fette Fischarten wie Sardinen, (Brat-)Heringe, gedünstete Makrelen, Lachs und Aal enthalten Fischöle, die eine günstige Wirkung auf Herz und Blutgefäße und bei Rheuma haben. Essen Sie daher möglichst einmal pro Woche fetten und einmal mageren Fisch, gedünstet, gebacken oder gegrillt. Essen Sie gelegentlich mehrmals pro Woche Eier statt Fleisch – täglich Fleisch ist unbedingt zu vermeiden, und dafür, daß der Genuß von Eiern den Cholesterinspiegel des Blutes erhöht, gibt es bisher keinen Beweis. Statt Fleisch kann man auch Sojaprodukte essen; man erhält sie im Reformhaus, doch haben heute auch schon viele Supermärkte Sojaprodukte im Sortiment.

Milchprodukte enthalten Kalzium (Kalk) und Eiweiße in einer günstigen Kombination von Aminosäuren. Saure Milchprodukte sind viel leichter verdaulich als süße; nehmen Sie daher vor allem Buttermilch und Joghurt mit rechtsdrehender Milchsäure zu sich.

Fach 4: Fette

Butter, Margarine, pflanzliche Öle. Fettreiche Produkte enthalten Vitamin A und D sowie mehrfach ungesättigte Fettsäuren. Sie liefern Energie. Diese Produkte sind allerdings auch sehr kalorienreich. Man sollte daher täglich höchstens sechzig Gramm Fett und Öl zu sich nehmen.

Ein homöopathischer Arzt oder Heilpraktiker wird in machen Fällen empfehlen, bestimmte Nahrungsmittel in den Speisezettel aufzunehmen und andere zu streichen oder weniger davon zu sich zu nehmen; halten Sie sich in diesem Fall streng an die Anweisung des Arztes bzw. Heilpraktikers.

Vegetarische Kost

Für viele Menschen sind Fleisch, Geflügel oder Fisch Hauptbestandteil einer warmen Mahlzeit. Im Restaurant wählt man auf der Speisekarte immer zuerst Fleisch oder Fisch. Immer mehr Menschen, vor allem jüngere, essen jedoch kein Fleisch und keinen Fisch mehr. Gründe hierfür können sein:

- Bedenken gegen die fleischerzeugende Industrie und die Qualität von Fleisch und Fisch (Hormone, Antibiotika, Sulfid),
- die Eiweißvergeudung, die mit der Viehzucht zur Fleischerzeugung verbunden ist (zum Beispiel Sojabohnen, die hochwertige Eiweiße für den Menschen enthalten, werden an Schweine und Kühe verfüttert; das Fleisch dieser Tiere liefert Eiweiße viel geringerer Qualität),
- Fleisch ist relativ teuer, und der tägliche Genuß ist ungesund,
- aus ethischen Gründen (das Töten von – meist jungen – Tieren wegen ihres Fleisches).

Wenn man weder Fleisch noch Fisch ißt, spricht man von vegetarischer Ernährung. Innerhalb des Vegetariertums lassen sich mehrere Varianten unterscheiden:

- Lacto-Ovo-Vegetarismus: Die Nahrung umfaßt sowohl pflanzliche als auch Milchprodukte und Eier, nur kein Fleisch und keinen Fisch.
- Lacto-Vegetarismus: Die Nahrung umfaßt Gemüse und Milchprodukte, jedoch keine Eier.
- Strenger Vegetarismus: Die Nahrung enthält überhaupt keine tierischen Produkte, also auch keine Milchprodukte oder Eier.

Für eine ausgewogene Ernährung ist es nicht notwendig, Fleisch oder Fisch zu essen. Eine abwechslungsreiche lacto-ovo- oder lactovegetarische Ernährung enthält selbst für Kinder in der Wachstumsphase genügend Eiweiße, Kohlehydrate, Fette, Vitamine, Minerale (Kalk und Eisen) und Spurenelemente.
Bei streng vegetarischer Kost müssen die Getreidearten und

Hülsenfrüchte in genügender Vielfalt und in bestimmten Kombinationen gegessen werden, da sonst ein Mangel an bestimmten essentiellen Aminosäuren entstehen kann. Weiterhin kann ein Mangel an Vitamin B_{12} auftreten, das nur in tierischen Produkten vorhanden ist.

Eine vegetarische Ernährung bringt viele Vorteile für die Gesundheit mit sich:

- weniger Cholesterin im Blut,
- weniger Neigung zu Fettsucht,
- bessere Durchblutung der Haargefäße in verschiedenen Geweben,
- in der Regel ein niedrigerer Blutdruck,
- weniger Gefährdung durch Erkrankungen der Herzkranzgefäße (Herzinfarkt) und der Blutgefäße im Gehirn (Schlaganfall),
- geringeres Risiko von Krebs, Knochenerweichung (Osteoporose) und Nieren- und/oder Gallensteinen,
- regelmäßiger, problemloser Stuhlgang.

Sport und Ernährung

Eine gute Ernährung ist für jeden wichtig, in besonderem Maße jedoch für den Sportler. Wenn man seinem Körper große Leistungen abverlangt, muß man auch dafür sorgen, daß er mit der notwendigen Energie versorgt wird. Damit meinen wir keine großen Mengen an Vitamintabletten, Eiweißkonzentraten, Muntermachern usw., sondern eine vollwertige Ernährung, die alle notwendigen Nährstoffe enthält.

Energiebedarf

Der Energiebedarf wird oft noch in Kilokalorien (kcal) ausgedrückt. Eine Kilokalorie ist die Energiemenge, die erforderlich ist, um einen Liter Wasser um ein Grad zu erwärmen. Die Kilokalorie ist heute offiziell ersetzt durch das Kilojoule (kJ), wobei 1 kcal 4,2 kJ entspricht. Im alltäglichen Sprachgebrauch ist jedoch nach wie vor von »Kalorien« die Rede.

Unsere Ernährung liefert die benötigte Energie für alle Körperprozesse. Die pro Tag benötigte Energiemenge kann individuell sehr unterschiedlich sein. Körperliche Bewegung erhöht den Kalorienbedarf, da jeder an der Bewegung beteiligte Muskel seinen Energieanteil benötigt. Schwerere Menschen brauchen mehr Kalorien als leichtere. Außerdem ist der Energiebedarf von Frauen im allgemeinen geringer als derjenige von Männern. Dies erklärt sich daraus, daß Männer vergleichsweise mehr Muskeln und Frauen mehr Fettgewebe haben. Die Verbrennung in Fettgewebe ist geringer als in Muskelgewebe, und zudem isoliert Fettgewebe besser, weshalb weniger Energie benötigt wird, um die Körpertemperatur aufrechtzuerhalten. Kinder und Jugendliche in der Wachstumsphase brauchen mehr Energiezufuhr als Erwachsene, während ältere Menschen weniger Kalorien brauchen, weil ihr Stoffwechsel verlangsamt ist.

Energielieferanten

Energie kann aus Kohlehydraten, Fetten und Eiweißen bezogen werden. Kohlehydrate bilden die beste Energiequelle für hart arbeitende Muskeln. Kohlehydratquellen sind Zucker und zum Beispiel Stärke; nach der Verdauung werden sie in Leber und Muskeln als Glykogen und im Blut als Glukose gespeichert. Der Vorzug dieser Substanzen besteht darin, daß sie sofort verfügbar sind.

Fette enthalten sehr konzentrierte Energie; ein Gramm Fett liefert mehr als zweimal soviel Energie wie dieselbe Menge Kohlehydrate. Der Nachteil von Fett als Energielieferant besteht darin, daß für die Verbrennung erheblich mehr Sauerstoff notwendig ist. Bei anhaltenden Anstrengungen kann daher Fett schon bald nicht mehr als Energiequelle genutzt werden.

Eiweiße dienen vor allem als Aufbaustoffe. Ein Überschuß an Eiweißen wird zerlegt und im Gewebe als Fett gespeichert. Bei dieser Zerlegung entsteht Harnstoff, der vom Blut zu den Nieren transportiert und mit dem Harn ausgeschieden wird.

Nahrungsmittel, die für den Sportler in erster Linie als Energielieferanten in Frage kommen, sind Brot, Getreide, Teigwaren, Obst und Gemüse. Diese Nahrungsmittel liefern Energie in einer leicht verfügbaren Form. Daneben können mageres Fleisch, Milch und Milchprodukte eine wertvolle Ergänzung sein. Für den Sportler empfiehlt es sich, mit dem Genuß von fetten Nahrungsmitteln wie Schweinefleisch, Mettwurst, Butter und ähnlichem zurückhaltend zu sein.

Vitamine und Mineralien beim Sport

Neben den erforderlichen Aufbau- und Brennstoffen braucht der Sportler auch ausreichend Vitamine und Minerale. Eine abwechslungsreiche Kost mit gesunden Nahrungsmitteln genügt für eine ausreichende Versorgung mit allen Vitaminen, die ein aktiver Körper braucht. Vitaminmangel entsteht nur in Ausnahmesituationen, zum Beispiel nach einer Krankheit, bei scharfem Training oder Ereignissen wie der Tour de France.

Der Freizeitsportler braucht also keinen Vitaminmangel zu befürchten. Zusätzliche Vitamine in Form von Tabletten sind unnötig. Dies gilt übrigens auch für Nichtsportler.

Vitaminpillen sind keine Wundermittel, die die Leistung erhöhen, Energie liefern oder das Risiko einer Verletzung oder Erkrankung verringern. Ein Übermaß an bestimmten Vitaminen kann sogar schädlich sein.

Minerale sind chemische Elemente, die praktisch überall vorkommen. Minerale spielen wie die Vitamine jeweils eine spezifische Rolle für die Aufrechterhaltung der Körperfunktionen. Kalk ist an der Muskelkontraktion beteiligt und festigt die Knochen. Kalium und Natrium sind wichtig für verschiedene Abläufe auf der Zellebene. Eisen ist Bestandteil der roten Blutzellen und spielt eine Rolle beim Transport des Sauerstoffs zu den Muskeln. Für die Minerale gilt ebenso, daß ein gesunder Sportler, der sich vollwertig ernährt, keine zusätzlichen Dosen in Form von Tabletten braucht. Auch vegetarische Ernährung erfüllt alle Anforderungen, die an eine vollwertige Ernährung zu stellen sind. Sie enthält reichlich pflanzliche Produkte, wenig Fett und wenig Zucker. Eine überwiegend vegetarische Ernährung ist für Sportler also unbedingt zu empfehlen.

Verteilung der Mahlzeiten

Grundsätzlich sind die drei üblichen Mahlzeiten am Tag in Ordnung. Andererseits muß eine vollwertige und ausgeglichene Ernährung nicht unbedingt aus drei Mahlzeiten bestehen. Für ältere Menschen genügen oft zwei Mahlzeiten am Tag, während jüngere in der Wachstumsphase Schwierigkeiten haben können, ihren Energiebedarf mit drei Mahlzeiten zu decken. Sie brauchen manchmal etwas zwischendurch. Dasselbe gilt für einen Sportler, der den ganzen Tag über einen hohen Energiebedarf hat. Für ihn ist es besser, mehrere kleine Mahlzeiten zu sich zu nehmen.

Allgemein gilt, daß es nicht gut ist, eine feste Mahlzeit

auszulassen. Die Wahrscheinlichkeit ist groß, daß man einige Stunden später doch Appetit bekommt und seine Zuflucht zu ungesundem Naschwerk nimmt. In solchen Fällen ist es besser, eine Kleinigkeit aus einem oder mehreren der obengenannten »Fächer« zu sich zu nehmen. Achten Sie jedoch darauf, auch diese Häppchen zu variieren, zum Beispiel einmal Zwieback mit Käse, ein anderes Mal einen Apfel. Außerdem ist es wichtig, zu regelmäßigen Zeiten zu essen und sich Zeit dafür zu nehmen. Kauen Sie sorgfältig, da dies die Verdauung erleichtert.

Sportler, die regelmäßig trainieren, können einen Tagesplan aufstellen, mit dem sie die Mahlzeiten an die Arbeits- und Trainingszeiten anpassen. Wenn beispielsweise zwischen 12.00 Uhr und 14.00 Uhr trainiert wird, kann man um 10.30 Uhr ein zweites Frühstück ansetzen. Wenn man zwischen 17.00 und 20.00 Uhr trainiert, kann man am frühen Nachmittag eine kleine Mahlzeit zu sich nehmen und die letzte (kleine) Mahlzeit auf den Abend verschieben.

Essen vor einem Wettkampf oder Training

Es ist nicht klug, unmittelbar vor einem Wettkampf oder dem Training zu essen. Nach dem Essen brauchen die Verdauungsorgane viel Blut, um die verdaute Nahrung zu transportieren. Dies ist auch möglich, wenn der Körper nach dem Essen ruht. Von der gesamten Blutmenge, die sich im Umlauf befindet, gehen 25 bis 30 Prozent zu den Verdauungsorganen. Bei Anstrengungen nach dem Essen kommt das Blut jedoch nicht zu den Verdauungsorganen, sondern zu den Muskeln, die dann am aktivsten sind. In diesem Fall befinden sich 80 bis 85 Prozent der Blutmenge in den Muskeln und nur 3 bis 5 Prozent in den Verdauungsorganen. Diese sind daher mit Blut unterversorgt und können die Nährstoffe nicht in der erforderlichen Weise an das

Blut abgeben. Die Folge können Magen- und Darmbeschwerden sein.

Vor einem Wettkampf muß man so essen, daß der Körper während des Wettkampfs ausreichend Energie zur Verfügung hat. Zu diesem Zweck wählt man am besten Nahrungsmittel mit vielen Kohlehydraten und wenig Fett. Die Vorteile einer solchen Ernährung sind die gute Verdaulichkeit, die rasche Speicherung der Kohlehydrate in den Muskeln in Form von Glykogen und dadurch die schnelle Verfügbarkeit von Energie. Außerdem sichert eine solche Ernährung einen ausreichend hohen Blutzuckerspiegel. In Betracht kommende Nahrungsmittel sind Obst, Fruchtsäfte, Getreideflocken mit Magermilch, Zwieback und eine dünne (fettarme) Suppe.

Süße, zuckerreiche Nahrungsmittel sind nicht zu empfehlen. Sie liefern zwar einen kurzzeitigen Energieschub, doch sinkt der Blutzuckerspiegel anschließend rasch ab. Die hierbei auftretenden Symptome sind Schwäche, Schwindelgefühl, Schweißausbruch und Zittern. Solche Erscheinungen sind zu Beginn eines Wettkampfs alles andere als willkommen. Ebenso ist von eiweißreicher Kost vor einem Wettkampf oder dem Training abzuraten. Eiweißreiche Kost enthält oft auch Fett, und Fette sind schwer verdaulich. Außerdem bildet Eiweiß das Abbauprodukt Harnstoff, der durch die Nieren ausgeschieden wird. Nach eiweißreichem Essen muß man daher öfter zur Toilette, und dies kann bei einem Wettkampf sehr hinderlich sein. Möglich sind dagegen kleine Mengen fettarmer eiweißreicher Kost wie Huhn, Quark oder fettarmer Käse.

Schwere Mahlzeiten, etwa einen Schweinebraten, muß man mindestens vier bis fünf Stunden vor einem Wettkampf essen. Eine leichte Mahlzeit kann man noch zwei bis drei Stunden davor zu sich nehmen. Dann hat die Nahrung den Magen vor dem Wettkampf oder Training verlassen, während man andererseits doch noch nicht wieder hungrig ist.

Flüssigkeitszufuhr

Neben der Ernährung ist auch eine gute Flüssigkeitsversorgung wichtig. Der Körper braucht für alle seine Funktionen Wasser. Außerdem besteht an einem warmen Tag das konkrete Risiko der Austrocknung (siehe Kapitel 9). Am Tag eines großen Wettkampfs muß man mindestens acht Gläser Flüssigkeit trinken. Nach der letzten leichten Mahlzeit sollte man zwei bis drei Stunden vor dem Wettkampf zwei bis drei Gläser Flüssigkeit trinken. Es ist besser, während der Mahlzeit nichts zu trinken, da sonst die Verdauungssäfte verdünnt werden und die Verdauung langsamer verläuft. Der Magen ist also länger beschäftigt, was in der ersten Phase eines Wettkampfs sehr lästig sein kann. Nach der letzten Mahlzeit bis kurz vor dem Beginn des Wettkampfs sollte man nichts mehr trinken. Fünf Minuten davor kann man noch ein Glas Flüssigkeit zu sich nehmen.

Es ist sehr wichtig, daß der Körper zu Beginn des Wettkampfs ausreichend mit Wasser versorgt ist. Bei großen Anstrengungen verliert der Körper viel Flüssigkeit, vor allem bei warmer Witterung. Innerhalb von einer Stunde Sport kann man mehr als einen Liter verlieren. Dies ist an sich kein Problem, wenn man anschließend wieder genügend trinkt. Es ist jedoch bewiesen, daß Flüssigkeitsverlust die Leistung beeinträchtigt. Man sollte also unbedingt darauf achten, daß man vor dem Wettkampf ausreichend getrunken hat.

Bei Ausdauersportarten wie Langlauf, Marathonlauf oder Radrennen muß man fortwährend Wasser trinken, um sich ausreichend mit Flüssigkeit zu versorgen. Als Richtlinie kann ein Glas Wasser alle zwanzig Minuten gelten. Als Energiespender während des Wettkampfs eignen sich Obstsäfte oder isotonische Getränke. Diese liefern Flüssigkeit und Energie zugleich. Man sollte allerdings niemals mehr als ein Glas auf einmal trinken. Nach dem Wettkampf nimmt man am besten zuerst Wasser zu sich, um den Flüssigkeitsverlust auszugleichen, anschließend ein Glas Fruchtsaft, um die Stoffe, die durch das Schwitzen verlorengegangen sind, wieder zu ergänzen.

Literatur

William Boericke: *Homöopathische Mittel und ihre Wirkungen –
Materia Medica und Repertorium*, Verlag Grundlagen und
Praxis, Leer [3]1986

W. Ch. C. van Gaalen und J. P. M. Diederiks: *Sportblessures
breed uitgemeten*, Haarlem, NL, 1990

Samuel Hahnemann: *Organon der Heilkunst*, Stuttgart 1982
(Nachdruck Haug Verlag, Heidelberg)

L. P. Huijsen: *Der Homöopathie-Führer*, Knaur-Tb. 76012

Kents Repertorium, Haug Verlag, Heidelberg [9]1986

Dr. Herman Leduc: *Kranke Kinder homöopathisch behandeln*,
Droemer Knaur Verlag, München 1990

Dr. Colin B. Lessell: *Homöopathisches Reisehandbuch*, Knaur-
Tb. 76065

Beth MacEoin: *Homöopathie-Brevier*, Knaur-Tb. 76062

Marianne Meijer und Leo Huijsen: *Homöopathie für Frauen*,
Knaur-Tb. 76006

Ravi und Carola Roy: *Selbstheilung durch Homöopathie*, Knaur-
Tb. 76011

Werner Stumpf: *Homöopathie – Anleitung zur Selbstbehandlung*,
Gräfe und Unzer, München 1990

Dana Ullman: *Homöopathie – die sanfte Heilkunst*, Knaur-Tb.
76001

Wichtige Adressen

*Unter folgenden Adressen erhalten Sie Auskunft über Homöopathen,
die akute und chronische Erkrankungen mit klassischer Homöopathie behandeln:*

Homöopathie-Forum
Organisation klassisch homöopathisch arbeitender Heil-
praktiker e. V.
Grubmühler Feldstr. 14 a
82131 Gauting
Telefon: 0 89/8 50 03 56 u. 8 50 98 30

Hahnemann Gesellschaft
Organisation klassisch homöopathisch arbeitender Ärzte
Dr. Lück
Luegallee 7
40545 Düsseldorf
Telefon: 02 11/58 99 12

Clemens v. Boenninghausen Gesellschaft für Homöopathik
Busekistr. 20
23562 Lübeck
Telefon: 04 51/59 33 76

Register